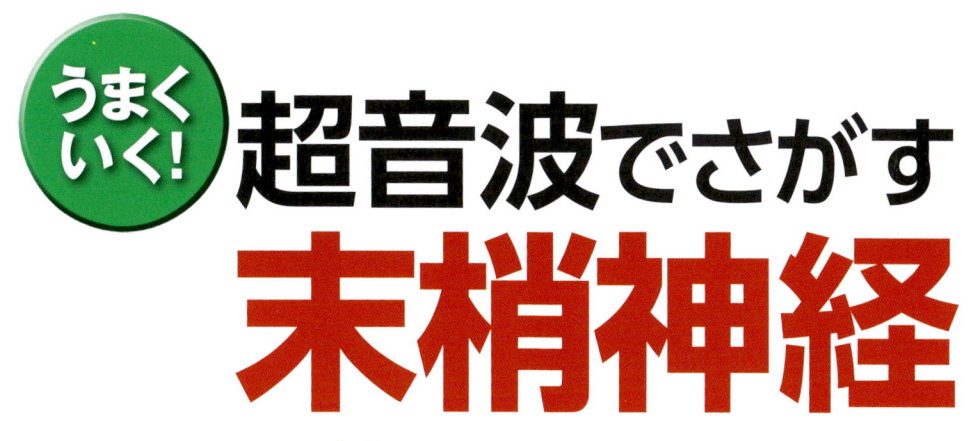

うまくいく！超音波でさがす末梢神経

100％効く四肢伝達麻酔のために

監修
田中康仁
奈良県立医科大学整形外科教授

著者
仲西康顕
奈良県立医科大学整形外科・臨床研修センター助教

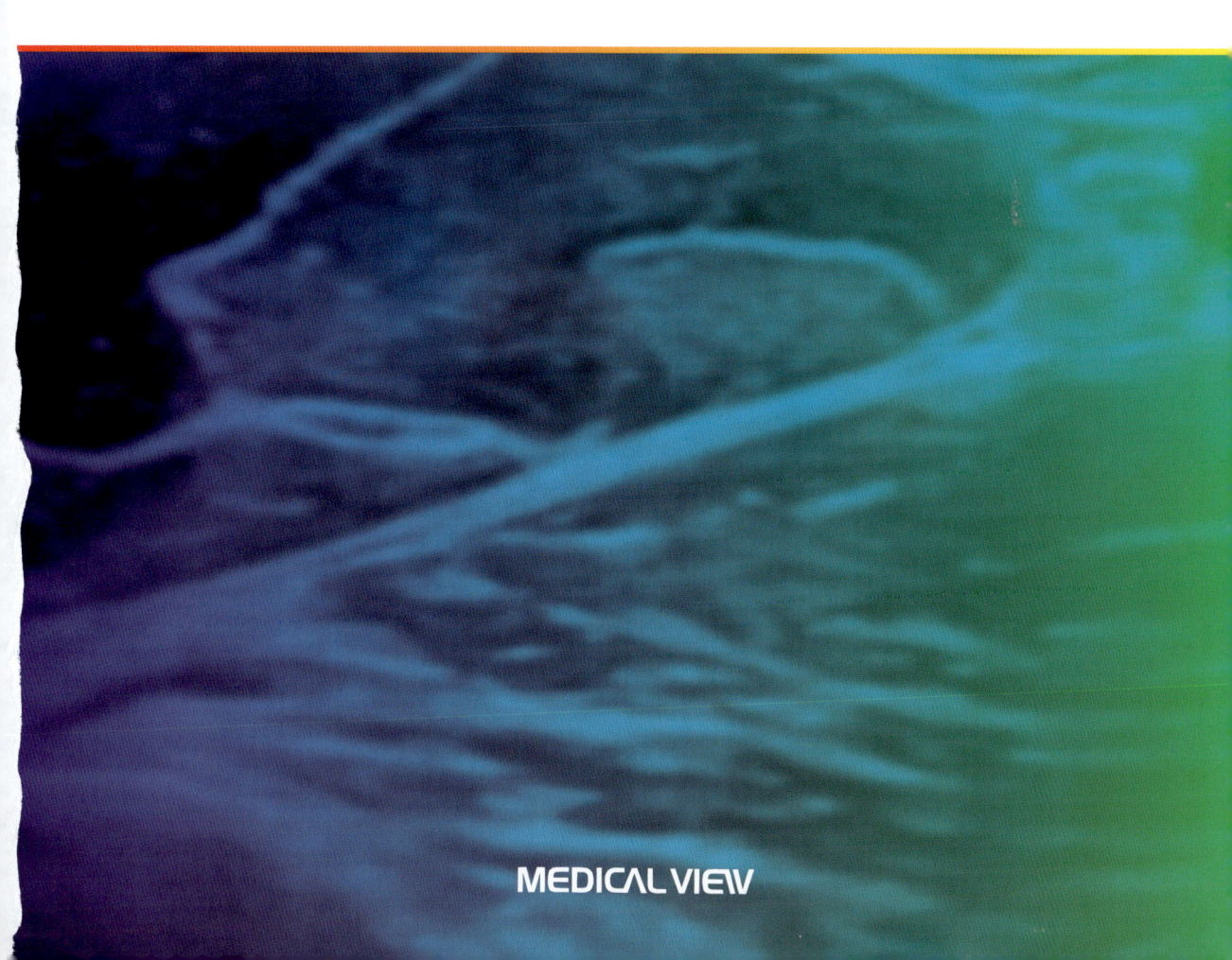

MEDICAL VIEW

本書では，厳密な指示・副作用・投薬スケジュール等について記載されていますが，これらは変更される可能性があります。本書で言及されている薬品については，製品に添付されている製造者による情報を十分にご参照ください。

Ultrasound-guided Regional Anesthesia for Surgery on Extremities
(ISBN978-4-7583-1364-3 C3047)

Supervising Editor : Yasuhito Tanaka
Author : Yasuaki Nakanishi

2015. 10. 1 1st ed

©MEDICAL VIEW, 2015
Printed and Bound in Japan

Medical View Co., Ltd.
2-30 Ichigayahonmuracho, Shinjyukuku, Tokyo, 162-0845, Japan
E-mail   ed@medicalview.co.jp

刊行にあたって

　超音波診断装置の進歩により，運動器疾患に対する医療が変わろうとしています。私は足の外科を専門としておりますが，四肢先端の知覚は鋭敏であり，そのために「足の手術は痛いものである」という固定観念がありました。せっかく完璧と思えるような手術をしても，術後の強い疼痛のために患者満足度が下がってしまうこともあったように思います。そこに，当時まだ大学院生であった仲西康顕君により，超音波ガイド下伝達麻酔が導入され，周術期の患者満足度が飛躍的に向上いたしました。あまりにも手術が楽なために，足関節固定術を受けた方が，帰室後すぐに杖もなく独歩でトイレに行こうとして，肝を冷やしたこともありました。

　また，目から鱗でありましたのは，伝達麻酔は痛くないということでした。私が研修医の頃には，「放散痛を生じなければ麻酔は効かない」と教えられ，それまで伝達麻酔は痛いものであると思い込んでおりました。しかし，超音波診断装置で神経がよく見え，直接穿刺することがないために，麻酔薬を注入しても痛みを生じません。

　当院では病棟で伝達麻酔をかけ，手術場に入ってすぐに執刀できる状況にあります。入れ替え時間も短く，非常にスムーズに手術が進みます。経験の浅い研修医であっても，1カ月もすれば上手に麻酔をかけることができるようになります。麻酔科医の少ない地域でのその恩恵は計り知れないものがあり，早急にこの手技を普及させるべきであると強く思い，本書の発刊を考えました。紐解いていただければわかると思いますが，解剖学の成書には載っていない，臨床の視点からみた超音波による末梢神経の解剖が網羅されております。まさに「超音波解剖学」であります。仲西康顕君の知識と技術のすべてが詰め込まれた，渾身の素晴らしい内容にできあがりました。本書を臨床現場に携帯いただき，必要な部位を参照しながらご活用いただければ，今大きな医療革命が起こりつつあるということを実感いただけると思います。

　奈良県立医科大学では，整形外科の恩地 裕・初代教授が1960年に『常用伝達麻酔手技』という書籍を上梓し，1961年に日本で初めてペインクリニック外来を開始いたしました。そこに東京大学から若杉文吉先生が見学に来られたという記録も残されております。今回本書を刊行するにあたり，脈々と受け継がれた宿命のようなものを感じております。超音波ガイド下伝達麻酔は，整形外科，ペインクリニック，麻酔科，リハビリテーション科，総合診療科など，運動器にかかわるすべての診療科の必須アイテムであり，本書が少しでも皆様方のお役に立つことを祈念いたしております。

　最後になりますが，晴れて上梓できましたのは，ひとえに編集部の三宅優美子様の粘り強いサポートとメジカルビュー社の皆様方の多大なご協力のおかげであります。心から厚く御礼申し上げます。

2015年9月

奈良県立医科大学整形外科教授
田中康仁

序文

　整形外科医は日常的に，救急外来を訪れた外傷患者さんの痛みをどうコントロールするかという問題にしばしば直面します。残念ながら，麻酔科の常勤の先生がいらっしゃらない奈良の地域病院で，「なんとか痛みの少ない整形外科治療を行いたい」と思ったときに，関西医科大学 中本達夫教授のセミナーで，超音波ガイド下伝達麻酔を学ぶ機会に恵まれました。

　軟部組織の内部をリアルタイムにうつしだす超音波診断装置は，まさに現在注目の集まっている分野であり，今後も診断から治療まで，従来の整形外科医の視点を大きく上書きする可能性をもっています。しかし，末梢神経の描出は比較的難しく，確実な達成感をもって神経ブロックを行うためには，解剖の理解とプローブ操作技術が求められます。私は整形外科医として，100％のブロック効果を安全な薬液量以内で行うことを目的として，末梢神経と運動器の解剖をできるだけ正確に理解し，特に筋膜構造と薬液の広がり方の関係に注目し，記録することにしました。4年前に大学病院に異動となり，「誰がやっても確実な方法」をどう後輩に伝えるか，という目的が加わりました。幸いなことに優秀な後輩たちが手技を身につけ，今ではさらに後輩に指導する役割も果たしています。

　どのような組織構造が各神経の超音波での「描出の鍵」となるのか，本書ではできるだけイラストを用いて表現することを試みました。基本的に四肢手術をいかに確実に，限られた局所麻酔薬量での伝達麻酔で行うかという視点ですので，各神経の配分には偏った点があるかもしれません。

　書籍のお話をいただいてから，かなりの時間がすぎてしまい，今回やっと刊行に至ることができました。正直なところ，自分の力でできたことはわずかです。何度も行き詰まるなか，温かくご指導いただいた奈良県立医科大学整形外科 田中康仁教授，自分でも何を書いているかわかりにくい文章を，大幅に改善していただいた手の外科講座 面川庄平教授，ご遺体に超音波機器で触れる貴重な機会をいただいた札幌医科大学解剖学教室・整形外科学教室，岡山大学人体構成学教室・麻酔・蘇生学教室，タイのChiang-Mai Universityの解剖学・整形外科学教室の先生方，インターネットや学会を通じて最新の知見をご教示いただいた多くの麻酔科の先生，そして粘り強く本の形にしていただいたメジカルビュー社の三宅様に感謝いたします。

2015年9月

奈良県立医科大学整形外科・臨床研修センター助教
仲西康顕

うまくいく！
超音波でさがす末梢神経
100％効く四肢伝達麻酔のために

I章　伝達麻酔を行う前に

超音波ガイド下伝達麻酔の魅力 …………………………………………………… 2
肩関節脱臼整復への応用 2／前腕骨折治療への応用 2／足関節・足部手術への応用 3／
人工膝関節置換術術後鎮痛への応用 5／周術期のペインコントロールへの応用 5／
臨床での実践にあたって 6

末梢神経のための装置選択 ………………………………………………………… 7
どんな超音波機器がよい？ 7／プローブの選択は？ 7／機器が複雑すぎる？ 9／
画像処理が重くなると 9

超音波の特性・組織の見え方 …………………………………………………… 10
何が白くて何が黒いのか 10／異方性と fibrillar pattern 10

末梢神経と筋膜の構造 …………………………………………………………… 13
末梢神経の構造と paraneural sheath 13／末梢神経の基本的な超音波像 15／
筋膜の基本的な構造 17

四肢末梢神経の存在パターンと超音波での見え方 …………………………… 18
3つ以上の筋肉や筋膜，骨に囲まれたスペースを通過する場合 18／
2つの筋肉の間を通過する場合 20／筋肉内に存在する末梢神経 21／
骨間膜に末梢神経が沿う場合 22／皮神経 23

神経描出のテクニック（総論） ………………………………………………… 25
伝達麻酔はなぜ失敗するのか？ 25／プレスキャンの重要性 25／
どうして末梢神経は超音波で見えにくい？ 26／
どのようにして神経を確実に同定したらよいだろうか？ 26／
短軸操作・とにかく中枢⟷末梢の往復で索状物を探す 26／神経が見つからないときは？ 27

伝達麻酔の準備 …………………………………………………………………… 30
伝達麻酔のための器具・物品 30／ブロック前の確認事項 31／ロピバカイン使用の実際 31

超音波ガイド下穿刺のテクニック（総論） …………………………………… 32
穿刺方法 32／針の描出について 33／針の種類 34／体位の工夫 35／
穿刺時の消毒とプローブの清潔・不潔について 36／穿刺前の注意 36／穿刺中の注意 37／
ブロック針のカット面の方向について 38／液性剥離のテクニック 39／
どの順番で注入する？ 39／平行法で針が見えにくいときは？ 40

超音波ガイド下伝達麻酔の適応と禁忌 ………………………………………… 41
どこまでを適応とするべきか 41／禁忌・特に注意すべき合併症とは 41

局所麻酔薬・ブロックの合併症と安全対策 …………………………………… 45
局所麻酔薬の種類と基本的な薬理 45／ブロックの合併症 46

どの伝達麻酔から経験を積むべきか …………………………………………… 54
超音波診断装置に慣れるために 54／
最初に末梢神経ブロックを開始するにあたってリスクが比較的少なく効果の高い手技・適応 55／
使用頻度の特に高い伝達麻酔手技・適応 56

II章　実践　末梢神経のさがし方

上肢

正中神経 …………………………………………………………… 60

はじめに／解剖 60／正中神経の走行と知覚支配 61

超音波での描出テクニック

腋窩から上腕部

上腕動脈に伴走する索状物を探す 62／上腕動脈と正中神経は上腕で交差する 64／
正中神経を腋窩部で同定する 65／腋窩部での正中神経ブロック 66

肘から前腕

正中神経はまず前腕中央部で同定する 68／
前腕近位部では円回内筋により描出がやや難しい 69／前骨間神経 70／
前腕から手関節での走行 72／正中神経掌枝 73／手根管での正中神経 74

尺骨神経 …………………………………………………………… 76

はじめに／解剖 76／尺骨神経の走行と知覚支配 77

超音波での描出テクニック

腋窩から上腕部

尺骨神経は上腕中央で同定する 78／
尺骨神経は上腕三頭筋の筋膜の内側に沿って走行する 79／
尺骨神経が同定できたら，腋窩まで追ってみる 80／腋窩でのブロック 81

前腕部

前腕中央部から前腕遠位部で尺骨神経を同定する 82／
尺骨神経は尺側手根屈筋の裏側で，尺骨動脈の尺側を走行する 83／
尺骨神経背側枝の同定 84／手関節部での同定 85

橈骨神経 …………………………………………………………… 86

はじめに／解剖 86／橈骨神経の走行と知覚支配 87

超音波での描出テクニック

腋窩から上腕近位部

腋窩部では橈骨神経の輪郭は描出しにくい 88／
上腕三頭筋の内側頭と長頭の間から上腕骨背側面に至る 89／腋窩でのブロック 90

上腕遠位部から肘関節

肘関節正面で，上腕骨小頭が橈骨神経の目印となる 92／橈骨神経のレスキューブロック 93／
上腕遠位部の観察時には，肘関節屈曲で肩関節内旋位 94／
上腕中央部から末梢方向で，橈骨神経から分岐する後前腕皮神経を同定する 95

> 肘関節から前腕

橈骨神経浅枝は橈骨動静脈に伴走する 96 ／後骨間神経（橈骨神経深枝）の観察 98 ／
回外筋を通過する橈骨神経深枝を見つける 99 ／前腕での橈骨神経深枝の走行 100

筋皮神経 ……………………………………………………………… 104

はじめに／解剖 104 ／筋皮神経の走行と知覚支配 105

超音波での描出テクニック

腋窩では内側前方，肘関節では外側前方 106 ／
腋窩で正中神経の外側・筋肉内に走行する筋皮神経を見つける 107 ／
上腕中央から遠位部での筋皮神経本幹を見つけるには 108 ／
上腕筋・上腕二頭筋同定のコツ 108 ／筋皮神経のブロック 109 ／
前腕での外側前腕皮神経 110

内側前腕皮神経（内側上腕皮神経）……………………… 112

はじめに／解剖 112 ／内側前腕皮神経（内側上腕皮神経）の走行と知覚支配 113

超音波での描出テクニック

上腕中央で尺側皮静脈を同定する 114 ／
尺側皮静脈に伴走する内側前腕皮神経を同定する 115 ／
腋窩から上腕中央部でブロックを行う 115 ／肘関節から前腕まで同定する 115

腕神経叢（斜角筋間・鎖骨上）………………………………… 116

はじめに／解剖 116 ／腕神経叢の走行と知覚支配 117 ／
側臥位のほうが仰臥位よりも容易にブロックできる 117

超音波での描出テクニック

> 鎖骨上ブロック

鎖骨上ブロックでは，鎖骨の下を覗き込むようにプローブを当てる 118 ／
鎖骨上ブロックでは，鎖骨下動脈と第1肋骨の間のコーナーを狙う 119 ／
頚横動脈に注意して穿刺する 119

> 斜角筋間ブロック

斜角筋間ブロックの際も，鎖骨上から走査を始め中枢に向かう 120 ／
神経根の高位確認は，第6頚椎横突起を基準とする 121 ／椎骨動脈の変異に注意する 122 ／
肩関節手術の際のターゲットはC5，C6 122 ／浅神経叢ブロック 123

II章　実践　末梢神経のさがし方

下肢

大腿神経・外側大腿皮神経 ……………………………………… 126
はじめに／解剖 126／大腿神経の走行と知覚支配 127／
外側大腿皮神経の走行と知覚支配 127

超音波での描出テクニック

大腿神経ブロック
大腿動脈の外側・深層で腸腰筋筋膜の輪郭をイメージする 128／大腿神経ブロック 129

外側大腿皮神経ブロック
大腿近位 1/3 で同定すると簡単 130／カテーテル留置 131／転倒に注意する 131

伏在神経（大腿神経の枝） ……………………………………… 132
はじめに／解剖 132／伏在神経の走行と知覚支配 133

超音波での描出テクニック

大腿中央部
縫工筋の走行が鍵 134／大腿動静脈が観察しにくくなる理由 134／
大腿動脈・縫工筋・内側広筋で囲まれた領域を探す 135

下腿近位部
膝関節内側，脛骨後縁が最初の目印 136／
伏在神経と大伏在静脈は，縫工筋筋膜で隔てられている 137／
下腿近位部での伏在神経ブロック 137

閉鎖神経 ………………………………………………………… 138
はじめに／解剖 138／閉鎖神経の走行と知覚支配 139

超音波での描出テクニック
筋肉をはさんで 2 つの層で走行する高エコー像を探す 140／閉鎖神経ブロック 141

坐骨神経（脛骨神経・総腓骨神経） ……………………………… 142
はじめに／解剖 142／脛骨神経の走行と知覚支配 143／総腓骨神経の走行と知覚支配 144／
後大腿皮神経の走行と知覚支配 144／坐骨神経への異なるアプローチ 145

超音波での描出テクニック

傍仙骨アプローチ
坐骨神経は傍仙骨部ではかなり深い 146／傍仙骨アプローチの利点と欠点 147

殿下部アプローチ
坐骨結節と大転子が目印 148／坐骨神経は大殿筋の裏側に沿っている 149

膝窩アプローチ
膝窩動静脈の表層に走行する脛骨神経を同定する 150／総腓骨神経を同定する 152／
脛骨神経・総腓骨神経の分岐部でブロックする 154

総腓骨神経
深腓骨神経は，前脛骨動脈に伴走する 156／
浅腓骨神経は，下腿約1/3で筋膜を貫いて皮下に出る 156

脛骨神経
脛骨神経は後脛骨動静脈に沿う 157／足根管での描出は比較的容易 157

腓腹神経
小伏在静脈に伴走する 157

索引 160

コラム
術後持続注入カテーテル留置 40／コンパートメント症候群の減張切開に伝達麻酔は禁忌？ 44／
ターニケットペインについての仮説 57／神経1本にどれだけの局所麻酔薬が必要か 75／
超音波ガイド下選択的知覚神経ブロックでの手術について 103／鋭針？ 鈍針？ 123

動画でCheck!
［ ］内の頁は動画の内容を解説している本文頁

Ⅰ章 伝達麻酔を行う前に
◆プローブカバーの作り方
　［p.36 超音波ガイド下穿刺のテクニック（総論）］

Ⅱ章 実践　末梢神経のさがし方
◆腋窩ブロック
　［p.66 正中神経，p.81 尺骨神経，p.90 橈骨神経，p.109 筋皮神経，
　p.115 内側前腕皮神経（内側上腕皮神経）］

◆伏在神経ブロック
　［p.135 伏在神経（大腿神経の枝）］

◆坐骨神経ブロック（膝窩アプローチ）
　［p.154 坐骨神経（脛骨神経・総腓骨神経）］

用語解説
ゲイン 9／焦点深度 9／レスキューブロック 93

動画視聴方法

本書の内容に関連した動画をメジカルビュー社のホームページでストリーミング配信しております。解説と関連する動画のある箇所には，本文の右欄に 動画でCheck! を表示しています。下記の手順でご利用ください。（下記はPCで表示した場合の画面です。スマートフォンで見た場合の画面とは異なります）

※動画配信は本書刊行から一定期間経過後に終了いたしますので，あらかじめご了承ください。

① 下記URLにアクセスします。
http://www.medicalview.co.jp/movies/

スマートフォンやタブレット端末ではQRコードからアクセス可能です。その際はQRコードリーダーのブラウザではなく，SafariやChrome，標準ブラウザでご覧ください。

② 表示されたページの本書タイトルそばにある「動画視聴ページへ」ボタンを押します。

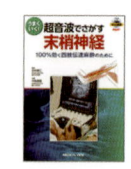

うまくいく！ 超音波でさがす末梢神経
100%効く四肢伝達麻酔のために
監修 田中 康仁
著者 仲西 康顕
定価 8,640円（税込）（本体 8,000円＋税）
2015年9月24日刊行

③ パスワード入力画面が表示されますので，利用規約に同意していただき，右記のパスワードを半角で入力します。

89565545

④ 本書の動画視聴ページが表示されますので，視聴したい動画のサムネールを押すと動画が再生されます。

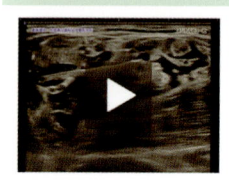

II章 実践 末梢神経のさがし方
腋窩ブロック
奈良県立医科大学整形外科
3分16秒
書籍66, 81, 90, 109ページ

動作環境

Windows
OS：Windows 8／7／Vista（JavaScriptが動作すること）
Flash Player：最新バージョン
ブラウザ：Internet Explorer 11／10／9
Chrome・Firefox 最新バージョン

Macintosh
OS：10.8／10.7（JavaScriptが動作すること）
Flash Player：最新バージョン
ブラウザ：Safari・Chrome・Firefox 最新バージョン

スマートフォン，タブレット端末
2015年6月時点で最新のiOS端末では動作確認済みです。Android端末の場合，端末の種類やブラウザアプリによっては正常に視聴できない場合があります。

動画を観る際にはインターネットへの接続が必要となります。インターネット通信料はお客様のご負担となります。パソコンをご利用の場合は，2.0Mbps以上のインターネット接続環境をお勧めいたします。また，スマートフォン，タブレット端末をご利用の場合は，パケット通信定額サービス，LTE・Wi-Fiなどの高速通信サービスのご利用をお勧めいたします。

QRコードは（株）デンソーウェーブの登録商標です。

I章

伝達麻酔を行う前に

Ⅰ章 伝達麻酔を行う前に

超音波ガイド下伝達麻酔の魅力

　四肢整形外科手術の麻酔方法として，現在超音波ガイド下伝達麻酔はさまざまな手術方法に応用可能であり，今後もさらにその可能性は増すと考えられる。予定手術・救急外来での緊急の麻酔・除痛処置として，整形外科医がブロックを使いこなすことのメリットは非常に大きい。

肩 関節脱臼整復への応用

　肩関節脱臼の整復困難例に伝達麻酔は抜群の威力を発揮する。患者はしばしば我慢できないほどの強い痛みを訴えて救急外来を受診する。肩関節内への局所麻酔薬注入や，Stimson法でじっと待つ，などの方法も有効ではあるが，すぐに整復ができるとは限らない。結局，静脈麻酔薬などを使用して鎮静下に整復をする決断を迫られることになるであろうが，呼吸管理のための準備は必須であり，人員の少ない夜間当直では躊躇される。
　斜角筋間ブロックは，他の部位に比べて十分注意を払うべき方法であるが，超音波ガイド下に斜角筋間のC5，C6神経根周囲に1％リドカイン（キシロカイン®）を10mL正確に注入するだけで，脱臼の痛みは劇的に軽減する。10分後には片手で徒手整復が行える場合まである。

> 参照
> p.116
> 「腕神経叢（斜角筋間・鎖骨上）」
> 01

前 腕骨折治療への応用

　前腕骨折の手術は，整形外科外傷で最も頻度の高い手術の1つである。麻酔科のある病院では特に悩む必要もないのかもしれないが，以前筆者が勤務していた病院では常勤の麻酔科もなく，局所静脈内麻酔（IVRA，Bier's block）(注釈1)で手術を行っていた。慣れてくると単純な橈骨遠位端骨折の手術は30分以内で終わることもあるが，複雑な骨折であったり尺骨の処置も必要であったりして駆血時間が1時間に近づくと，局所静脈内麻酔ではターニケットペインの訴えが強く，筆者の悩みの種であった。ダブルターニケットを使用して一時的に症状を和らげることはできるが，決定的な解決法ではない。
　現在，筆者らはほとんどの前腕骨折を超音波ガイド下伝達麻酔により行っている。駆血遮断時間の許す限り落ち着いて手術を行っても，ターニケットペインを訴える症例はない。患者にとって苦痛なく手術を終えることが最良であることは述べるまでもない。

> 参照
> p.57
> 「ターニケットペインについての仮説」
> 02

01 肩関節脱臼整復への応用
斜角筋間ブロック

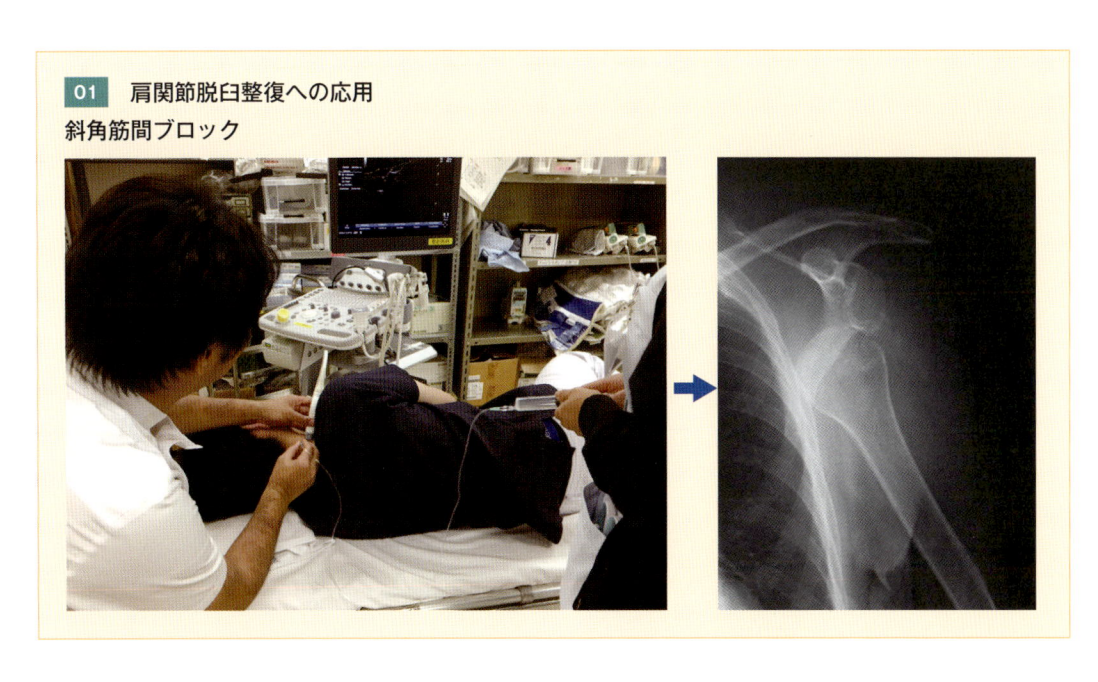

02 前腕手術への応用
腋窩ブロック

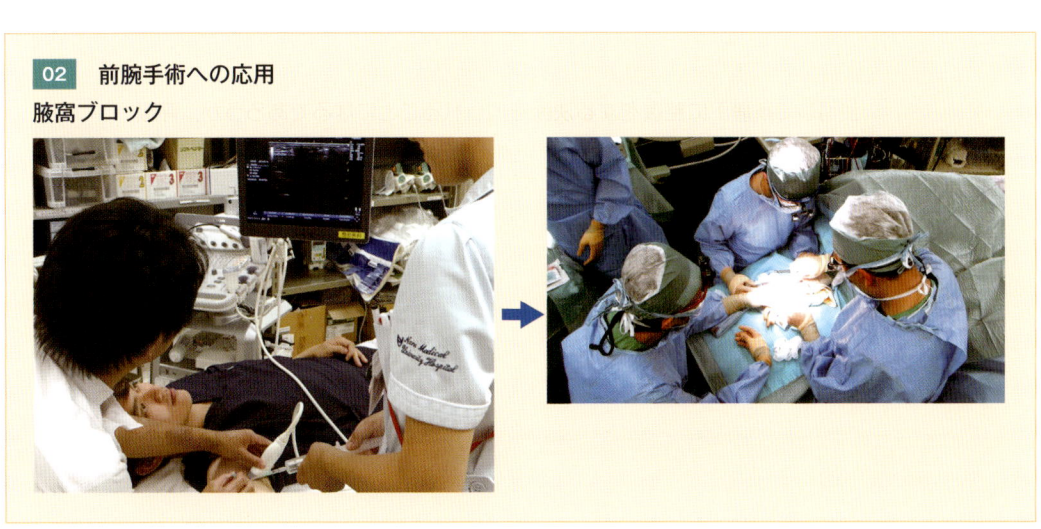

足関節・足部手術への応用

　5年前まで，当院で脊椎麻酔下に行っていた足関節・足部の手術のほとんどは，現在伝達麻酔（坐骨神経ブロックと伏在神経ブロックの併用）に移行している。以前と比べて患者に必要な術後安静度が下がり，帰室後すぐに車椅子に乗ったり飲食することが可能となった。術

後も局所麻酔効果が長く続くため半日以上痛みがなく，患者にとってより快適に周術期を送ることができるようになったと感じている。

03 足関節・足部手術への応用

坐骨神経ブロック（膝窩アプローチ）　　　伏在神経ブロック

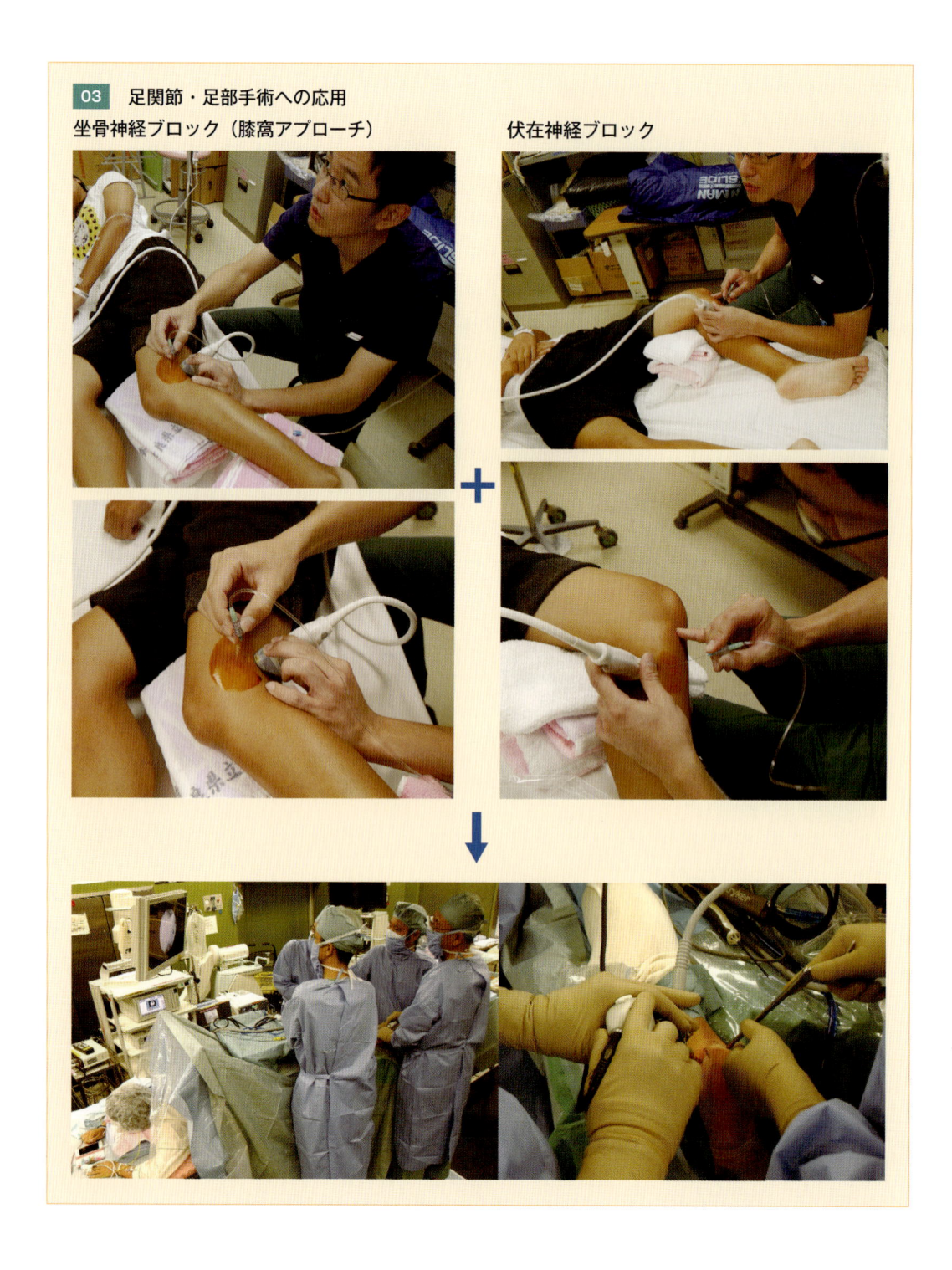

人工膝関節置換術術後鎮痛への応用

　人工膝関節置換術後の痛みは，患者の満足度だけでなく術後機能成績にも影響を及ぼす。術後鎮痛方法としてオピオイドの持続静注・硬膜外ブロックなどの方法もあるが，嘔吐や抗血栓治療を行っている患者への適応が問題となる。

　大腿神経ブロックや，伏在神経ブロックは人工膝関節置換術術後疼痛に強い効果を発揮し，これらの問題を解決しうる方法の1つとして身につけておきたい手技である。

04

周術期のペインコントロールへの応用

　術後の痛みを効果的に抑制するために，末梢神経近傍へカテーテルを留置し，局所麻酔薬を持続注入すれば，術後数日間の最も強い時期の痛みを効果的に抑制することができる。術後疼痛は患者にとって手術を躊躇する原因となる大きなストレスであるが，「手術後は痛いもの」という以前の常識は，現在変化しつつある。

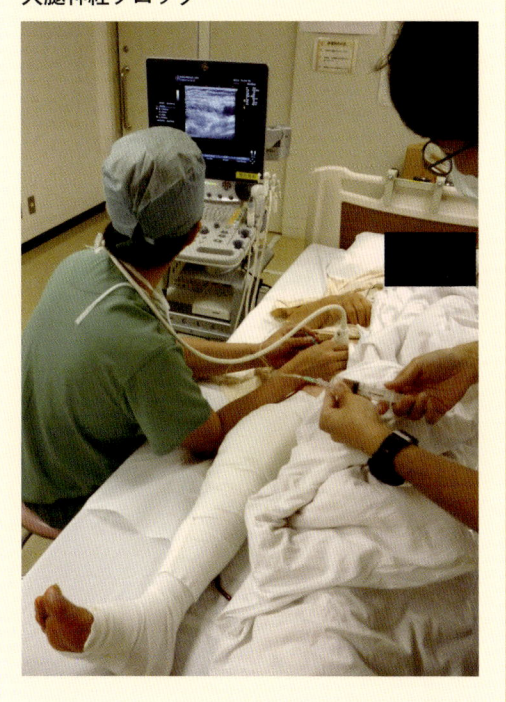

04　下肢手術への応用
大腿神経ブロック

留置カテーテルからの局所麻酔薬注入により，手指や膝関節などのリハビリテーション時の痛みを抑制することも可能で，術後成績の改善が期待できる。さらに，四肢・指の血管損傷の緊急手術においてしばしば問題となる血管攣縮も，伝達麻酔によって交感神経や侵害刺激をブロックすることで，抑制することも可能であろう。　　　　　　　　　　　　　　　　　05

臨床での実践にあたって

　しかしながら，実際に思ったような超音波画像を初心者が得ることは難しい。画像描出のためのテクニックを磨くにしても多忙な臨床の現場ではなかなかじっくりと取り組むことができないことも実情ではないだろうか。特に末梢神経を超音波診断装置で観察する場合，その描出にしばしば困難を伴う。「これが超音波で見た神経ですよ」と一枚の静止画像を指して，「ああ，間違いないね」と他人に納得してもらうことはできるだろうか。確かに近年の超音波画像の進歩は著しい。しかし，残念ながら身体のどの場所でも確実に神経の輪郭を正確に描き出すことはいまだに難しい。では，どのようにアプローチして神経を同定すればよいのだろうか。本書は，実際の臨床で自信を持って神経ブロックを成功させるために，Ⅰ章で神経の描出に必要な基礎知識と伝達麻酔を行ううえでの注意を，Ⅱ章で各末梢神経を実際に同定するためのコツを記した。

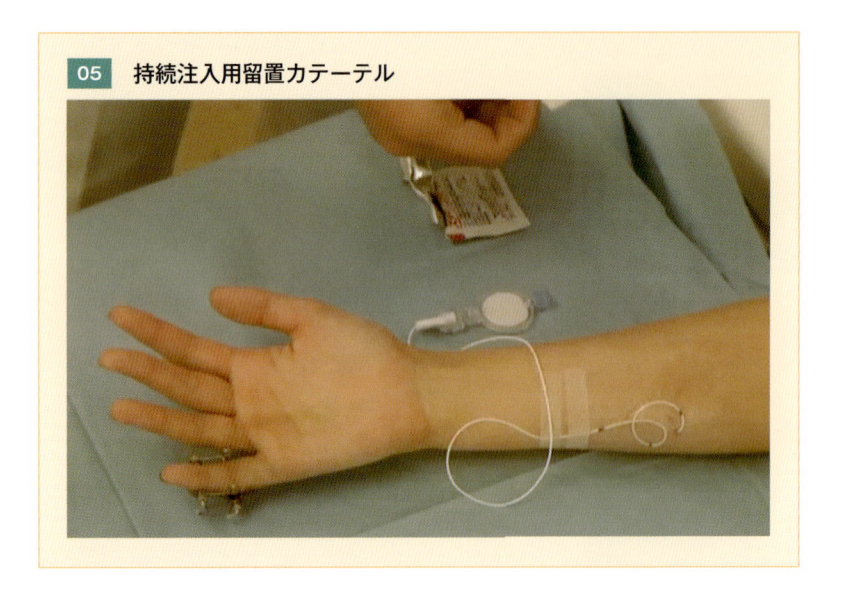

05　持続注入用留置カテーテル

注釈1：局所静脈内麻酔（intravenous regional anesthesia；IVRA，Bier's block）
ターニケットで駆血した四肢（主に上腕で駆血を行う）の末梢皮静脈内に局所麻酔薬を注入し，末梢部の麻酔を得る方法。簡便な手技で，確実な麻酔効果を得やすい。一方で，脈管内に局所麻酔薬を投与するため，ターニケット解放時には一気に血中局所麻酔薬濃度が上昇する危険がある。いったん局所麻酔薬を注入した後は，局所麻酔薬が血管外へ浸透・移行するまで30～40分はターニケットを解放すべきではない。ターニケットペインを生じるために，1時間以上の手術を局所静脈内麻酔で行うことは難しい。

I章 伝達麻酔を行う前に

末梢神経のための装置選択

どんな超音波機器がよい？

　最近の超音波診断装置の性能向上は著しいが，それでもメーカーや機種間によって超音波の画質に大きな性能差があることは否めない．超音波の操作に習熟すると画質のよくない機種でもそれなりに神経を同定してブロックすることが可能になるが，特に初心者には，判別のつきにくい画像に従って手技を行うことは勧められない．逆に，よい機種で十分神経の走行を追いかける経験を積むと，画像の見えにくい部分を経験が補完して「自然と神経が見えてくる」状態になる．初心者であればあるほど，よい機種で経験を積むことが勧められる．大手メーカーであっても，完全に神経ブロック専用にチューニングされた状態で機器を販売していることは少ない．

　最近1～2年の大きな変化として，ただのメーカー側の宣伝文句ではなく，ポータブル機種の画像が据え置き機種のものに本当に近づいたと実感できるようになってきている．最近の機種はタッチパネル式のものも増えているが，ブロックを行う際は，超音波検査室のような暗い部屋ではなく，明るい処置室や手術室で行うことも多い．モニター表面の加工によっては，明るい場所では画像が見えにくい機種もあることに注意が必要である．

プローブの選択は？

　一般的に超音波診断装置のプローブは，高周波型のものは解像度に優れるが深層の観察には適さず，低周波型のものは深層の観察に適しているが，解像度が不足するため，細かい構造が観察しにくい．整形外科領域で神経ブロックを行う場合，10MHz以上の高周波型リニアプローブが使いやすい．体位などを工夫して，体表から神経までの距離が約2cm以内の範囲で穿刺と薬液の注入を行うのが理想的である．対象となる神経の深さが3cm以上になると次第に正確な輪郭の描出は難しくなってくる．通常，腕神経叢で1～2cm，大腿神経や坐骨神経の膝窩アプローチで1.5～3cm程度の深さで同定，穿刺を行うことが理想的である．坐骨神経の傍仙骨アプローチなど深層での神経ブロックなど深部の神経を対象とする場合，5MHz以下の低周波のコンベックスプローブの使用を検討する必要がある．

　最近のプローブの進歩として，20MHzを超える超高周波プローブの登場が挙げられる．従来の機種よりも空間解像能が増し，指神経や皮神経の神経束まで明瞭に識別が可能となった．空間解像能の向上により，今後末梢神経と薬液注入に関するより詳しい所見が得られることが期待される．

01 ポータブル超音波診断装置とプローブ各種
a：ポータブル超音波診断装置

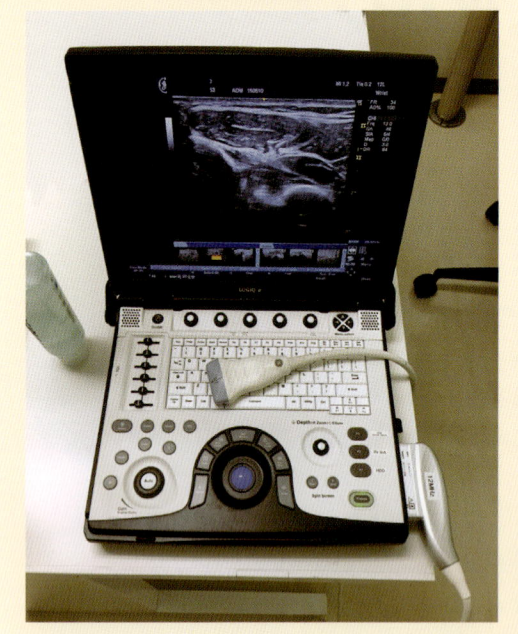

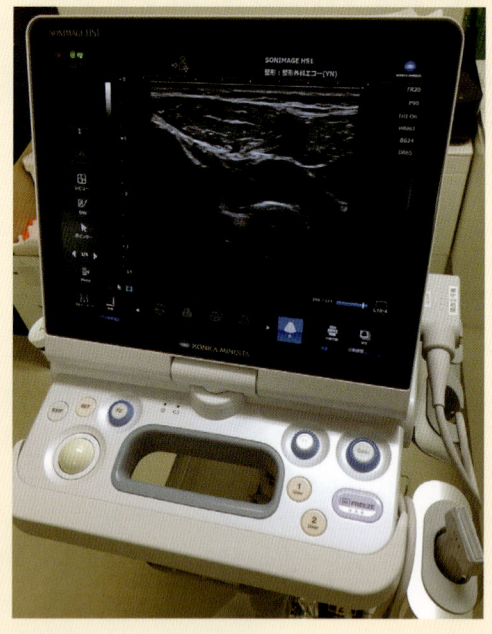

b：プローブ

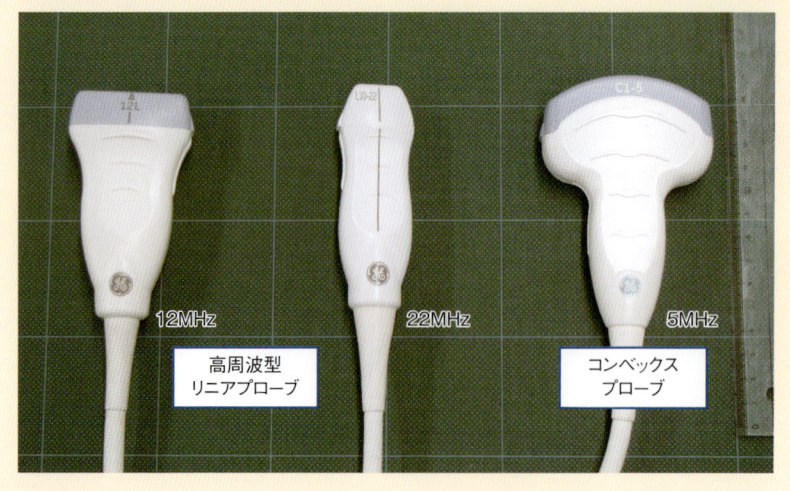

12MHz　22MHz　5MHz

高周波型
リニアプローブ

コンベックス
プローブ

機器が複雑すぎる？

最近のポータブル型の機種は操作が簡便になり，「ゲイン」，「焦点深度」などは徐々に調節する必要がなくなりつつある．しかし，まず対象とする神経によって「深さ」は調整する必要があり，リニアプローブの画像を四角形から台形にする機能があると，広範囲の深い部位の構造物を観察しやすい．通常，複数のスライドノブで調整されるタイムゲインコントロール（time gain control；TGC）の使い方なども，深部の観察時には知っておくと役立つ．

最近の超音波診断装置には，穿刺針を描出しやすくする機能が搭載されているものもあり，ブロックの際には有用である．

超音波診断装置の調整は，複雑であり，よい機器を購入しても最初の状態では性能のすべてを引き出せていないことも多い．一度にすべてを把握することは困難であるので，病院の臨床検査技師や超音波機器メーカーとも相談し，好みの設定に調整することも必要である．

画像処理が重くなると

最近の超音波診断装置は，複数の方向からの超音波を組み合わせて鮮明な像を得るコンパウンド法やスペックルノイズを低減する技術など，複数の画像処理技術が搭載されている．しかし，あまり画像処理を複雑にすると，Ｂモードの静止画像についてはクリアな像が得られるが，連続した動画としてはレイテンシ（時間差）が大きくなり，フレームレートも低下することがある．穿刺針をリアルタイムで観察した際に，大きなレイテンシは針の操作の支障となる．

用語解説

ゲイン
超音波エコーの信号の強さをＢモードで白く表示する際の，信号の増幅の大きさ．暗い画像では，ゲインを上げることにより，弱い信号で表示された領域をより見やすく表示することができる．

焦点深度
プローブから発信された超音波は，すべての深さに焦点をもつわけではなく，設定した焦点で最も薄いスライス厚をもち，明瞭に表示される．観察したい対象となる組織に合わせて，焦点深度を設定するとよい．

I章 伝達麻酔を行う前に

超音波の特性・組織の見え方

何が白くて何が黒いのか

　超音波Bモード画像の輝度信号がX線写真やCT，MRIなどと大きく異なるのは，超音波診断装置では「物質境界面」からの反射を計測している点にある。プローブから発信された音波は物質の境界面で反射し，反射した音響の「強さ」と反響までの「時間」がそれぞれ「信号の強さ（白さ）」と「深さ」に変換され表示される。音響の反射は音響特性（インピーダンス）の異なる物質の境界面で起こる。これは例えば光がガラスや水の内部ではなく，その表面で反射する現象に似ている。すなわち，液体だけでなく均一な物質であれば蛋白質であれ脂肪であれ，内部では音波の反射は起こらず超音波画像では均一な黒い（低エコー）領域として表示される。

　例えば骨の表面は，隣接する組織との境界が直接超音波を強く反射するために高エコー性に見える。これは，組織と組織の境界で反射した音波を示し，実際に組織内部が高エコーであることとは異なる。では，実際に「高エコー性の実質組織」とはどのような構造をもつのだろうか。例えば甲状腺の実質はほぼ均一な高エコーに見えるが，これは甲状腺組織内部に無数の濾胞表面が存在するためである。組織の表面ではなく，組織自体の内部のエコー信号強度を考えた場合，高エコー性の組織というのは「内部に超音波を反射する物質の境界面の多い組織」であり，低エコー性の組織はその逆であるといえる。

01

異方性とfibrillar pattern

　腱や靱帯を描出する際には，超音波の「異方性」に対する理解が必要となる。腱や靱帯のように多数の線維が並走する組織では，超音波が線維の走行に直角に入射すると強く音波が反射されるために，多数の高エコーの層状構造として観察され，これを「fibrillar pattern」とよぶ。しかし線維の方向に対して超音波が斜めから入射すると，音波は斜めに反射されるために組織全体が低エコー性に観察される。超音波の方向性により組織のエコー信号強度が変化するこの現象を異方性とよび，特に整形外科領域の腱や靱帯の観察には重要である。

02

01　組織とエコー

高エコー性の組織

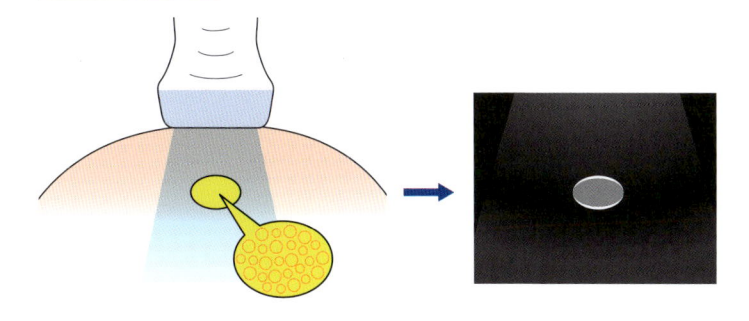

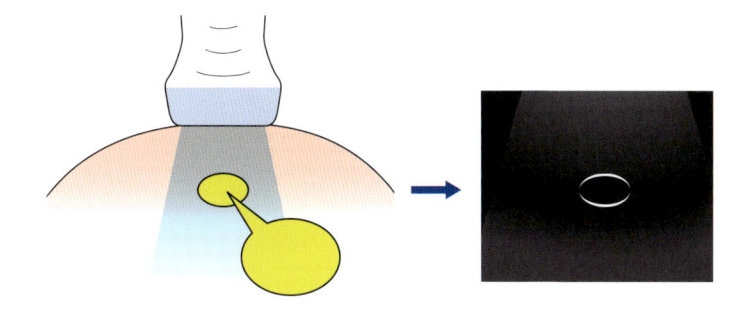

低エコー性の組織

02　腱の fibrillar pattern と異方性

腱の線維に直行して超音波ビームが入射する部位では，腱実質は明るく並走するfibrillar patternを示す（a）。一方，腱線維がプローブ表面と斜めに走行する部位は，腱実質全体が暗く表示されている（b）。

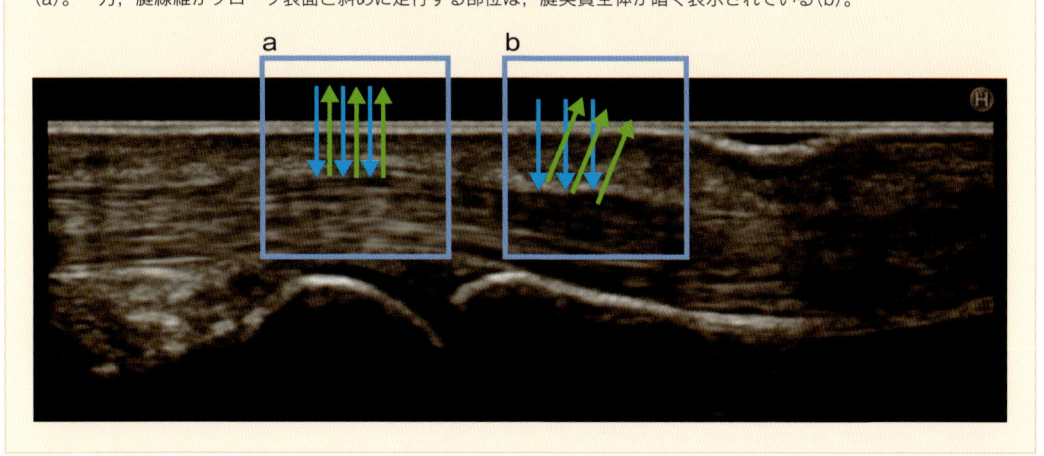

I　超音波の特性・組織の見え方

末梢神経内部にも並走する複数の神経束があり，プローブの角度が変わることにより異方性を示す。この異方性は，複数の神経束と神経束間の組織との境界面に対して超音波が入射する角度が変わり超音波の反射強度が変化することにより生じる。超音波の観察で神経が本来の解剖学的な位置に観察しにくい場合，異方性を疑いプローブを傾け（tilting）観察することも有用である。

　末梢神経と腱とを比較すると，一般的に腱のほうが強い異方性を示す。腱と直行して反射した超音波の信号は強く高エコー性に映り，異方性に伴う輝度変化も腱のほうが強い。末梢神経と腱は近接して走行することも多いが，通常は腱を他動的に動かすことによりその識別は容易である。

03　神経の異方性

プローブの傾きを変えた前腕同部位での正中神経の短軸像。神経に対して超音波が斜めに入射する場合，神経実質も暗く表示され，神経の輪郭も不明瞭となる(a)。超音波が神経に正しく直行して入射していると，神経実質は明るく，周囲との境界もより明瞭に表示されている(b)。

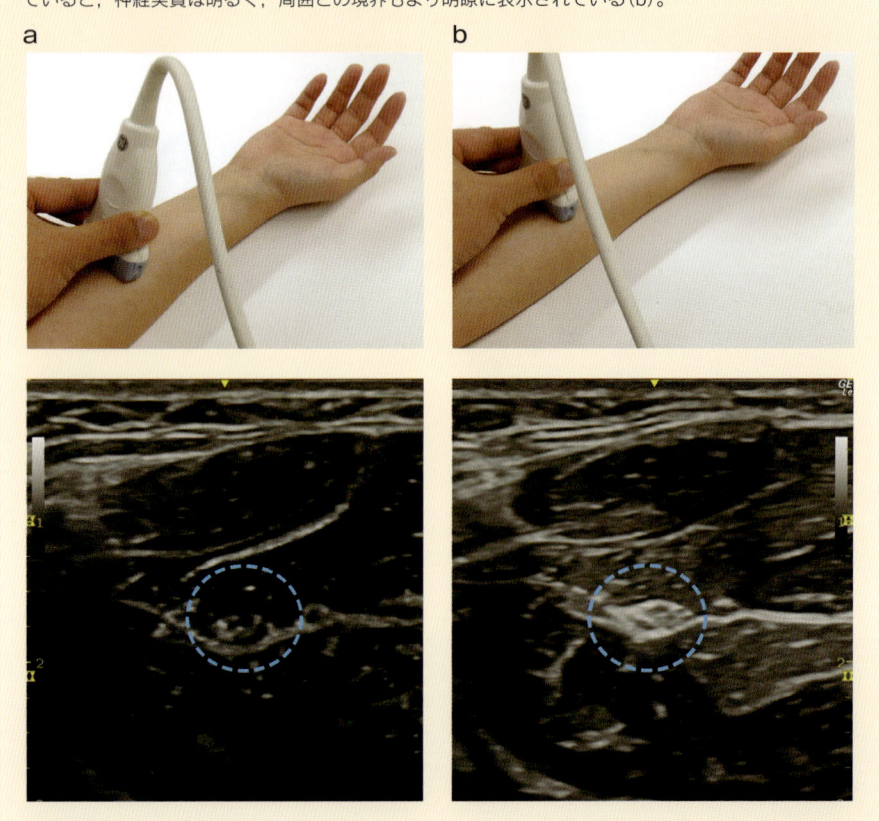

I章 伝達麻酔を行う前に

末梢神経と筋膜の構造

末梢神経の構造とparaneural sheath

　末梢神経の断面は，個々の神経束（fasciculus）を取り囲む薄い神経周膜（perineurium），そして複数の神経束を束ねる比較的厚い神経上膜（epineurium）を有する。epineuriumの線維は神経全体を取り囲む（epifascicular epineurium）と同時に，各神経束の間にも連続しており（intrafascicular epineurium），神経束の間には神経を栄養する脈管も存在する。

　坐骨神経の分岐部では，脛骨神経と総腓骨神経を共通で取り囲む鞘状の構造があり，その内側に薬液を注入すると鞘状構造の内側で長軸方向に薬液が充満することが以前より知られてい

01 末梢神経の構造

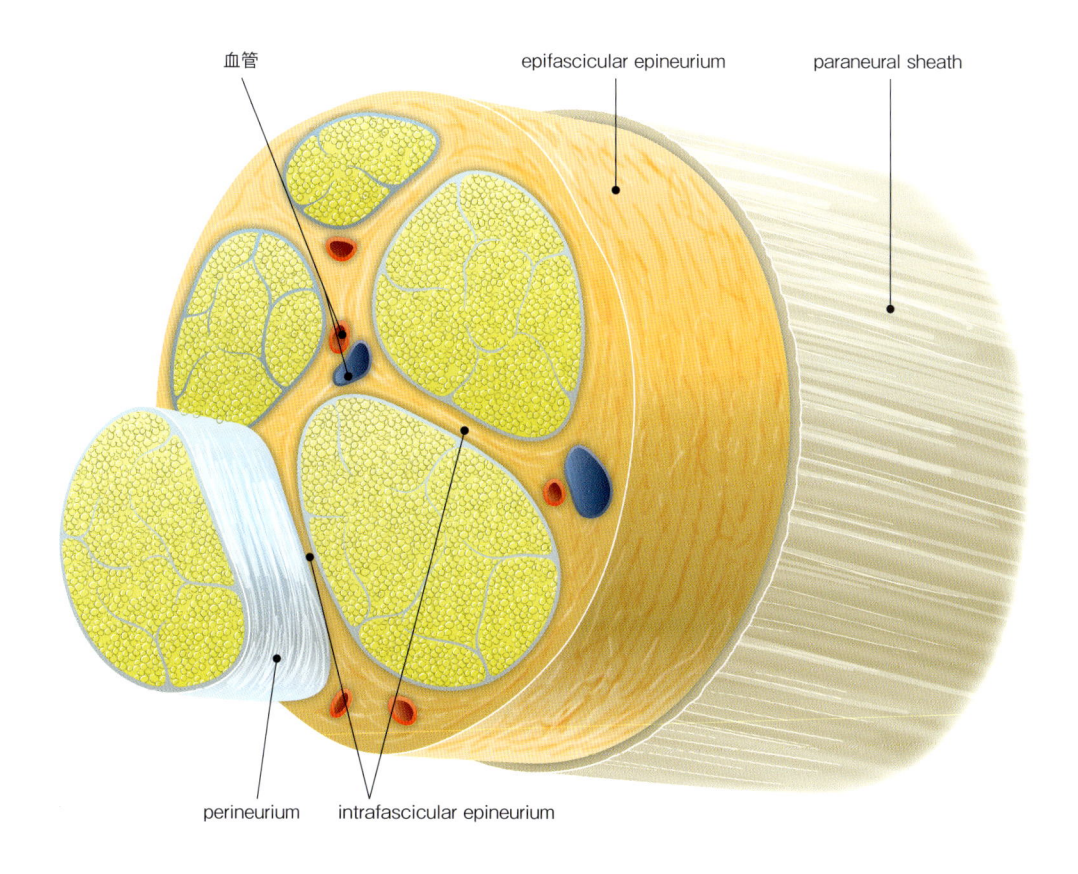

た．2012年にAndersenらは，超音波画像所見と実際の解剖でのマクロ所見とミクロ所見を検討し，この鞘状構造をepineuriumとは異なるものとしてparaneural sheathと命名した（それ以前にはcommon epineuriumとした報告もある）．この構造は坐骨神経のみならず，上肢の各末梢神経，特に後述する脂肪組織に囲まれた部位の神経周囲にも存在するようである．

腕神経叢腋窩部において，正中神経や尺骨神経を共同で囲む筋膜構造があり，従来の腕神経叢ブロックでは，この内側のスペースを薬液注入するターゲットとしていた．さらにこの筋膜構造の内側で，各神経を個別に取り囲む非常に薄いsheathが存在することが，ブロック時の超音波像より明らかになりつつある．局所麻酔薬をこの神経を取り囲むparaneural sheathとepineuriumの間に注入することにより神経の長軸に沿って薬液が広く広がり，ごく少量の局所麻酔薬の注入で麻酔が可能となる．超音波画像所見としては，epineuriumの表面に沿って三日月状に薬液が広がり，全周性にparaneural sheathとepineuriumとの間が剥離されると，境界明瞭な目玉焼き状のドーナツサインとして観察できる．通常，このスペースに局所麻酔薬の注入を行っても放散痛を生じない．シリンジに抵抗を感じることなく薬液をスムースに注入することが可能である．

02　ドーナツサイン
a：尺骨神経のドーナツサイン
神経が全周性に液性剥離されている．
b：神経周囲への薬液の広がり方の違い
神経線維への穿刺は避けるべきであり，特に神経束内注入（①）は神経障害の危険性が最も高いと推測される．しかし実際，神経実質に穿刺した場合でも，薬液は神経束の間に広がることが多いように思われる（②）．Paraneural sheath内，epineurium外に局所麻酔薬を注入した場合，神経実質に損傷を与えず，全周性に薬液が広がりやすい（③）．

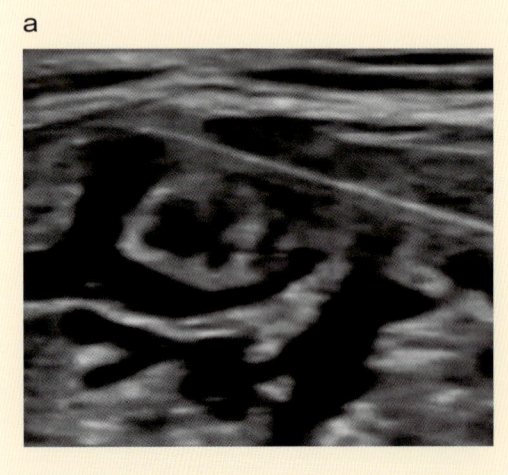

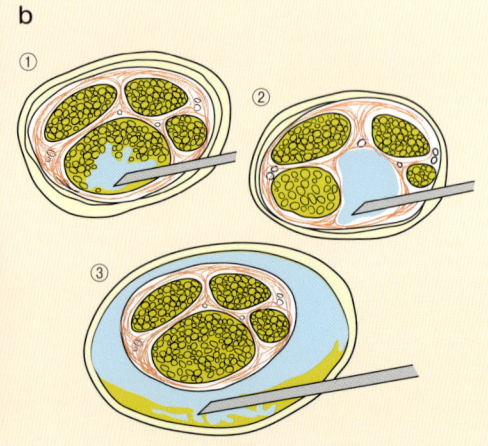

末梢神経の基本的な超音波像

　末梢神経は多数の神経束がそれぞれ神経周膜（perineurium）で包まれ，さらに神経上膜（epineurium）で束ねられている。神経束は通常低エコー性に描出される。神経周膜は非常に薄い膜であり，この薄い膜の内部エコー自体は通常の空間識別能をもつ超音波機器では観察できない。複数の神経束の間に神経周膜，神経上膜から連続して神経束間に線維を伸ばすintrafascicular epineurium，神経を栄養する脈管などの構造があり，神経束とこれらの組織との間で音波の反射が起き，末梢神経はブドウの房や蜂の巣にたとえられる「fascicular pattern」とよばれる像を示す。

　一般に多数の神経束を内包する四肢末梢神経は，末梢神経内部の構造により，ぶどうの房状の超音波断面像を示す。皮神経や骨間神経などの細い末梢神経は空間分解能の限界により内部の神経束の低エコーは観察されず，細い高エコーの索状物質として観察される。頚部神経根は，神経断面の内部構造に末梢のようなintrafascicular epineuriumを有しておらず，断面全体が低エコー性である。周囲との境界や神経上膜が高エコーを示すために，超音波画像では低エコー性の円形像として表示される。

03　正中神経（前腕）の fascicular pattern
個々の神経束は低エコー性に描出される。

（神経上膜／血管／神経束／神経周膜／paraneural sheath）

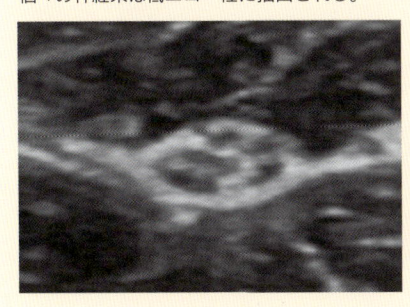

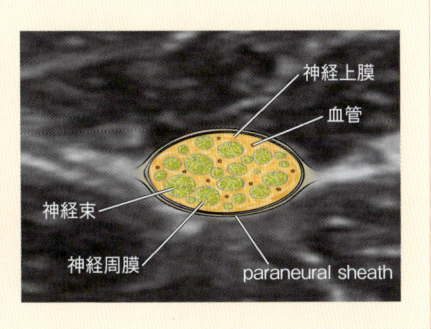

04　頚部神経根短軸像
全体が低エコー性である。

（胸鎖乳突筋／前斜角筋／中斜角筋／内部は比較的均一に低エコーを示す）

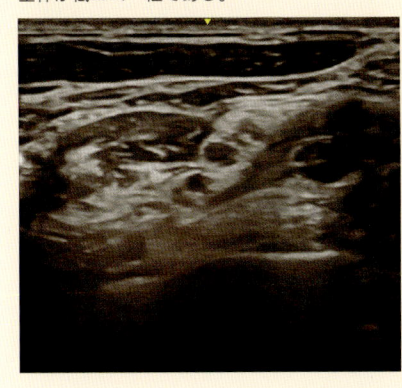

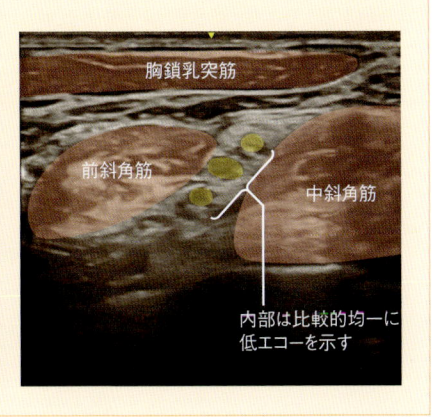

末梢神経の超音波像は機器の空間分解能によっても変化する。同じ構造の末梢神経であっても，周波数の高いプローブで体表から近い部位の神経を観察すると内部の神経束構造1つずつが低エコーに観察できる。一方，体表から深い位置に神経が走行する場合や，周波数の低いプローブで観察する場合は空間分解能の限界により内部の構造は明らかでなく，神経全体が高エコーを示す索状物として描出される。

05　周波数による比較

12MHzでは，神経の内部構造は22MHzに比べると不鮮明である。

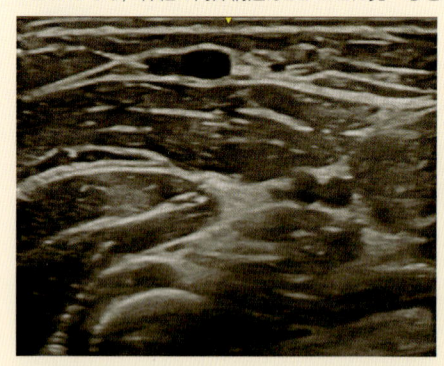

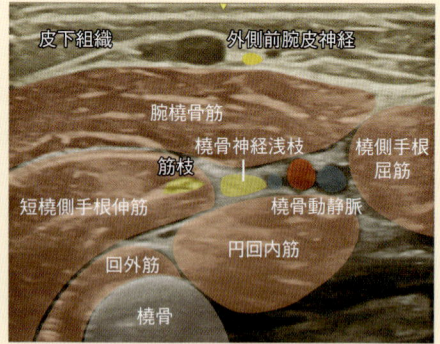

（12MHz）

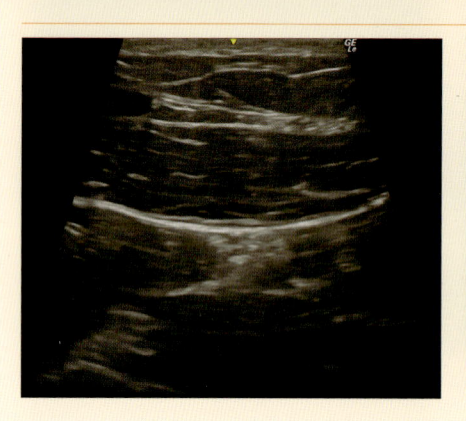

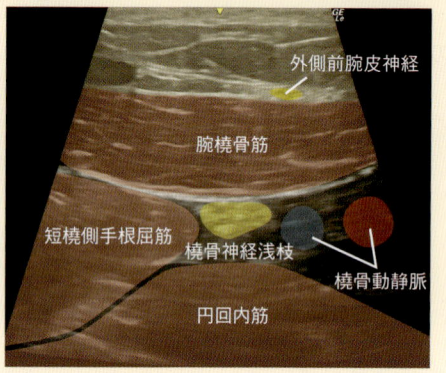

（22MHz）

06　深層での末梢神経像（正中神経本幹から分かれ骨間膜に至る途中の前骨間神経）

神経の内部構造ははっきりせず，高エコーの索状物として描出される。

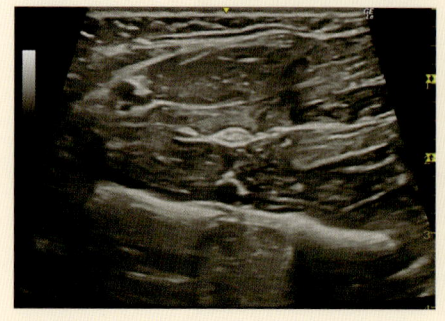

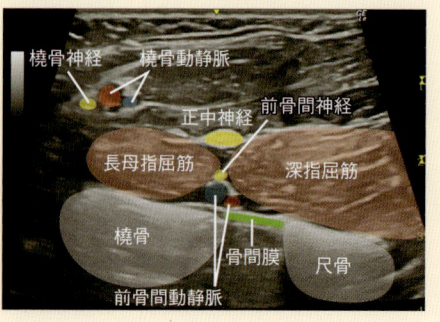

筋膜の基本的な構造

　皮神経が走行する経路を理解するためには，皮下や筋層周囲に存在する複雑な筋膜構造に留意する必要がある．皮下組織には比較的薄く柔らかい疎性結合組織からなる筋膜であるsuperficial fascia（skin ligament）と脂肪組織の層状構造があり，その深層では厚いdeep fasciaが筋肉を覆っている．Superficial fasciaは皮下の末梢神経周囲にも存在し，脂肪組織とともに皮神経や皮静脈を柔らかく包み，可動性を許容しながら位置を保つような構造を有している．体の各部位でsuperficial fasciaの層状構造はさまざまに異なっている．

　Deep fasciaは強度のある乳白色透明の結合組織からなる膜として，筋肉と皮下組織の境界を形成している．Deep fasciaは筋間中隔，さらに深部では骨膜へと連続しており，筋区画を形成すると同時に筋肉の起始部や停止部となっている部位も存在する．Deep fasciaによって運動器の輪郭が作られ，それぞれの組織が機能を果たすべき位置に制動・固定される．

　筋肉の表面を直接覆う筋周膜（perimyseum）とdeep fasciaとの間には粗な結合組織が立体的な網を形成するような状態で存在している．この間隙で筋周膜とdeep fasciaとが滑走する．特に滑走が大きい手指の腱などの周囲では筋・腱組織の周囲に滑液包が存在し，筋・腱組織と周囲組織との滑走を滑らかなものにしている．

07 筋膜の構造

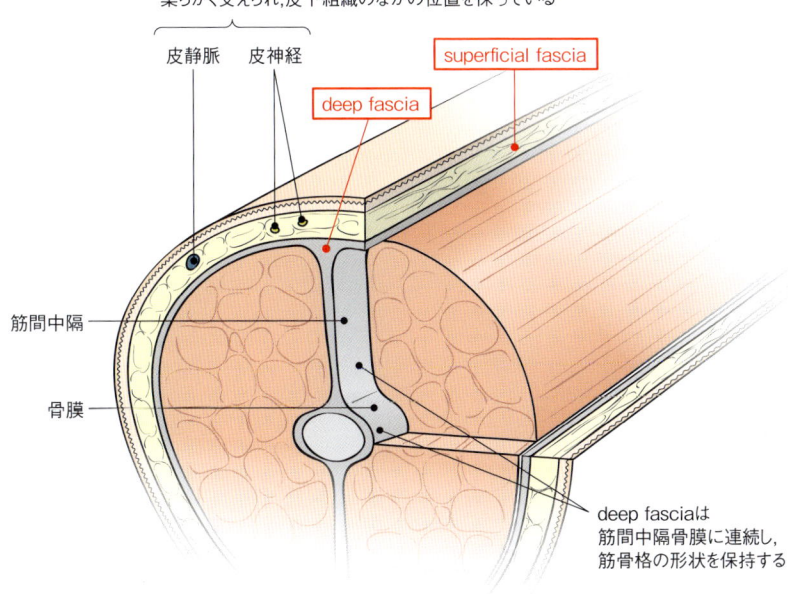

I章 伝達麻酔を行う前に

四肢末梢神経の存在パターンと超音波での見え方

　四肢末梢神経は，中枢から末梢に至るまでの間にさまざまな部位を通過する。骨や骨間膜に沿って走行する部位もあれば，筋腹内を貫通する部位や筋肉の間に生じるスペースを走行する部位もあり，それぞれ神経周囲の組織の状態は異なる。皮神経は筋膜を貫いて皮下組織に現れるが，そこにも複数の走行パターンが存在するようである。それぞれの部位において，神経の超音波でのとらえ方は異なり，神経周囲への効果的な薬液注入の方法も変化する。

3 つ以上の筋肉や筋膜，骨に囲まれたスペースを通過する場合

　代表的な例では内転筋管を通過する伏在神経や，上腕部での正中神経などが当てはまる。人体は，多数の組織が立体的に組み合わされたような構造をしており，複数の筋や骨組織は多くの部位でぴったり接しているが，3つ以上の運動器組織が接している場合にはその間に隙間が生じることもある。

　3つ以上の筋肉などの構造物が接している場合，通常この三角形の断面をもつスペースは脂肪組織で埋められているが，神経や脈管はしばしばこのスペースを走行する。末梢神経はしばしば脂肪組織に埋没しており，超音波で輪郭がはっきり描出されにくいことも多い。ただし，この限られたスペースの内部で神経の近傍に局所麻酔薬を注入することで，内部で神経と脂肪組織が液性剥離され，神経の輪郭がわかりやすくなることもある。

01

01 3つ以上の組織の間の神経への穿刺アプローチ

a：構造

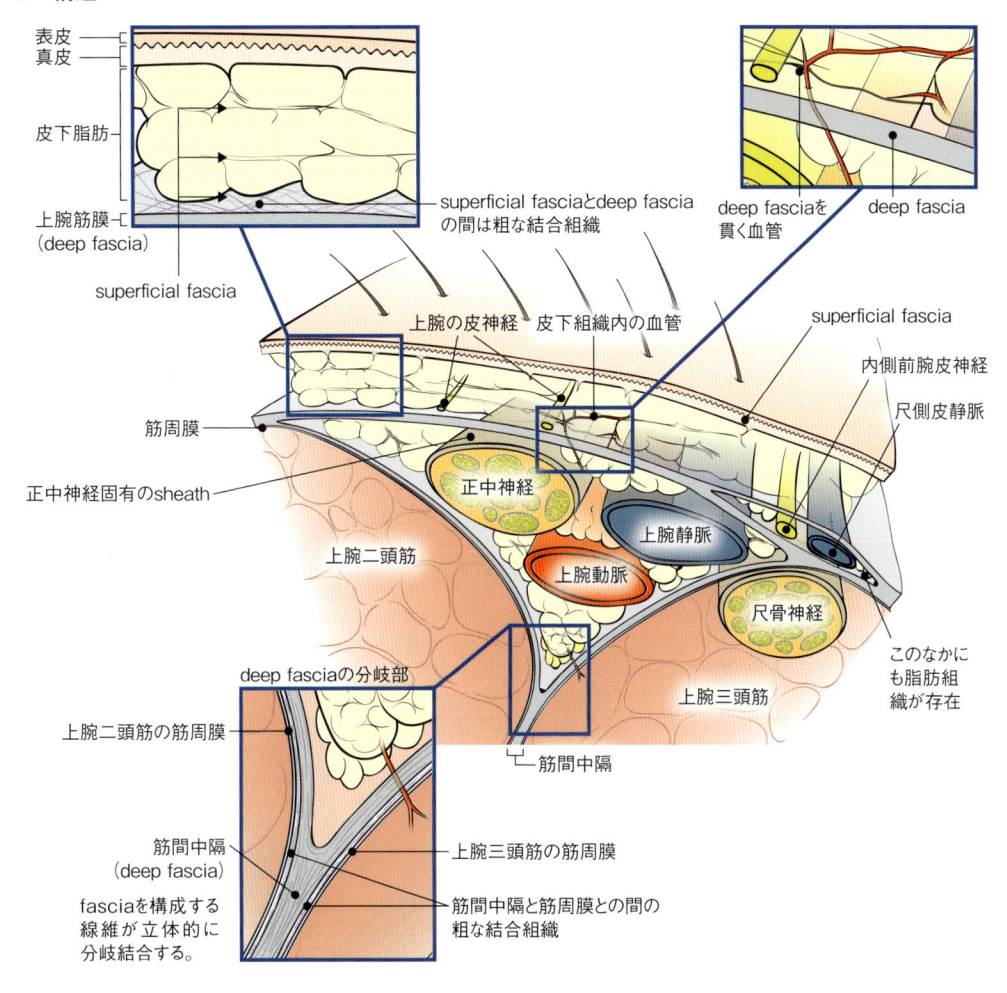

- 表皮
- 真皮
- 皮下脂肪
- 上腕筋膜（deep fascia）
- superficial fascia
- superficial fasciaとdeep fasciaの間は粗な結合組織
- deep fasciaを貫く血管
- deep fascia
- 上腕の皮神経
- 皮下組織内の血管
- superficial fascia
- 内側前腕皮神経
- 尺側皮静脈
- 筋周膜
- 正中神経固有のsheath
- 正中神経
- 上腕静脈
- 上腕動脈
- 尺骨神経
- 上腕二頭筋
- このなかにも脂肪組織が存在
- 上腕三頭筋
- deep fasciaの分岐部
- 上腕二頭筋の筋周膜
- 筋間中隔
- 筋間中隔（deep fascia）
- 上腕三頭筋の筋周膜
- 筋間中隔と筋周膜との間の粗な結合組織
- fasciaを構成する線維が立体的に分岐結合する。

b：穿刺アプローチ

上腕では，正中神経は三方向を筋膜に囲まれる図のようなスペースを上腕動脈・静脈とともに走行する．正中神経を単独でブロックすることを試みる場合，このスペースに局所麻酔薬を注入しても一定の効果は期待できるが，正中神経固有のparaneural sheath内に注入した場合，より少量の薬液で選択的に効果を得られる．その際，神経輪郭に沿ったドーナツサインを超音波で観察することができる．

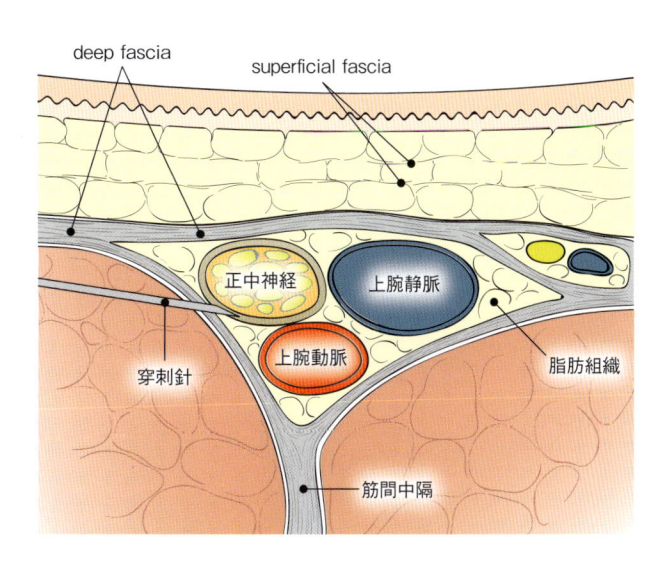

- deep fascia
- superficial fascia
- 正中神経
- 上腕静脈
- 上腕動脈
- 脂肪組織
- 穿刺針
- 筋間中隔

I 四肢末梢神経の存在パターンと超音波での見え方

2つの筋肉の間を通過する場合

　代表的な例では，肘関節前面における橈骨神経が挙げられ，腕橈骨筋と上腕筋の間を走行する。上腕二頭筋と上腕筋の間を走行する筋皮神経なども該当する。

　筋肉と筋肉の間に神経がはさまれて存在し，通常は筋線維の走行とは平行でなく斜めに末梢へと走行するため，神経の断面は扁平な紡錘形または楕円形となる。神経周囲には筋肉の間を埋めるように脂肪組織や脈管も存在する。上腕二頭筋と上腕筋の間の筋皮神経や，上腕三頭筋の内側頭・長頭の間に存在する橈骨神経のように隣接する筋肉に筋枝を分岐する場合，超音波画像上短軸の断面は，かなり扁平で長い像をもつ。　　02

　これらの部位では，筋肉と筋肉の間の筋膜を押し広げるように局所麻酔薬を液性剥離することにより，適切な神経ブロックが可能である。　　03

02　上腕での筋皮神経

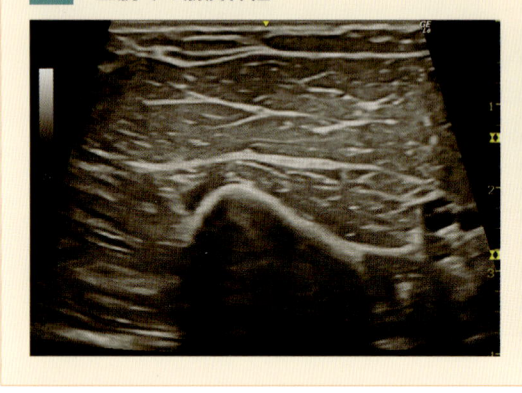

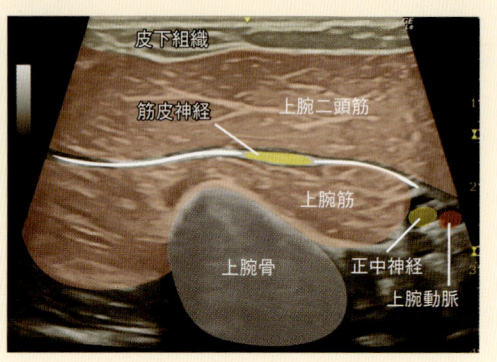

（皮下組織／筋皮神経／上腕二頭筋／上腕筋／上腕骨／正中神経／上腕動脈）

03　筋腹間の末梢神経への穿刺アプローチ

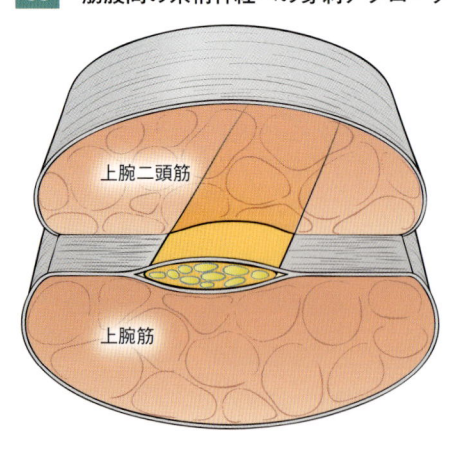

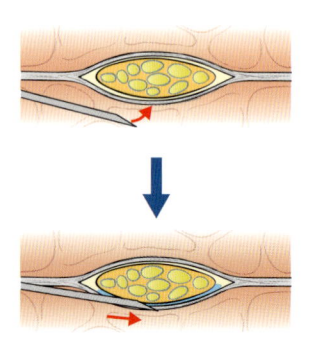

（上腕二頭筋／上腕筋）

筋肉内に存在する末梢神経

　代表的な例では，烏口腕筋を貫通する筋皮神経や，回外筋を貫く後骨間神経などが挙げられる。これらの神経も筋線維の方向と斜め方向に進み末梢に向かうため，紡錘形の断面をもつ。薬液を注入する際，前述の「2つの筋肉の間を通過する場合」とは異なり筋肉内に神経が存在するため，ブロックする際には末梢神経の近傍まで針を進め筋線維間を剥離するように薬液の注入を行う。

04

05

04 回外筋のなかを通過する橈骨神経深枝（後骨間神経）

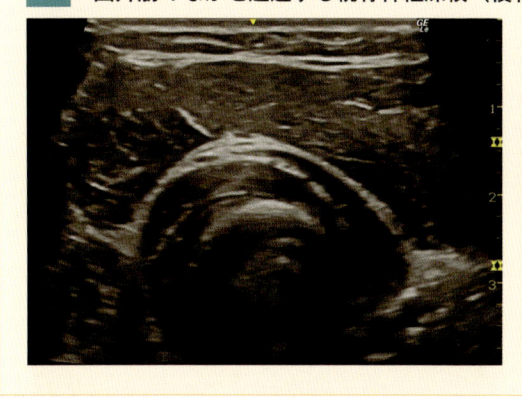

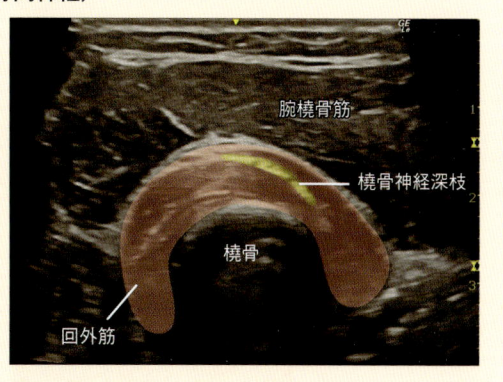

腕橈骨筋
橈骨神経深枝
橈骨
回外筋

05 筋腹内の末梢神経への穿刺アプローチ

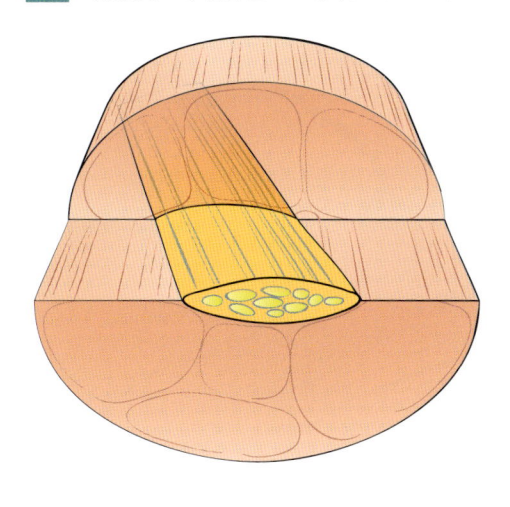

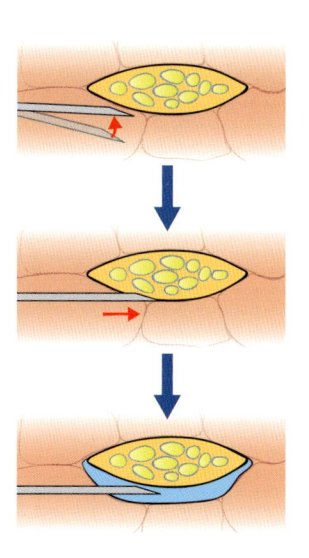

Ⅰ　四肢末梢神経の存在パターンと超音波での見え方

骨間膜に末梢神経が沿う場合

　前腕での後骨間神経や下腿での深腓骨神経が該当する．近位の骨間膜は筋肉の起始部であり，例えば深腓骨神経の場合，骨間膜が長指伸筋や長母趾伸筋が起始するため，深腓骨神経は骨間膜の近傍を前脛骨動脈に伴走して筋腹に埋もれるように走行する．一方，前腕遠位部掌側においては，骨間膜が筋起始となっておらず，筋膜の表面に直接接するように粗な結合組織のなかを前骨間神経は走行する．しばしば神経よりも伴走する動脈のほうが描出しやすく，神経を見つける目印となる． 06

　ブロックをする際は，交差法を用いて神経近傍に薬液を注入する． 07

06　前腕中央部での前骨間神経

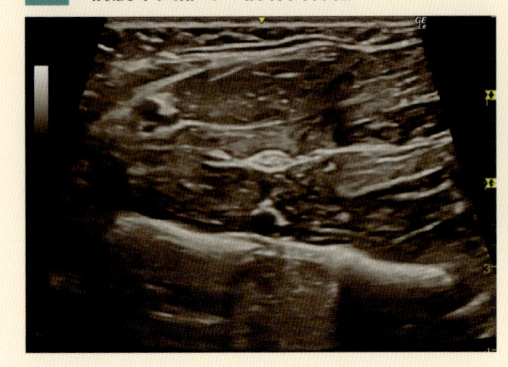

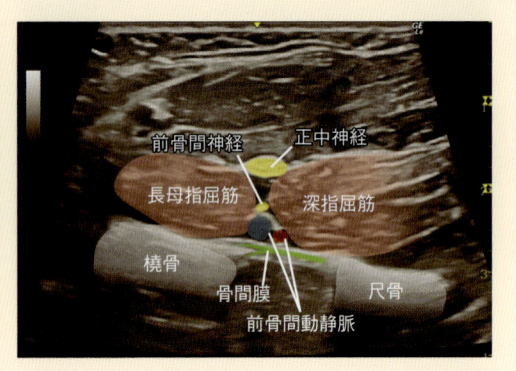

（前骨間神経／正中神経／長母指屈筋／深指屈筋／橈骨／骨間膜／前骨間動静脈／尺骨）

07　骨間膜に沿う末梢神経への穿刺アプローチ

前骨間神経にブロックを行う場合，背側から交差法で骨間膜を貫いてアプローチする．

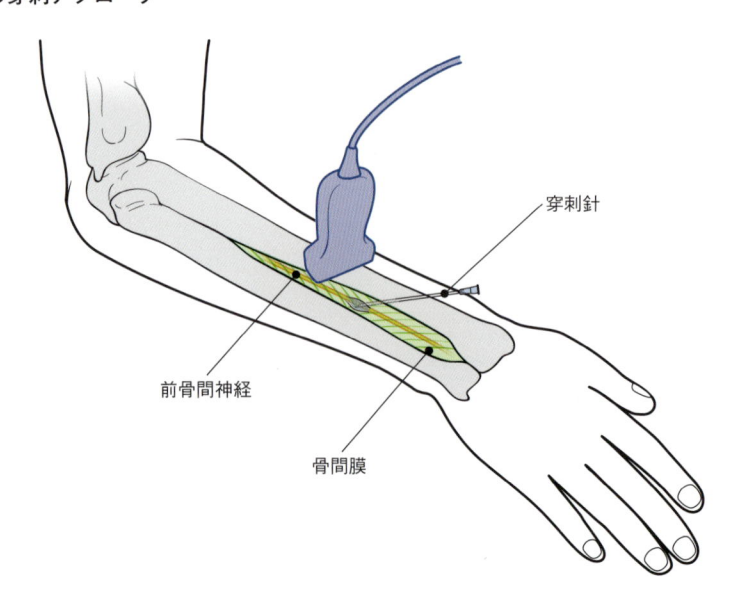

（穿刺針／前骨間神経／骨間膜）

皮神経

　皮神経は深層から皮下組織に至るまでにdeep fasciaをその経路のどこかで貫通する。浅腓骨神経のようにdeep fasciaの1カ所に明らかな孔があり皮下に出る場合もあれば，内側前腕皮神経や腓腹神経のように，層状構造になったsuperficial fasciaの間を徐々に浅層に移行する場合もある。皮神経の本幹はしばしば皮静脈と伴走するため，プローブを少し浮かせて静脈を押しつぶさないようにすると，神経を見つける目印としやすい。

08　腓腹神経

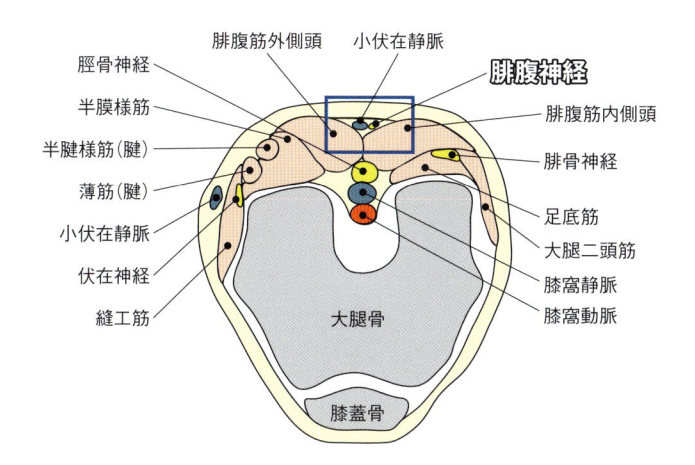

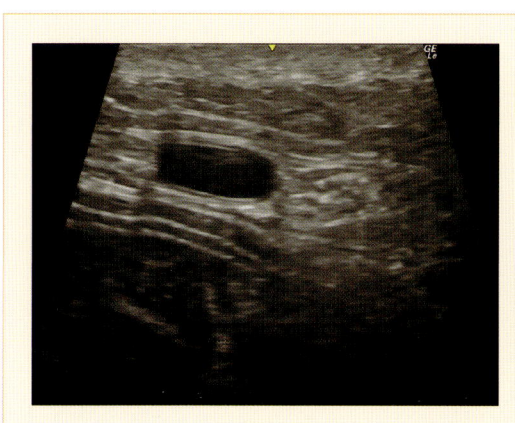

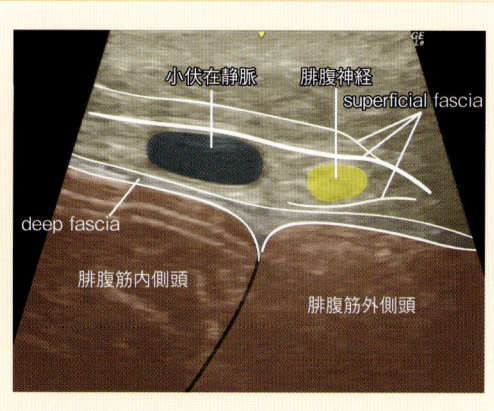

脛骨神経
半膜様筋
半腱様筋（腱）
薄筋（腱）
小伏在静脈
伏在神経
縫工筋
腓腹筋外側頭
小伏在静脈
腓腹神経
腓腹筋内側頭
腓骨神経
足底筋
大腿二頭筋
膝窩静脈
膝窩動脈
大腿骨
膝蓋骨

小伏在静脈　腓腹神経
superficial fascia
deep fascia
腓腹筋内側頭　　腓腹筋外側頭

I　四肢末梢神経の存在パターンと超音波での見え方

一般に，動脈皮膚穿通枝の走行は皮神経のものとは異なり，一定の規則性がない。筋肉を貫いたり筋間中核から皮下組織に至る多数の動脈穿通枝が皮膚を栄養する。動脈の皮膚穿通枝の位置やパターンは不規則であるが，皮神経が皮下に至る経路は，それぞれの神経でおおむね統一されている。各々の皮神経がdeep fasciaを貫通して皮下に出現する位置やパターンは超音波で観察可能であり，その後皮下で分岐して支配域へ向かう。そのため，ブロックをする場合は皮下に薬液を注入するよりも，筋膜より下に存在する部位で皮神経をブロックすると，比較的少量の薬液で広範な領域をブロックすることが可能である。

09　皮神経の走行

皮神経・皮静脈は，筋膜下から皮下組織へと走行しているが，筋膜の穿通部位は，動脈ほど不規則ではなく決まった部位であることが多い。

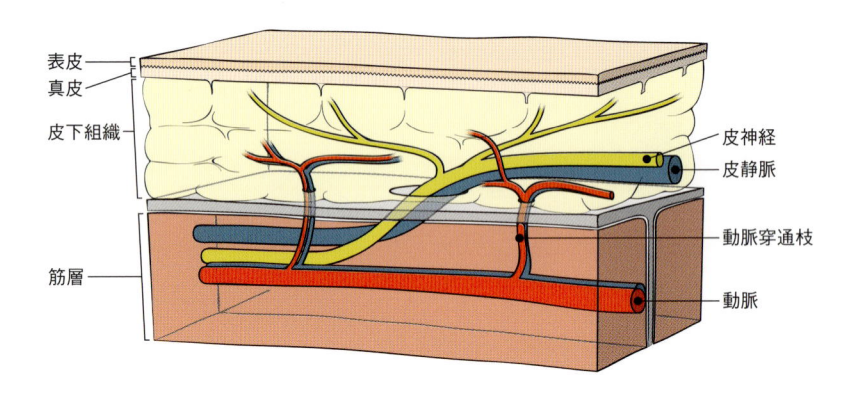

（表皮／真皮／皮下組織／筋層／皮神経／皮静脈／動脈穿通枝／動脈）

10　後前腕皮神経の皮下でのブロック

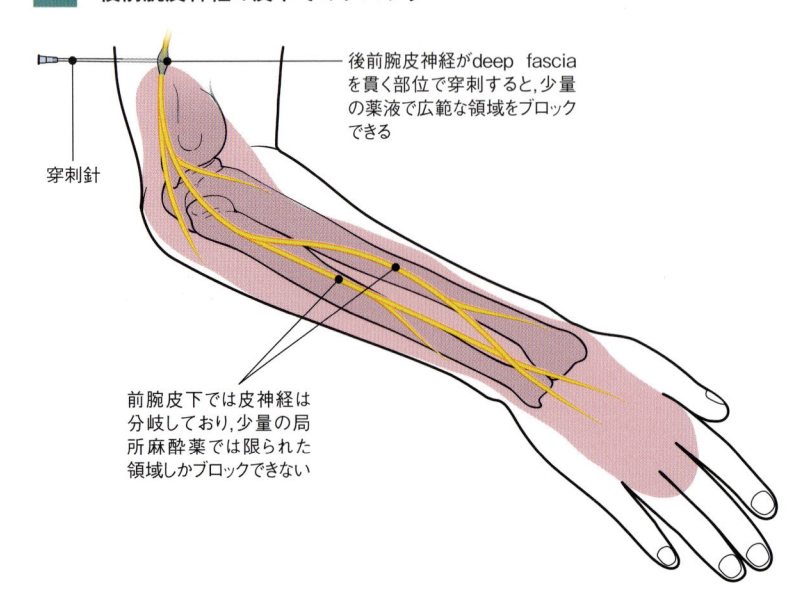

後前腕皮神経がdeep fasciaを貫く部位で穿刺すると，少量の薬液で広範な領域をブロックできる

穿刺針

前腕皮下では皮神経は分岐しており，少量の局所麻酔薬では限られた領域しかブロックできない

I章 伝達麻酔を行う前に

神経描出のテクニック（総論）

伝達麻酔はなぜ失敗するのか？

初心者の失敗しやすいパターンとして
1）神経・針先の超音波画像での同定がしっかりできていない
2）不十分な同定にかかわらず，薬液を注入してしまう
3）薬液の広がり方をコントロールできていない
といったケースがしばしば見受けられる。

　超音波で神経を正確にとらえることは難しい。「ここがおそらく神経だろう」と，あやふやな自信で行うブロックはしばしば失敗する。穿刺前の神経の描出（プレスキャン）にしっかり時間をかけ，「確実にここが神経だ」と言い切れるほど自信をもって行うブロックが失敗することはない。

　さまざまな論文や成書には，最も見えやすい形での末梢神経の超音波像が掲載されていることが多いが，実際の症例において常に同じように描出できるわけではない。

　しかし解剖学的な神経走行を理解することにより，ほとんどの四肢末梢神経の超音波での同定は可能であるし，穿刺注入方法の工夫によって薬液を効果的に神経周囲に広げることもできる。手技に慣れれば，追加の麻酔を一切必要とせず，比較的少量の局所麻酔薬で手術を可能とすることができる。

プレスキャンの重要性

　手技に習熟すると，ターゲットとなる神経はわずか数秒の走査で同定できる。しかし，超音波での神経同定の経験の浅い間は，神経1本の同定に10分以上かかることもまれではない。結果，手術の前の忙しい時間に慌てて神経を探すために，不十分なブロックとなってしまう。普段から健常者を用いて描出の練習を行うことはもちろん重要であるし，可能であれば神経の描出に慣れない間は手術前日以前に実際の患者でプレスキャンを行っておくことが勧められる。

どうして末梢神経は超音波で見えにくい？

　超音波による神経の同定は，運動器領域の超音波診断のなかでも比較的難しい。動脈であれば，拍動あるいはカラードプラ像を用いた同定も可能であり，静脈，骨組織，腱組織，筋組織なども，それぞれに特有の超音波像を有する。これらほかの組織と同様に，神経がほかの組織と明らかに違う画像特徴をもつものとして同定できるかというと，決してそうではない。典型的にはfascicular pattern（ぶどうの房状の横断面像）が末梢神経の超音波像とされているが，常にそのように見えるわけではない。また，末梢神経の走行部位によっては，多型，破格が多いことも描出を困難としている一因に挙げられる。

どのようにして神経を確実に同定したらよいだろうか？

　神経がほかの組織と比べて同定が難しいとはいえ，走行には必ず一定の解剖学的な決まりが存在する。夜空の暗い星雲を同定するために，まず明るい星や星座を基準にするように，まず神経周囲の画像上はっきりした動静脈や筋組織を基準として超音波画像で同定し識別することにより，順を追って正確に目的とする神経に至ることが可能となる。第Ⅱ章では，各神経を同定するために必要な構造物を，段階を追って順に解説する。

　すべての末梢神経の超音波での識別において唯一共通するのは，「短軸像で中枢↔末梢方向に追跡した際に連続性が保たれている，脈管・筋腱組織とは異なる索状の組織」として描出できることである。また，神経の描出が難しい場合であっても，周囲の筋肉との位置関係にも一定のルールが存在することが多い。このためには，まず超音波で神経近傍の脈管や筋腱組織の走行の特徴を把握し，識別できることが必要である。

短軸操作・とにかく中枢↔末梢の往復で索状物を探す

　末梢神経は，中枢から末梢に向かう索状物として描出されるため，通常は短軸走査で同定を行う。神経の横断像の辺縁は付近の軟部組織によって不明瞭であることも多く，一般的に一断面のみで神経を同定するのは難しい。しかし短軸像で中枢↔末梢へプローブを往復して走査することにより，連続した索状物を追うことができ，解剖学的特徴と併せて矛盾がなければ細い神経であっても同定することは可能である。

　ブロックを行う場合，明瞭に神経の輪郭を同定できる部位とブロックに適している部位が異なる場合もある。その場合は，同定しやすい部位で神経をとらえた後，ブロックを行う部位まで末梢神経を追いかけて穿刺する必要がある。

01 プローブの往復

穿刺に最適な位置で神経の輪郭がはっきりしない場合，プローブを短軸操作で中枢↔末梢に往復させることで神経の正確な位置が推測できる。

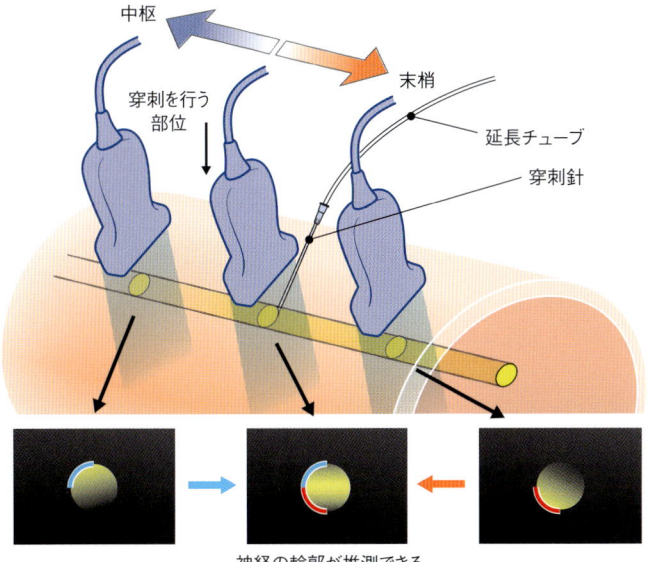

中枢
末梢
穿刺を行う部位
延長チューブ
穿刺針

神経の輪郭が推測できる

神経が見つからないときは？

1) プローブを当てている手元を見直してみる

　超音波の画面に集中して操作していると，ターゲットとなる神経を探している間に徐々にプローブがずれてしまうことがよくある。数分かけても神経がはっきりわからない場合は，まず自分の目で患者の体表のどの部位にプローブが当たっているかチェックする。

2) 基準となる動脈や骨，筋肉などをまず描出する

　神経を同定するための基準となる描出しやすい組織を，まずはっきりと同定し直してみる。自信をもって描出できる組織から順に同定することで，解剖学的な神経の走行が推定できる。

3) 短軸操作で長軸方向への往復を繰り返す

　1つの静止画像だけではっきりと神経の輪郭が把握できないことは多い。しかし，プローブを往復させて連続した断面を観察し続けると，神経の輪郭を正確に推定できるようになる。

Ⅰ　神経描出のテクニック（総論）

4）プローブを傾けてみる

同じ部位で超音波機器を操作していても末梢神経の同定が難しい場合，プローブを倒すように傾ける（tiltingする）ことは有効である．筋肉と神経の線維の異方性の違いにより，神経を同定できることがある．

参照
p.34
「プローブの rocking と tilting」

02　03

5）体位を見直す

無理な体勢で手術を長時間続けるのが辛いのと同様，無理な体勢で超音波機器を操作することも難しい．患者だけでなく自分の体勢も含めて，リラックスした状態でプローブ操作を行う必要がある．深い部位の神経を観察する際は，強くプローブを押し当てるだけでなく，重力によって神経周囲の組織が避けられるよう，体位を工夫するのも1つの手段である．

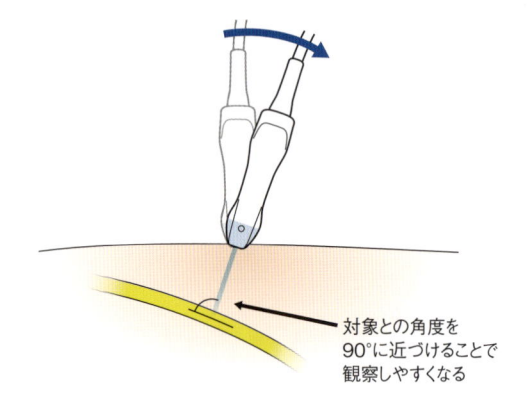

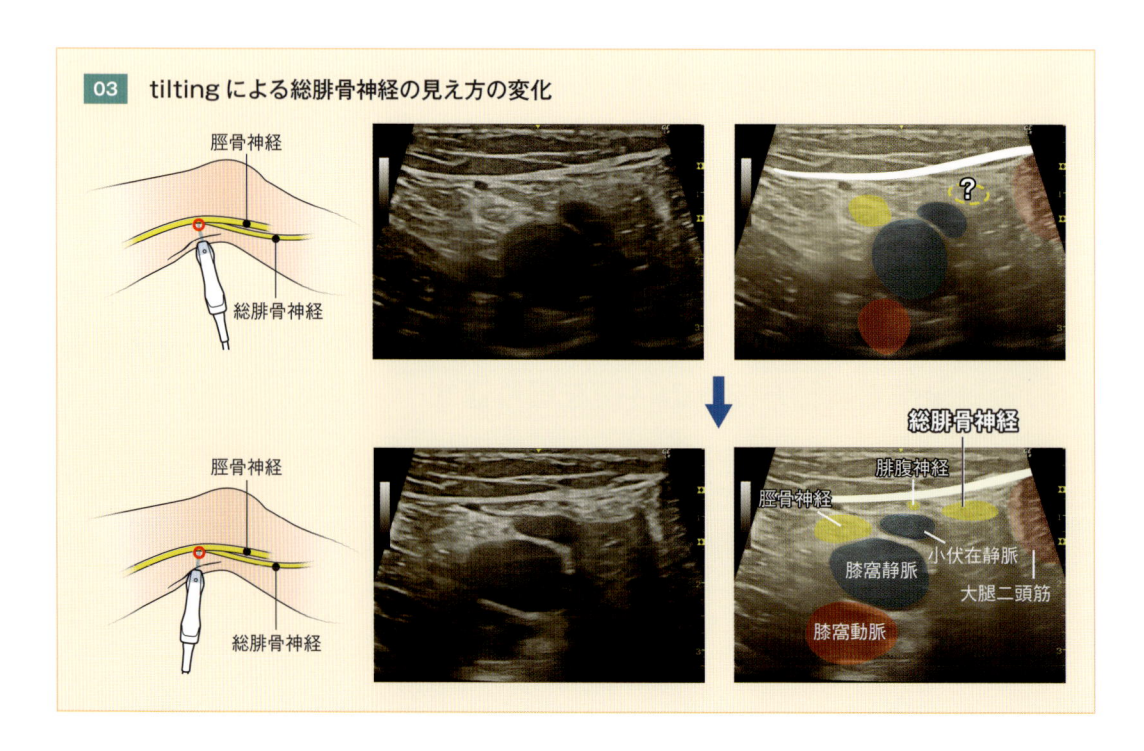

04

02　プローブの tilting

対象との角度を90°に近づけることで観察しやすくなる

03　tilting による総腓骨神経の見え方の変化

脛骨神経／総腓骨神経

総腓骨神経／腓腹神経／脛骨神経／膝窩静脈／小伏在静脈／大腿二頭筋／膝窩動脈

6）超音波機器の設定を確認する

以下のような点が原因となり，描出がうまくいかない場合がある．再度設定を見直すことも必要である．

- ・超音波画像の深度の設定が浅いために，深い部位を走行する神経が映っていない．
- ・適切なゲインが設定されておらず，画面が暗すぎる，もしくは明るすぎる．
- ・焦点（フォーカス）が合っていない．
- ・超音波用ゲルが不十分でプローブのレンズと皮膚の間に空気が入り，描出が悪くなっている．

04 伏在神経ブロック時の重力による軟部組織の変化

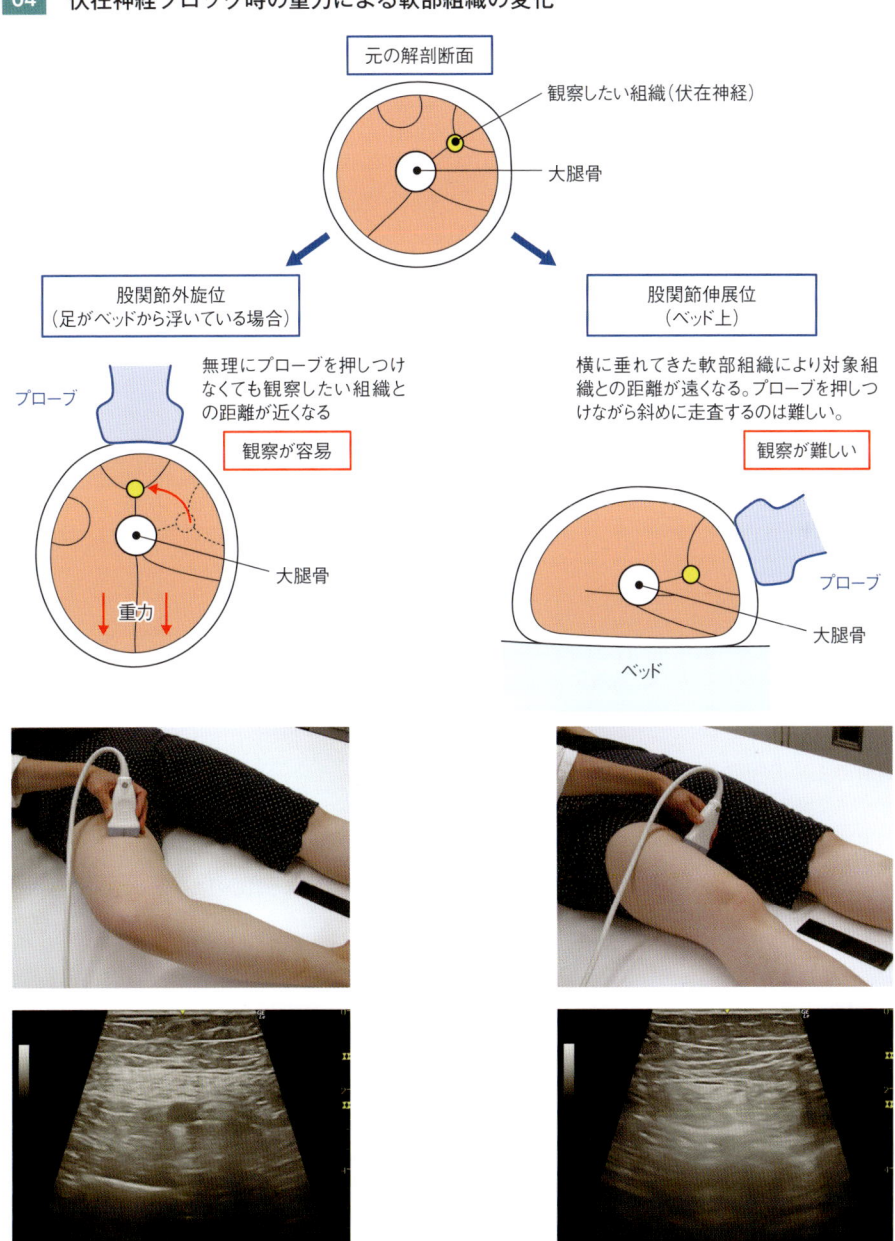

Ⅰ章 伝達麻酔を行う前に

伝達麻酔の準備

　安全を確保するために伝達麻酔は以下の物品の揃う環境で，複数の人員を確保して行う。
①側管からの薬液投与可能な静脈ルートの確保
②バイタルサイン把握のための器具(血圧計・パルスオキシメータなど)
③酸素投与・換気・気道確保器具(酸素バルブの位置を把握・アンビューバッグなど)
④局所麻酔中毒発生時のための薬剤(脂肪乳剤[イントラリピッド®など]・抗痙攣剤[ミダゾラム〈ドルミカム®〉など]・蘇生用薬剤)
⑤超音波診断装置

伝達麻酔のための器具・物品　　01

①局所麻酔薬
②注射針
③延長チューブ(長く，容量の少ないものがよい)
④シリンジ(10mL～30mL，ブロックに応じて)
⑤穿刺部消毒用セット
⑥絆創膏
⑦プローブカバー，清潔覆布(必要に応じて)
⑧末梢静脈路確保のための物品
⑨その他(超音波ゼリー，ゼリーを拭くためのガーゼ・タオルなど)

01 伝達麻酔のための物品

筆者らは③の延長チューブとして，容量0.8mL，長さ1.0mのものを使用している。容量が多いと血液の逆流があった際に目立ちにくく，また管内に残り無駄となる局所麻酔薬の量も増える。

ブロック前の確認事項

①患者氏名・ID
②手術部位と疾患・手術方法
③体重・合併症
④静脈ルート確保がなされていること
⑤前述の設備・用具の準備がされていること
⑥局所麻酔薬投与法・投与量の確認
⑦適切な体位と超音波機器のセッティング

ロピバカイン使用の実際

筆者らは，ほとんどの伝達麻酔症例で塩酸ロピバカイン（アナペイン®）を使用している。長時間作用型の局所麻酔薬であり，比較的安全性が高いため使用しやすい。2015年現在，日本では7.5mg/mL（0.75％）の製剤が伝達麻酔に適応可能である。添付文書には成人に対して「300mg（40mL）まで」投与可能と記載されている一方で，多くの文献で体重あたりの極量は3mg/kgとされていることは知っておきたい。実際に150mg（20mL）での心停止例も報告されているため，特に血管内への誤注入をしないよう注意が必要である。

ほとんどのブロックにおいて，筆者らは0.75％のロピバカインを希釈せずに用いている。腕神経叢ブロック（腋窩アプローチ）で約10～20mL，坐骨神経ブロック（膝窩アプローチ）では約8～15mLを，超音波ガイド下に神経周囲に注入することで，追加麻酔なしの十分な除痛効果が得られる。ブロック後，腕神経叢で約30分，坐骨神経ブロックでは60分後にはほぼ麻酔は完成しており，知覚・運動とも完全にブロックされている状態で手術を行っている。手術侵襲に耐えるだけの麻酔効果持続時間は少なくとも6～8時間は期待できる。知覚はないものの手術後徐々に手指・足趾の自動運動が可能となる。術後痛は，ブロック後12時間以上経ってから訴えだすことが多い。

術後痛を抑制するために，全身麻酔あるいは脊椎麻酔後に行うブロックとしては，生理食塩水で希釈した0.15％～0.2％のロピバカインを，手術前の麻酔として行う1/2～2/3の容積で使用している。低い濃度では痛みをブロックしつつ，自動運動を観察できる分離麻酔が可能となりやすく，術後圧迫などで生じる神経麻痺の予防に有用と考える。

I章 伝達麻酔を行う前に

超音波ガイド下穿刺のテクニック（総論）

穿刺方法

平行法と交差法

　平行法は，プローブ面から生じる超音波の平面のなかを穿刺針が通過するようにターゲットに向かって穿刺する方法であり，軟部組織内の針の経路をすべて描出できる。針先と組織の位置関係が正確にわかりやすいため，基本的に平行法で穿刺が行える部位では平行法で穿刺を行うほうが好ましい。

　交差法は，プローブ面から生じる超音波の平面に直行して針を穿刺する方法である。平行法

01　平行法と交差法

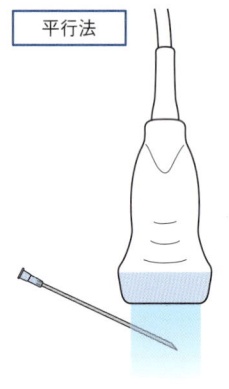

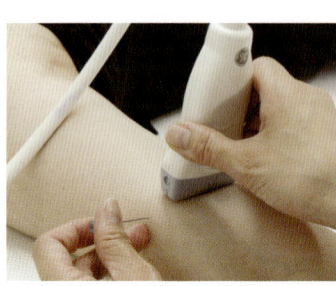

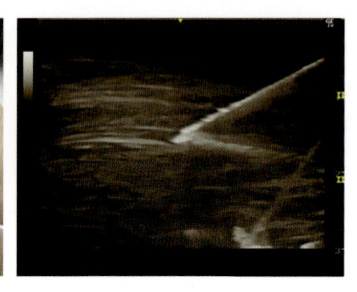

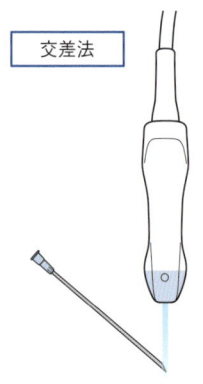

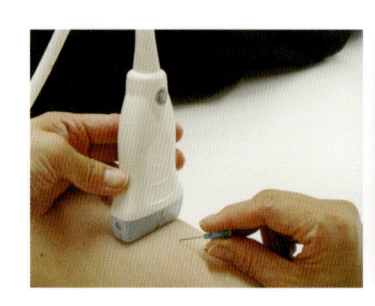

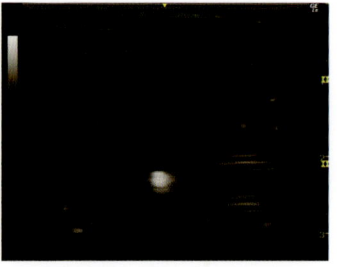

平行法

交差法

では難しい深部のブロックや，逆に小関節など非常に浅い部位へのブロックに適している。基本的に針のごく小さい断面が輝点として描出できるのみであり，針先の位置は注意深く観察しないと見逃すことがある。また，刺入経路全体が描出できるわけではないために神経を穿刺しやすい。また，浅層の重要組織を損傷しないような刺入経路が求められる。

針の描出について

金属製の穿刺針の表面では，超音波の反射が強く起こるが，超音波の入射角による超音波画像上の影響も受けやすい。平行法でアプローチした際に超音波ビームの平面の内部に針が存在すると，高エコー性の直線像として描出できる。正確に針がビームの中央に存在すると，針の内側で複数回反射を繰り返した超音波もプローブに戻るために，針の深側に複数の平行な高エコー像がアーチファクトとして生じ，「多重像」とよばれる。できるだけ針の多重像をきれいに出すように意識して穿刺走査を行うと，手技が上達する。針とプローブ面との角度が平行から

02 針の角度と深さによる描出性の変化

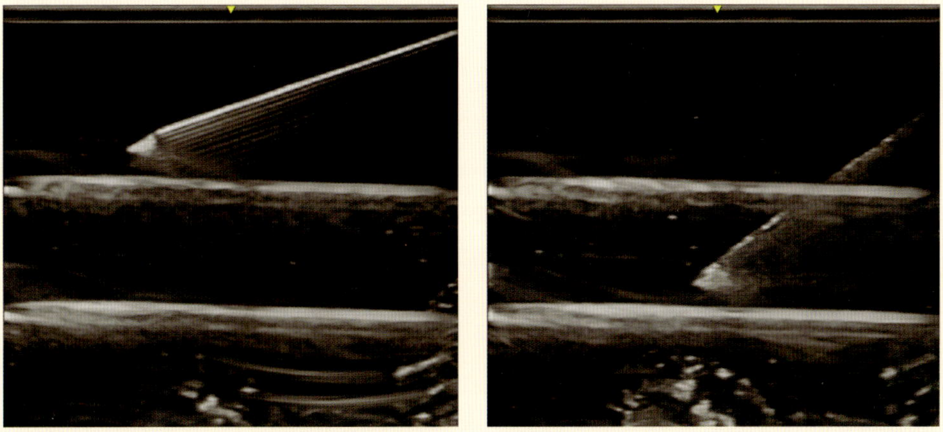

03 針の多重像

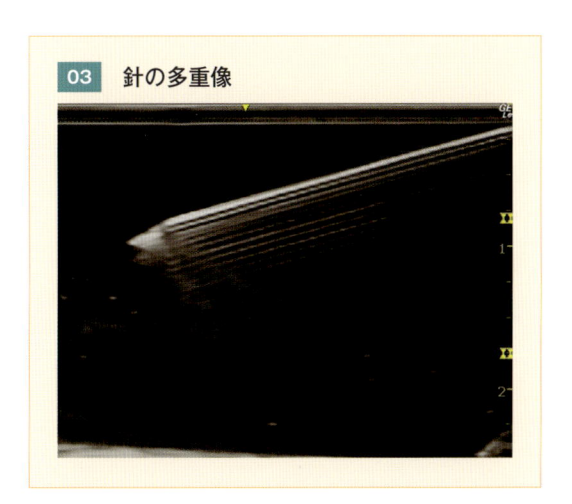

垂直に近づくに従って，超音波の反射が少なくなり針は描出しにくくなる。針をあえてプローブから離れたところから刺入したり，プローブを傾け，プローブを針に平行に近づけることで針が描出しやすくなる。 04 05

04　遠い場所からの刺入

四肢の断面の丸みを利用することで，②のアプローチでも十分に穿刺針がターゲットに届くことも多い。①より②のほうが刺入部の清潔を保ちやすく，穿刺針がプローブと水平に近づくことにより，超音波での描出もよくなる。

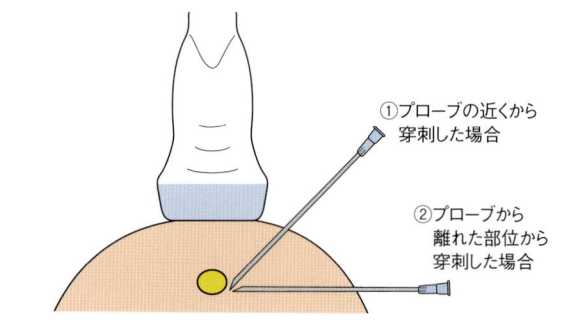

①プローブの近くから穿刺した場合
②プローブから離れた部位から穿刺した場合

05　プローブの rocking と tilting

針先が見えにくいときは，プローブをできるだけ針と平行になるようにすることで，視認性がよくなる。

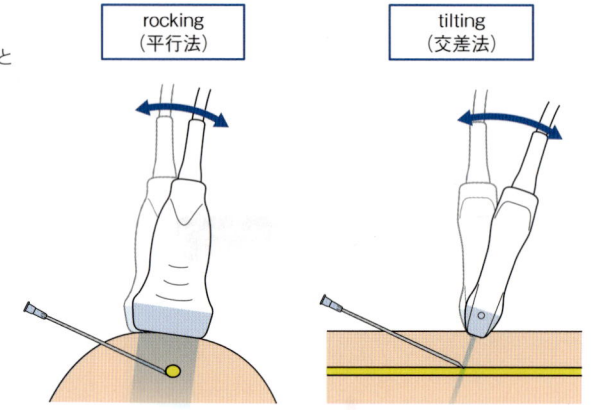

rocking（平行法）　　tilting（交差法）

針の種類

　一般的に神経ブロックには，鈍針とよばれるカット面の角度が比較的大きいものが好まれる。先が鋭利でない分，末梢神経に刺さり神経線維を損傷するリスクも少ないと考えられる。最近は針の表面に超音波を反射しやすい加工を施し，視認性を高めたものもある。一方で鋭針と比較すると，筋膜を貫くときに比較的大きい抵抗があるために筋膜がたわみ，筋膜を貫いた後に深く刺さりすぎる危険もある。抵抗が大きい筋膜を貫く際には，針を回すなどの方法で慎重に筋膜を穿孔する必要がある。

　筆者は神経周囲の筋膜で隔てられた，より細かいスペースに選択的に薬液を注入することを目的として，比較的先の鋭利な23Gのカテラン針を使用しているが，神経への穿刺を避けるためには，神経の輪郭を慎重に超音波画像で同定する必要がある。

体位の工夫

手術と同様，無理な体勢で穿刺を行うことは余計な労力を費やすのみでなく，穿刺自体も不確実なものとしてしまう。極力リラックスした状態で，安定した体位で穿刺を行うことが望ましい。

一般的には，目，針，プローブから出る超音波の面，モニターのすべてが，一直線上の平面に乗るようにセッティングして穿刺することが，比較的容易に超音波ガイド下穿刺を可能とするコツといわれている。06

また，プローブはできるだけ下部（レンズに近い方）を持ち，手の尺側や指を患者の皮膚にしっかりと当てて，安定してプローブを把持する。穿刺中のプローブの当て方の微調整はわずか数mm，数度の範囲内で動かす程度である。07

06 穿刺のセッティング

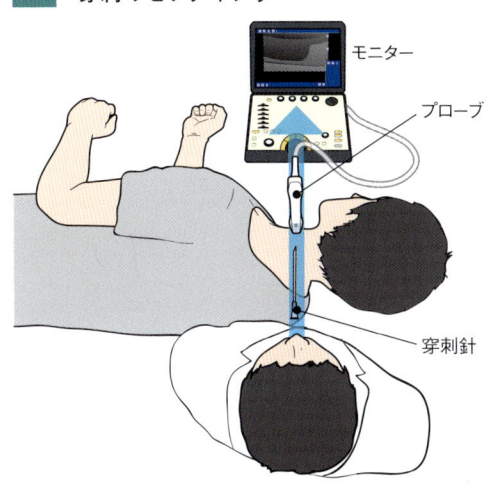

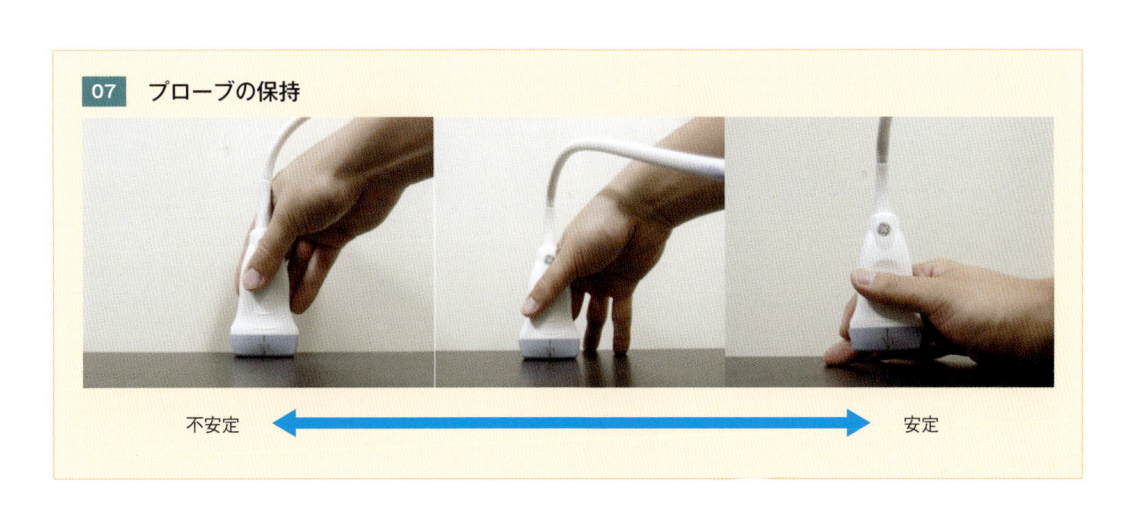

07 プローブの保持

不安定 ←→ 安定

穿刺時の消毒とプローブの清潔・不潔について

動画でCheck!
プローブカバーの作り方
08

　プローブカバーは必須ではないが，プローブが消毒液によって汚れることや，穿刺時の血液によって汚染されるのを防ぐことができる。筆者らは必要に応じて，ゴム手袋を用いて簡便にプローブカバーを作製している。

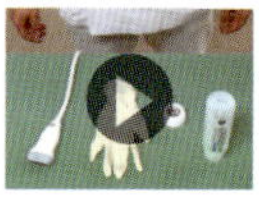

穿刺前の注意

　プレスキャンが終わりブロックを行う位置が決まったら，ターゲットとなる神経を画像の中心に据えて深さを読み取ってから，いったん超音波モニターから目を離し穿刺部位を観察する。平行法であっても交差法であっても，直接目で見て"プローブの中央，何cmの深さにターゲットが存在する"という像を頭のなかに描き出す。穿刺針を直接並べてみて，ターゲットまで余裕をもって届く位置を穿刺部位とする。

08　プローブカバーの作り方

①右手に普通に滅菌手袋を装着

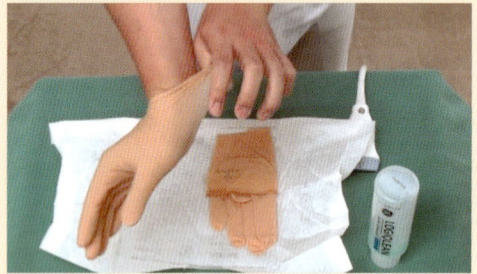

②左手で，手袋の外側をもって右手にかぶせる

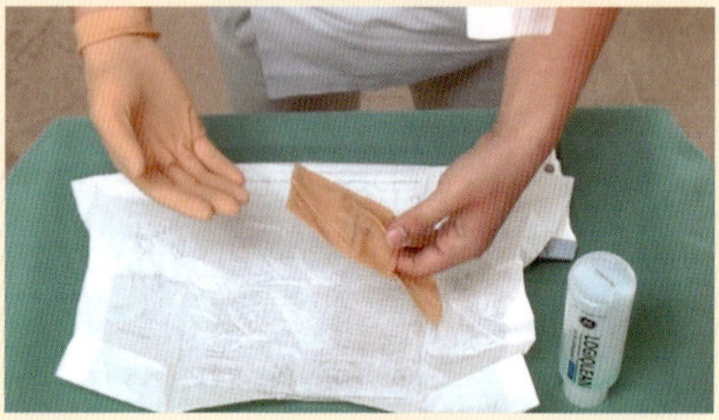

③二重手袋の間が清潔な状態

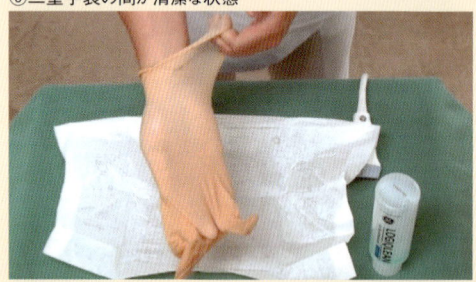

④プローブの先にゲルがついた状態で，上の手袋を裏返す

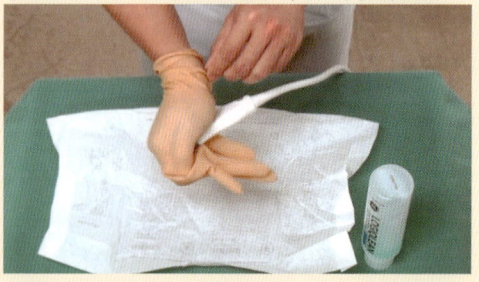

⑤外側に清潔面がくる

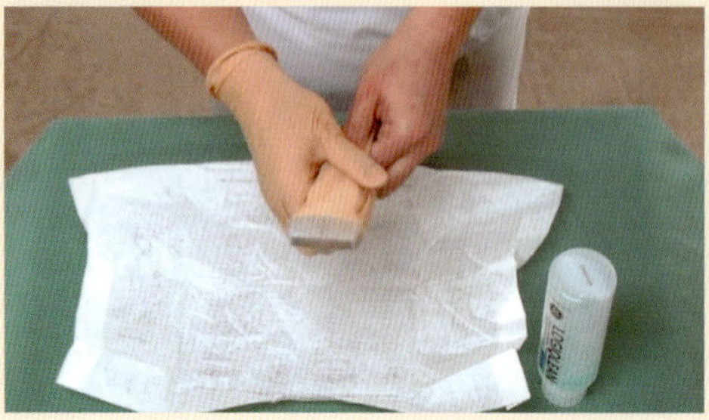

⑥テープで固定して完成

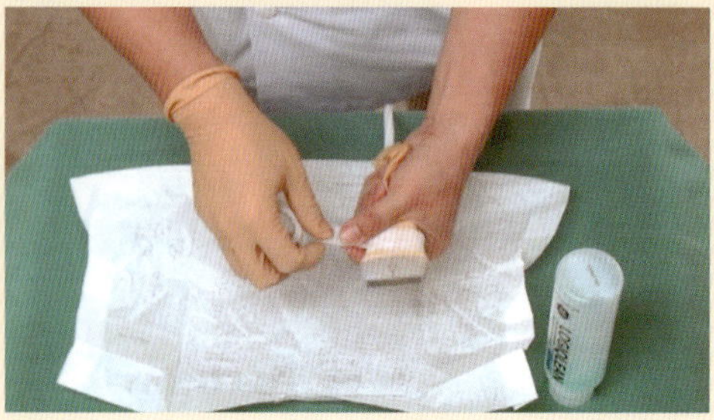

通常，プローブの横ぎりぎりの位置から穿刺する必要はなく，平行法で幅4cmのプローブと7cmの穿刺針を使用すると仮定した場合，深さにもよるが1cm以上の余裕をもって穿刺しても十分ターゲットまで針は届くはずである。むしろ遠い場所から穿刺したほうが，針とプローブが平行に近くなり，描出が容易になる場合がある。

穿刺の際，プローブが安定して保持できていることも重要である。図07左のようにプローブが不安定な状態では，穿刺中にすぐに針を見失ってしまう。少なくとも複数の指を皮膚にしっかりつけるか，手の尺側を皮膚に当ててプローブを保持することで，安定した手技が可能となる。

穿刺中の注意

1) 特に平行法では，穿刺を開始して針が約2cm進むまでの間は，超音波のモニターを見てはならない。プローブの形状から超音波ビームの平面をイメージし，針が正確にその平面内を通過していくことのみに集中して穿刺を行う。針を2cmあまり進めてから，初めて超音波モニターへ視線を移す。正確に穿刺が行われていれば，針は超音波に映っているはずである。初心者に多い失敗として，最初からモニターに集中するあまり，正確に穿刺が行えていないことが圧倒的に多い。

2) 針がモニターに現れ，十分針先を進めたら針を持つ指の力を抜き，プローブの角度を微調整して針の多重像が現れるよう，正確に針を超音波像の平面内に誘導する。針とプローブを両方同時に操作しようとすると，大概うまくいかない。

3) いったん正確に超音波の平面に針が誘導できれば，その後はプローブを安定して保持する。針の操作は超音波の平面のなかで「進む↔戻る」と「針先を上げる↔針先を下げる」の2方向のみであり，軽い力で針をつまんで操作する。

09　穿刺前のイメージ・皮膚穿刺部位とプローブ

①ターゲットとなる神経を超音波モニター画面中央にとらえ，体表からの深さを読み取る

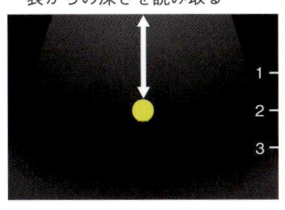

②プローブ中央の神経の走行を実際にイメージする

③穿刺前に穿刺針の長さを確認する。イメージした神経まで十分に針が届く位置から皮膚を穿刺する

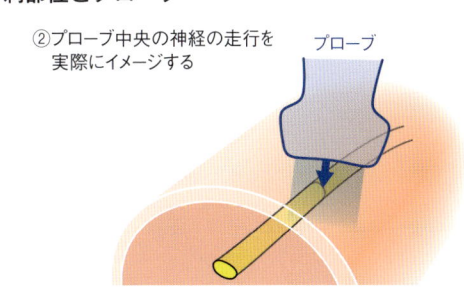

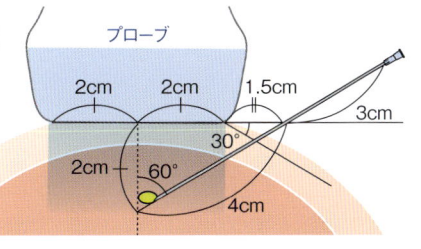

7cmの針を用いて深さ2cmのターゲットに30度の刺入角で穿刺した場合，体内に入る針の長さは4cmであり，4cmのプローブの端から1.5cm離して穿刺しても，まだ針には3cmの余裕がある

ブロック針のカット面の方向について

　神経線維の損傷を避けるためには，針先のカット面が神経に直交しないように注意する必要がある。平行法で穿刺する場合は，カット面は上もしくは下に向け，もし針が神経を穿刺しても神経線維が切断されないようにする。針のカット面は，超音波画像を注意深く観察すれば判別可能である。交差法で穿刺する場合は，針のカット面は横方向を向くことになる。　10

　穿刺針のカット面の方向により，注入する薬液の広がり方や筋膜からの薬液の漏出の仕方が変化する。カット面の方向を把握しながら手技を行うことにより，薬液を漏らさずに神経周囲のスペースへの正確な注入のコントロールが可能となる。　11

10　カット面が上向き・下向き

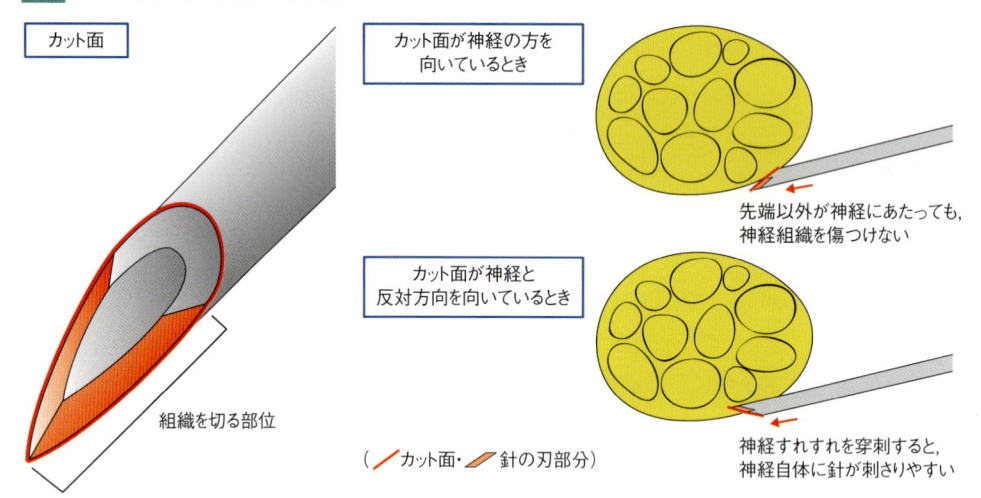

カット面 / 組織を切る部位

カット面が神経の方を向いているとき
先端以外が神経にあたっても，神経組織を傷つけない

カット面が神経と反対方向を向いているとき
神経すれすれを穿刺すると，神経自体に針が刺さりやすい

（／カット面・／針の刃部分）

11　カット面の向きと筋膜との関係

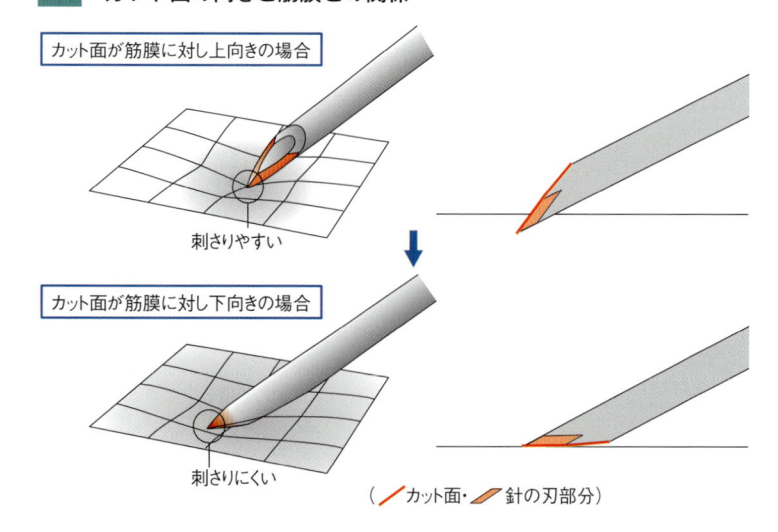

カット面が筋膜に対し上向きの場合
刺さりやすい

カット面が筋膜に対し下向きの場合
刺さりにくい

（／カット面・／針の刃部分）

液性剥離のテクニック

　細かい組織と組織の間に薬液を注入するとき，液性剥離（hydrodissection）のテクニックのパターンを多く身につけていると便利である．いったん針で膜を貫通してから薬液を少しずつ注入して膜の間を見つける方法，針の腹で神経をおさえつつ，神経周囲の薄い膜のみを穿刺する方法など，多数のテクニックを状況によって使い分ける．

どの順番で注入する？

12

　針の刺入部から近いターゲットから薬液の注入を開始すると，薬液の注入に従って遠いターゲットや深いターゲットが徐々に薬液に押しのけられて遠ざかってしまい，手技後半の難易度が上がる．最小限の液性剥離を行いながら，いったん一番深くて遠いターゲットに到達し，

12　paraneural sheath 内に注入された薬剤とドーナツサイン

a：sheath 内への針の進め方

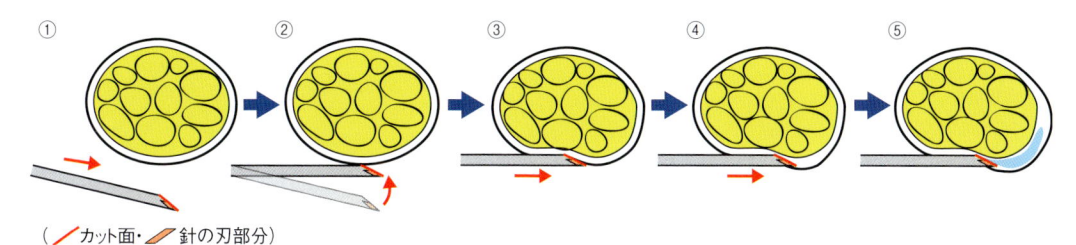

① ② ③ ④ ⑤

（╱カット面・╱針の刃部分）

b：sheath 内での操作テクニック

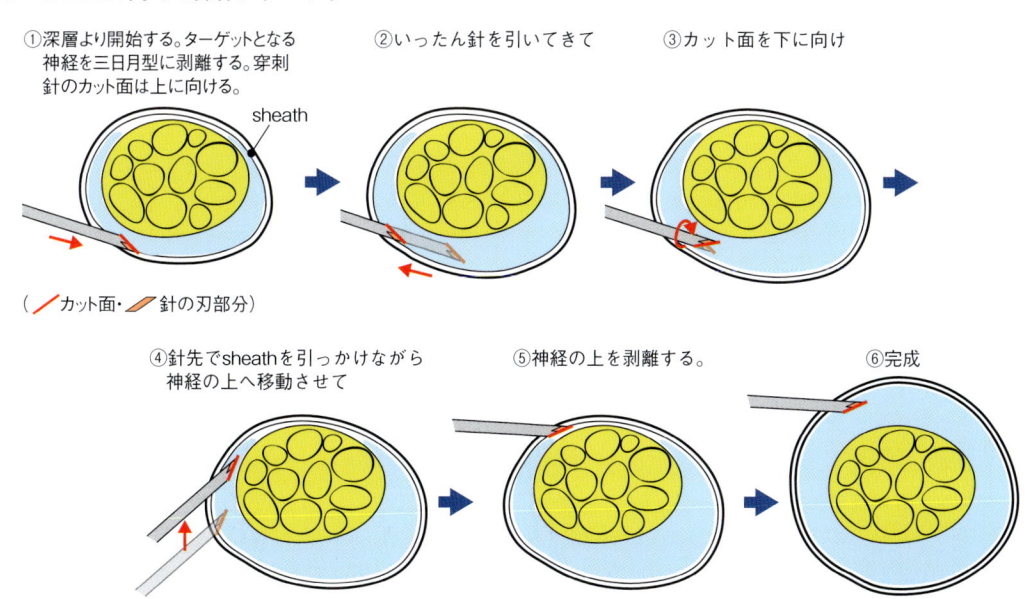

① 深層より開始する。ターゲットとなる神経を三日月型に剥離する。穿刺針のカット面は上に向ける。
② いったん針を引いてきて
③ カット面を下に向け

（╱カット面・╱針の刃部分）

④ 針先でsheathを引っかけながら神経の上へ移動させて
⑤ 神経の上を剥離する。
⑥ 完成

薬液を注入しながら近くて浅い部位にもどってくるほうが，手技としては容易である。穿刺の途中で，ターゲットの描出が悪くなりすぎた場合や，針が届きにくくなってしまった場合は，あきらめていったん皮膚から針を抜き，別の部位から再度刺入する。

平行法で針が見えにくいときは？

　ブロックを始めて経験が浅い間は，超音波で針を見失いやすい。しかし，よほど機器の設定が通常と変わっていたり，深い場所の穿刺を行っていない限り，穿刺針は描出可能なはずである。

①まずは超音波モニターから視線をはずして，プローブと穿刺針を操作している手元を見直してみる。針がたわまないように最低限の力で保持し，そっとプローブを操作して超音波ビームの平面を針の上にもってきた後，もう一度モニターを見てみる。

②針先を軽い力で少し動かしてみる。周囲の組織が引っ張られることにより，針先の位置が推測できる。

③プローブを傾けて（rocking），プローブのほうを針と平行になるように調整してみる。

コラム

術後持続注入カテーテル留置

　特に術後痛を訴えることの多い肩腱板の手術後や，術後比較的早期から可動域訓練を行う人工膝関節置換術の術後などは，術後に神経周囲にカテーテルを留置し，持続的に局所麻酔薬を注入することで，術後数日～約1週間の最も痛い時期の痛みを抑えることが可能であるという報告が多数されている。筆者らは主に上肢の手術を行うことが多いため，特に術後早期からリハビリテーションが必要となる手指の観血的授動術や，血管の攣縮を避ける必要のある遊離皮弁・再接着術後に行う機会が多い。手指の場合，尺骨神経か正中神経の固有領域がターゲットである場合は，前腕遠位部にカテーテル先端を留置すると，局所麻酔薬でのブロック中も外在筋の自動収縮を保持できる。

　カテーテルは硬膜外留置カテーテルセットを使用している。術後，痛みのターゲットとなる神経周囲を通常の23Gカテラン針で平行法で穿刺し，0.25％キシロカイン®などで十分に液性剥離してスペースを作製した後，交差法で末梢から中枢方向に向けてTuohy針を刺入する。神経の長軸に沿うように数cm以上カテーテルを留置すると，動いても針が神経周囲からずれにくい。腋窩（腕神経叢）や膝窩部（坐骨神経）では0.2％ロピバカインを4mL/時程度で持続注入する。

I章 伝達麻酔を行う前に

超音波ガイド下伝達麻酔の適応と禁忌

どこまでを適応とするべきか

　伝達麻酔単独で行う手術時間や術式の適応の限界は，各施設の設備や施行する術者の技術・経験を考慮して検討すべきである．現在筆者らの施設では，肘・下腿中央より末梢の四肢の手術，上腕骨の手術を主な適応としている．局所麻酔薬の極量を超えない範囲で，確実に麻酔効果を期待できる範囲内の手術を行うことが重要である．

　手術時間が2時間を超えると，患者はしばしば同じ肢位でいることが辛くなり，腰背部の痛みや尿意を訴える．高齢患者では上肢の手術の際，外転した肩周辺の痛みを訴えることもある．この際，反対側の肩甲骨の下にバスタオルなどを敷き，半側臥位とすることで症状の軽減を得られることがある．2時間を超える手術では，十分なモニタリング環境の下での鎮静薬の使用も考慮する必要がある．

　伝達麻酔のみによる大腿切断なども技術によっては可能ではあるが，このような症例ではしばしば全身状態は不良であり，また複数の神経をターゲットとするために局所麻酔薬の量も多くなりやすい．伝達麻酔単独で無理な手術・麻酔計画はたてず，疾患に基づく術中の全身コントロールを麻酔科に相談，依頼すべきである．

01

禁忌・特に注意すべき合併症とは

　局所麻酔薬の添付文書で記載されている禁忌対象患者へ薬剤を投与することはできない．全身状態の不良な患者や，肝機能障害，腎機能障害をもつ患者，心刺激伝導障害のある患者，高齢者などでは後述の局所麻酔薬中毒のリスクも高く，特に慎重に投与する必要がある．体重の軽い小児や女性では体重あたりの局所麻酔薬量が多くなりがちであり，安全に局所麻酔薬を使用できる目安となる量（mg）を想定しておかなければならない．穿刺部位に感染巣や腫瘍，外傷による瘢痕などを有する患者では，感染の播種や薬剤の効果不十分が想定されるため，別の麻酔方法を検討する．

参照
p.46
「ブロックの合併症」

　上肢手術の伝達麻酔を行う際，鎖骨より上で行う斜角筋間ブロックや鎖骨上ブロックには特に注意を払う必要がある．斜角筋間ブロックによる椎骨動脈穿刺や，くも膜下腔薬液注入は，致命的な合併症に直結する．また，薬液の広がりによっては横隔神経麻痺が生じたり，反回神経麻痺による嗄声（反対側にもともと反回神経麻痺がある場合，呼吸困難につながる）が生じることがある．

針の先を超音波画像上で常にとらえ続けていれば，胸膜を損傷し気胸を生じる危険性は回避できるが，特に初心者では超音波で針の一部しか見えていないことも多々あり，常に針先の描出を心がけるようにしなければならない。

01　超音波ガイド下伝達麻酔で行う整形外科手術の適応と方法・注意事項の例

	疾患	手術方法	伝達麻酔下手術の適応
下肢	足関節手術	関節鏡・固定術・人工関節置換術	★★★★★
	踵骨骨折	プレート固定・経皮的鋼線固定	★★★★★
	外反母趾	矯正骨切り術	★★★★★
	アキレス腱断裂	腱縫合術	★★★★
	下腿両骨骨折	髄内釘	★★★★
	下腿両骨骨折（骨幹部）	プレート固定	★★
	足部壊死	下腿切断	★★
	下肢壊死	大腿切断	★
	膝関節疾患	膝関節鏡	★★
	膝蓋骨骨折	tension band wiring	★★★
	大腿骨頚部骨折	ハンソンピン・cannulated cancellous hip screw (CCHS)	★
	大腿骨頚部骨折	人工骨頭置換術	×
	大腿骨転子部骨折	compression hip screw（CHS）	★★
	大腿骨転子部骨折	γネイル	★
上肢	橈骨遠位端骨折	プレート固定	★★★★
	手関節疾患	関節鏡・手関節形成術	★★★★
	肘部管症候群	単純除圧・前方移行術など	★★★★
	肘関節骨折	プレート固定	★★★★
	肘関節症	人工肘関節置換術	★★
	上腕骨頚部骨折	髄内釘・プレート固定	★★★★
	上腕骨骨幹部骨折	髄内釘・プレート固定	★★★★
	鎖骨骨折	プレート固定	★
	前腕両骨骨折（骨幹部）	プレート固定	★★★★
その他	コンパートメント症候群	減張切開	p.44 コラム「コンパートメント症候群の減張切開に伝達麻酔は禁忌？」参照

現在主に使用されている，リドカインやロピバカインなどアミド型の局所麻酔薬は，肝代謝されるため，肝機能不全を有する患者では代謝が遷延する可能性がある。局所麻酔薬を大量に使用する場合や，術後持続注入を行う場合は局所麻酔薬中毒が起こりやすくなる可能性についても考慮すべきである。

伝達麻酔 (0.75%ロピバカインを使用した際の注入量)(0.5%ロピバカインを使用した際の注入量)	注意事項
坐骨神経ブロック(膝窩)(8-15)＋伏在神経ブロック(2-5)	下腿近位1/3のターニケット使用可能
坐骨神経ブロック(膝窩)(8-15)＋伏在神経ブロック(2-5)	ほぼ腓腹神経・脛骨神経踵枝支配領域であるが，膝窩でブロックしたほうが手術しやすい。伏在神経ブロックは必須ではない
坐骨神経ブロック(膝窩)(8-15)＋伏在神経ブロック(2-5)	下腿近位1/3のターニケット使用可能
坐骨神経ブロック(膝窩)(8-15)＋伏在神経ブロック(2-5)	ターニケットを使用すると，アキレス腱が適切な張力で縫合しにくくなる
坐骨神経ブロック(膝窩)(15)＋大腿神経ブロック(12)＋外側大腿皮神経ブロック(3)	ターニケットの使用を前提としない場合
坐骨神経ブロック(膝窩)(15)＋大腿神経ブロック(12)＋外側大腿皮神経ブロック(3)	ターニケットを使用しない場合，術野からの出血により手術に支障をきたすことあり
坐骨神経ブロック(傍仙骨部または殿下部)(15)＋大腿神経ブロック(12)＋外側大腿皮神経ブロック(3)	ターゲットとなる神経が多いため，少量の薬液でのより確実な効果を期待して，筆者は切断術に限っては，神経内に薬液を注入している
坐骨神経ブロック(傍仙骨部または殿下部)(15)＋大腿神経ブロック(12)＋外側大腿皮神経ブロック(3)＋閉鎖神経ブロック(5)	
大腿神経ブロック(15)＋外側大腿皮神経ブロック(3)＋閉鎖神経ブロック(5)＋坐骨神経ブロック(15)	脊椎麻酔の確実さ・手技の容易さのメリットのほうが大きい。膝関節後方の操作時は，坐骨神経・閉鎖神経領域のブロックが必要となり，手技が煩雑となりやすい。また，ターニケットも使用しにくい
大腿神経ブロック(12-20)＋外側大腿皮神経ブロック(2-5)	ターニケットの使用を前提としない場合
大腿神経ブロック(12)＋外側大腿皮神経ブロック(3)＋閉鎖神経ブロック(5)＋坐骨神経ブロック(傍仙骨部)(15)	股関節関節枝へのブロックが不十分となりやすい
	手術侵襲・ブロック手技の煩雑さなどから，伝達麻酔下での手術には不適
大腿神経ブロック(12)＋外側大腿皮神経ブロック(3)＋閉鎖神経ブロック(5)＋坐骨神経ブロック(傍仙骨部)(15)	腸腰筋の筋緊張のために整復操作に困難をきたすことあり
大腿神経ブロック(12)＋外側大腿皮神経ブロック(3)＋閉鎖神経ブロック(5)＋坐骨神経ブロック(傍仙骨部)(15)	ネイル挿入部の皮下・筋膜には局所浸潤麻酔が必要
腕神経叢ブロック(腋窩・鎖骨上)(10-20)	術後のトラブルを避けるためにも，伝達麻酔開始前に特に正中神経支配領域知覚を評価し記録する
腕神経叢ブロック(腋窩・鎖骨上)(10-20)	尺側のみの操作であっても，ターニケットペインを避けるために筋皮神経のブロックを推奨
腕神経叢ブロック(腋窩・鎖骨上)(10-20)	内側前腕皮神経領域のブロックが必要であり，少量(10mL前後)の局所麻酔薬で行う際には個別にブロックしたほうがよい
腕神経叢ブロック(腋窩・鎖骨上)(10-20)	内側前腕皮神経領域のブロックが必要であり，少量(10mL前後)の局所麻酔薬で行う際には個別にブロックしたほうがよい
腕神経叢ブロック(腋窩)(10-20)	肘関節周囲は，手術操作による末梢神経の牽引や圧迫を受けやすく，術後神経症状の観察をブロックが妨げることがある
腕神経叢ブロック(斜角筋間)(12-15)	肩峰付近の皮膚はC4神経根支配にあり，浅頚神経叢ブロックもしくはC4神経根ブロックを追加する
腕神経叢ブロック(斜角筋間)(12-15)	肋間上腕神経支配(上腕内側)に皮切が及ぶ際は，追加の局所浸潤麻酔を要する
腕神経叢ブロック(斜角筋間＋浅頚神経叢)(12-15)	鎖骨の裏側の操作で痛みを生じることがある
腕神経叢ブロック(腋窩・鎖骨上)(10-20)	尺骨骨幹部への皮切では，内側前腕皮神経もブロックされている必要がある

★★★★★：手技に習熟すれば，ほぼ100%伝達麻酔のみで手術可能・手技も比較的容易
　★★★★：手技に習熟すれば，ほぼ100%伝達麻酔のみで手術可能であるが，慣れない間は効果が不十分となりやすく，伝達麻酔単独の手術を計画することは避けたほうがよい
　　★★★：伝達麻酔下の手術も可能であるが，手術侵襲の及ぶ範囲やターニケットの使用に制限あり。術式と合わせて充分に麻酔計画を検討すべき
　　　★★：かなり手技に習熟すれば，極量以下の局所麻酔薬による伝達麻酔のみで手術は不可能ではないが，全身麻酔や脊椎麻酔のほうが確実性から優れており，基本的にほかの麻酔方法を検討すべき
　　　　★：超音波ガイド下伝達麻酔のみでは，術野の鎮痛効果が充分に得られず，局所浸潤麻酔の術中追加が必要となる。局所麻酔薬の使用総量の計画が立てにくく，超音波ガイド下伝達麻酔での手術に適しているといえない
　　　　　×：超音波ガイド下伝達麻酔での手術の適応外

43

> **コラム**
コンパートメント症候群の減張切開に伝達麻酔は禁忌？

　コンパートメント症候群は，deep fasciaの内側が出血などにより過剰に圧力の高い状態となり，神経や筋肉に不可逆性の変性をもたらす状態である。コンパートメント症候群の症状は，典型的には5P(pain, paresthesia, palarysis, paleness, pulselessness)とよばれるが，常にすべての症状がそろうわけではない。患者が我慢できないような強い痛みを訴え続け，触診上，四肢の緊満が強い場合には積極的にコンパートメント症候群を疑い，速やかに筋膜の減張切開を検討すべきである。伝達麻酔下に減張切開を行うと，術後の神経評価が難しくなるデメリットがあることを認識する必要がある。

　筆者は，四肢のコンパートメント症候群の緊急手術に対して，全身麻酔が短時間中に準備できる状況でなかった際に，伝達麻酔下での減張切開を数回行ったことがあり，幸いどの症例も術後問題なく経過した。確かに，術後すぐに痛みの程度や手指・足趾の運動機能・知覚を評価することはできない。しかし，減張切開ではすべからく不足のないように確実に各コンパートメントを解放すべきであり，筋区画内の除圧が得られない状態で手術を終えることはあり得ない。

　とはいえ，患者の神経学的な所見が悪化していないことを術後に確認するまでは安心できないものであり，特に減張切開の手技に自信のない場合には勧められないと考える。

　外傷に伴うコンパートメント症候群で末梢神経障害を認める際は，骨折などによる物理的な圧迫などが存在しないかどうか，術前に超音波診断装置を用いて当該神経を観察することも有用である。また，比較的早く効果の消失するリドカイン（キシロカイン®）などの短時間作用型局所麻酔薬を用いることも検討してもよいと考える。

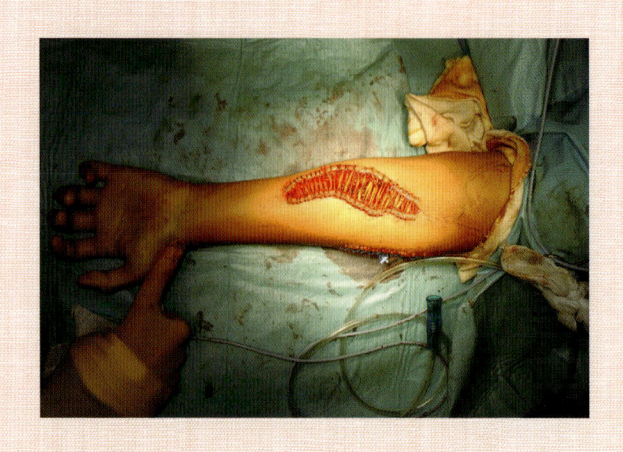

I章 伝達麻酔を行う前に

局所麻酔薬・ブロックの合併症と安全対策

局所麻酔薬の種類と基本的な薬理

　近年使用されている局所麻酔薬は，リドカイン（キシロカイン®）に代表される短時間作用型のものと，ブピバカイン（マーカイン®），ロピバカイン（アナペイン®），レボブピバカイン（ポプスカイン®）などの長時間作用型のものに大別される。

　リドカインは整形外科の処置で最も使用する頻度の高い薬剤の1つであるが，麻酔効果の持続時間は比較的短く，長時間の手術や術後鎮痛のためのブロックとしては使用しにくい。ブピバカインは長時間作用型の局所麻酔薬であるが，後述する致命的な心毒性症例が報告されるようになり，後に安全性を高めた長時間作用型局所麻酔薬としてロピバカインやレボブピバカインが開発された。

　上記の局所麻酔薬はいずれもアミド型とよばれるタイプのものであり，肝臓の酵素により代謝される。神経周囲に注入された局所麻酔薬は徐々に循環血液中に移行し，その後緩やかに肝臓で代謝される。静注された場合でも，局所麻酔薬の血中濃度の半減期は2時間前後あり，追加投与を繰り返すことによって累積的にその血中濃度は上昇する。また肝機能障害により，代謝が遷延することにも注意が必要である。

血中濃度の動態

　局所麻酔薬の血中濃度の動態は，薬剤の種類と注入された周囲組織の血流や肝代謝能などにより左右される。ロピバカインの場合，腕神経叢ブロック後0.7時間で最高濃度に到達し4.5時間の半減期であるが，レボブピバカインの場合は11～16時間の半減期をもつ。

　ブロック後に最高血中濃度に達するまでの時間は，各局所麻酔とも約30～60分であり，この間は血中局所麻酔薬濃度が徐々に上昇してくるために遅発性の局所麻酔薬中毒が生じる可能性について，患者を注意して観察する必要がある。

エピネフリンの添加と極量について

　リドカインへのエピネフリン添加は局所麻酔薬の作用時間を延長し，麻酔薬の血中への移行を緩徐にすることにより，血中濃度のピークを減らすことができる。相対的に局所麻酔薬中毒のリスクを減らすことができるため，極量を増やすと考えられる。しかしエピネフリン追加によって血管内から脳細胞外液に局所麻酔薬が移行しやすくなり，中毒症状が生じやすくなるとの意見もあり慎重な扱いが必要である。

リドカイン（キシロカイン®）の場合，極量は3mg/kgとされており，体重50kgの患者に安全に使用できる最大量は150mg，濃度1％リドカインの場合では15mLに相当する。添付文書にも成人への浸潤麻酔や伝達麻酔での基準最大容量として200mgが明記されており，これを超える量の局所麻酔薬の注入は推奨されない。

ブロックの合併症

責任をもって伝達麻酔を行う以上，生じうる合併症について予防し，発生時の対処に備える必要がある。

1）局所麻酔薬中毒

伝達麻酔を行ううえで最も注意すべき合併症が局所麻酔薬中毒（local anesthetic systemic toxicity；LAST）であり，局所麻酔薬の過量投与や，血管内誤注入によって生じる。局所麻酔薬中毒の全身症状はその血中濃度によるため，伝達麻酔を行う際は常に使用する局所麻酔薬の総量（mg）について把握し注意する必要がある。

局所麻酔薬の作用機序は，神経細胞内軸索内に取り込まれた局所麻酔薬のナトリウムイオンチャネル遮断作用による。ナトリウムイオンチャネルは末梢神経だけでなく中枢神経や心筋にも存在し，局所麻酔薬によって活動電位が抑制されるために，中枢神経毒性や心毒性が生じる。局所麻酔薬の過量投与による心毒性は，ときに致命的で救命が難しいことが知られている。

伝達麻酔を行う際，はっきり神経が同定できていないのに効果を確実に得ようとして局所麻酔薬を大量に注入したり，不確実なブロックの結果，さらに追加の局所麻酔薬を投与することは，局所麻酔薬中毒の危険性を高めることにつながる。血管内への誤注入は，一気に血中濃度が上昇することにつながるため，注入に際しては常に針先が血管内にないことを確認する必要があり，多量の局所麻酔薬を同じ針先の位置で一気に注入することは避けるべきである。

局所麻酔薬中毒の症状

● 中枢神経毒性

中枢神経毒性は，局所麻酔薬の血中濃度により異なる症状を呈する。神経周囲の組織間

01 伝達麻酔で用いられる代表的な局所麻酔薬

	一般名	商品名	極量（mg/kg）
短時間作用型	リドカイン	キシロカイン®	3
長時間作用型	ブピバカイン	マーカイン®	2
	ロピバカイン	アナペイン®	3
	レボブピバカイン	ポプスカイン®	(3)※

※成人に対して，注入する総量が150mgを超えないようにする

に注入された局所麻酔薬が徐々に血中に移行し血中濃度が高くなる場合，まず徐々に中枢神経毒性が生じる。局所麻酔薬の血中濃度の上昇に伴い①眩暈・耳鳴・口唇周囲の違和感などの初期症状から，②GABA作動性抑制性神経の抑制による興奮症状として多弁・血圧上昇・頻脈・振戦などの症状が生じ，患者は急に酔っぱらったようにベラベラと話し始めることがある。さらに血中濃度が高まると，③興奮性神経が抑制され意識消失・徐脈・血圧低下などの抑制症状に至る。斜角筋間ブロックの際，誤って椎骨動脈内に局所麻酔薬を注入すると，ごく少量の局所麻酔薬でも痙攣やショックに至るため，特に注意が必要である。

● 心毒性

局所麻酔薬の血中濃度がより高くなると，心筋の伝導を抑制し心停止に至る。躊躇せず脳への酸素供給を保つための蘇生処置が必要となるが，特にブピバカイン（マーカイン®）による心毒性は致命的な経過を辿りやすいとされる。

血管内に局所麻酔薬を大量に誤注入した場合には，血中濃度が急激に上昇するため，心毒性が急に起こる可能性がある。局所麻酔薬を注入する際は，血管内に針先がないことを確認しながら少量ずつ慎重に注入を行う必要がある。血管内へ直接注入がなかった場合でも，注入された組織から少しずつ血中へと局所麻酔薬は移行する。心毒性は局所麻酔薬の中枢神経毒性よりも一般的に高い濃度で起こるとされており，徐々に局所麻酔薬の血中濃度が増加した場合，中枢神経毒性の症状を経て心毒性に至ることがある。すなわち中枢神経毒性の症状を見逃さず，対処することが何より重要である。

局所麻酔薬中毒時の対処

万一の局所麻酔薬中毒に備えて静脈ルートは文字通り命綱であり，ブロックを開始する前に必ず確保しておかなければならない。局所麻酔薬の注入中に患者の訴えに注意するのは当然であるが，ブロック後特に1時間以内は局所麻酔薬の遅発性中毒に注意する必要がある。

局所麻酔薬中毒を疑った際には，軽い症状であっても疑いの時点で早急に対処を始める必要がある。まず必要なのは複数のほかのスタッフを招集し，人手を確保することである。症状の変化に注意しつつ，外来や病棟であれば患者を処置室のストレッチャーやベッドに寝かせ，バイタルサインのモニタリング，酸素と薬剤投与の準備を行う。

● 中枢神経毒性への対処

痙攣が生じた際は，起こりうる心毒性への対処に備えつつミダゾラム（ドルミカム®）やジアゼパム（セルシン®）などを静脈内投与し，痙攣を抑える。

● 心毒性への対処

1998年にWeinbergらがラットの局所麻酔薬中毒の心毒性に対して脂肪乳剤（イントラリピッド®）を投与し，蘇生に有用であることを報告した。現在，局所麻酔薬中毒に対する脂肪乳剤の急速静注法は「lipid rescue」とよばれ，2006年以降ヒトの臨床での心停止への有効例が多数報告されている。Lipid rescueの機序には完全に解明されていない部分もあるが，脂肪乳剤のミセル内に局所麻酔薬が取り込まれることによって有効血中濃度が低下するlipid sink説が提唱されている。Lipid rescueの実際については別表に記すが，簡単にはまず「20％脂肪乳剤（イントラリピッド®またはイントラリポス®）100mLを5分おきに3回静注」と覚えておく。

02-1　奈良県立医科大学整形外科での局所麻酔薬中毒対応マニュアル

伝達麻酔の注意事項

仲西PHS 短縮
070-××××-××××

◆ブロック前
　□患者氏名・ID　□手術部位
　□静脈路確保（ルートキープ）　□バイタルサイン（血圧・脈拍）

◆ブロック中
　□局所麻酔薬注入時に血液の逆流が無いことを確認
　□注入時に抵抗が大きすぎないか
　□患者の様子の観察
　　局所麻酔薬中毒の初期症状：めまい・耳鳴り・口の周囲のしびれなどに注意
　　　　　　　　　　　　　局所麻酔薬でアレルギーが起こる可能性は非常に低い（1/100万以下）
　　　　　　　　　　　　　注入の際は特に血管内誤注入による即時性の局所麻酔薬中毒に注意する

◆ブロック終了直後
　□バイタルサインの確認（血圧・脈拍）
　□患者に「めまい・耳鳴り・口の周囲のしびれ」などがあれば、すぐ伝えるよう説明する

◆ブロック終了後１時間までは遅発性の局所麻酔薬中毒の可能性があります
　※特にアナペインを通常量の150mg(2A)よりも多く使った場合に注意が必要
　初期症状：「めまい・耳鳴り・口の周囲のしびれ」などが徐々に生じることに注意

→疑ったらまずは？
　□すみやかに医師に連絡・人をあつめる
　□バイタルサインの把握
　□症状の進行の観察：「手足のふるえ・興奮・血圧上昇」など

→医師の指示に従って
　□イントラリポス(20%) 100mLを急速静注・5分おきに３回まで
　□処置室への移動
　□酸素吸入・アンビューバッグの準備
　□救急カートの準備
　□痙攣に対して：
　　　ドルミカム(10mg/2mL)＋生食8mL　→ドルミカム(10mg/10mL)　1mL(1mg)ずつ静注

奈良医大 整形外科 2015

02-2 伝達麻酔周術期看護のチェックポイント（看護師勉強用資料）

伝達麻酔周術期看護のチェックポイント

①正しい処置の名称は？

「<u>超音波ガイド下伝達麻酔</u>」もしくは「<u>USガイド下神経ブロック</u>」

それぞれ穿刺する部位や対象の神経名がブロックの個々の名称になります

よくある間違い：「アナペインブロック」「エコーブロック」「エコー下ブロック」など

◆上肢の手術前

「<u>腕神経叢ブロック（腋窩）</u>」

もしくは腋窩ブロック（×「腋窩神経ブロック」は間違い）

◆下肢（足）の手術前

「<u>坐骨神経・伏在神経ブロック</u>」

もしくは膝窩ブロック・伏在神経ブロック

最初に注射する膝窩のブロックが坐骨神経ブロック、その次の膝の前のブロックが伏在神経ブロックです

◆肩の術後のブロック

「<u>斜角筋間ブロック</u>」もしくは腕神経叢ブロック（斜角筋間）

◆TKAの術前／術後のブロック

「<u>大腿神経ブロック</u>」

◆たまにある手の手術のややこしいブロック（wide-awake surgery）

「<u>選択的知覚神経ブロック</u>」：6～10カ所注射し、手指は動いているが痛みの無い状態を作り出します

②臨床上、重要となる情報は？

◆ブロックの部位（上記①）

◆薬液の種類（アナペイン・リドカイン）

アナペインの方が、リドカインよりも効果が長く持続します

効果を早く出したいときなどは、混合することもあります

◆薬液の総注入量（濃度とmL・できればmgでの記載が理想的）

総注入量(mg)が多いと局所麻酔薬中毒を起こす可能性が高くなり、注意が必要です

薄めない状態では、アナペインは0.75%、リドカインは1%です

◆処置が終了した時刻

薬剤の効果がいつまで持続するのかの目安になります

1時間経過すれば中毒が起こることはありません（ブロック後約30～40分が血中濃度のピーク）

Ⅰ 局所麻酔薬・ブロックの合併症と安全対策

③観察の注意点・チェックポイントは?
　◆ブロック開始前
　　□絶飲食時間の確認
　　□患者の緊張・不安状態
　◆ブロック終了後～手術
　　□局所麻酔薬中毒初期症状の有無（めまい・耳鳴り・口の周囲のしびれなど）
　　□ブロック後の四肢の保護（三角巾着用・転倒予防）
　◆手術室からの申し送り
　　□鎮静の有無：
　　　　不安が強い場合や患者の希望により、ドルミカムなどを使用して術中鎮静することがあります
　　　　ふらつきによる転倒などを防止するためにベッドで帰室します
　　　　念のため、帰室後1時間ほどはベッド上安静、絶飲食とする場合が多いです
　　□術中・術後の局所麻酔薬追加の有無・量：
　　　　全身麻酔での手術で、抜管前に術後痛対策として腕神経叢ブロックなどを追加することがあります
　　　　通常は術前に使用するよりも少ない局所麻酔薬の量で行います
　◆術後指示
　　□安静度
　　□患肢の保護（三角巾着用・転倒予防）
　　□絶飲食時間の有無
　　□術後痛対応
　◆術後～翌朝
　　□手術部位の痛み
　　　　記載例：「22時頃より右手関節の痛みを自覚、22時30分コールあり」
　　□手指・足趾の知覚
　　　　記載例：「患側手指知覚鈍麻」「患側足趾まだ知覚なし」
　　□手指・足趾の自動運動
　　　　記載例：「患側手指自動屈曲・伸展可能」「患側足趾の自動背屈は不十分」
　　□患肢の保護・ベッド柵や枕による腓骨神経麻痺の予防
　　□転倒予防（特に大腿神経ブロック・坐骨神経ブロック後）

　◆斜角筋間ブロック後、生じうる症状（他のブロックではありません）
　　□横隔神経麻痺による呼吸状態の変化　→生じた場合、ファウラー位で軽減します
　　□反回神経麻痺による嗄声　→呼吸困難・喘鳴を伴う場合は速やかに医師に連絡
　　　※交感神経ブロックによる眼瞼下垂・縮瞳(ホルネル徴候)も生じることがありますが、通常は経過観察します

Lipid rescueはもともと局所麻酔薬による心停止からの蘇生について報告されたものであるが，近年は中枢神経毒性やそれを疑う症状が表れた際の処置としての有効性も示唆されている．局所麻酔薬だけでなく，局所麻酔薬中毒が生じた際に使用する可能性のある薬剤についても，日頃からその薬理と適応禁忌，副作用も把握したうえで準備しておくべきである．

　心停止に陥った際には，躊躇することなく胸骨圧迫，酸素投与，カテコラミン投与などの蘇生処置に移行する必要がある．酸素化と脳への循環を維持できない場合，救命できたとしても低酸素脳症など深刻な後遺症を残す．

注入時の注意

　注入時，血管内誤注入を避けるために，穿刺針は，局所麻酔薬を入れた注射器を直接接続するのではなく，必ず延長チューブを用いて，穿刺を行う医師とは別に，介助者に血液の逆流を確認してもらいながら，少量ずつ神経周囲に注入する．

　血管内にスモークとよばれる煙のようなゆらぎの像が見える所見や，注入を行っているのに薬液を注入された部位が広がらない所見は，血管内注入を示唆する．薬液の注入を直ちに停止し，針先の位置を変える．

03　穿刺針，延長チューブとシリンジ

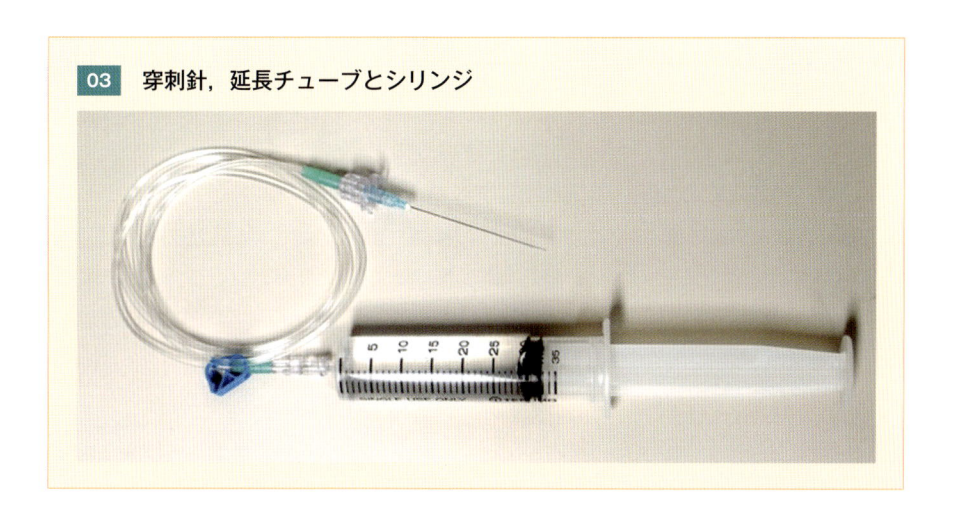

04　血管内スモーク像

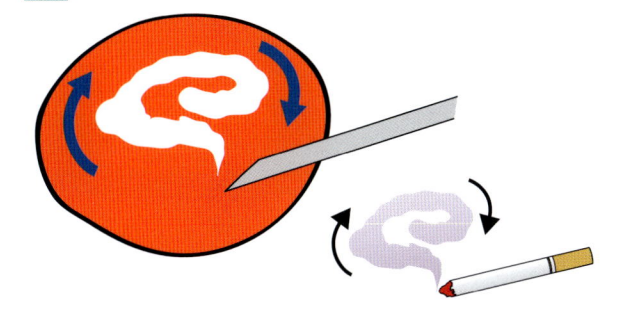

また，注入する際に，明らかに注入圧が高い場合は神経内注入の危険性がある。この場合，介助者はブロック施行者に報告し，針先の位置を変えなければならない。

　ブロック完了後は患者に局所麻酔薬中毒時の症状の説明を行うとともに，徐々に表れる中枢神経毒性の症状を見逃さないように注意する。メディカルスタッフ全体を通じた知識の共有が重要である。

2)神経損傷

　平行法で穿刺を行う場合，神経そのものを穿刺せずに神経周囲に薬液を広げることによりブロック効果を得ることが可能である。超音波ガイド下の手技では，従来の放散痛に頼るような方法よりも，神経損傷の危険を回避することができると考えられる。

　過去の報告によると，不可逆的な神経損傷の頻度は低い。伝達麻酔の際に針の先端が末梢神経内まで達する超音波画像を示す場合や，放散痛を患者が訴える場合でも，術後に神経障害の症状がみられることはまれである。臨床的には周術期の体位や手術中の筋鉤などによる器械的な圧迫による神経障害の可能性のほうが，確率としては高いように思われる。

　もちろん，穿刺針による神経損傷を避けることに注意すべきなのは当然であり，超音波ガイド下に神経と針が確認できるとはいえ，常に針先の位置を超音波画像上で注意深く観察し，神経損傷を防ぐよう努力すべきである。電気刺激装置の併用も，神経損傷の予防として有効かと考えられる。

　患者は穿刺の際に不安をもっていることが多く，針先が神経に当たり放散痛を生じた場合の対応も重要である。穿刺前の超音波プレスキャンの段階からできるだけ患者とコミュニケーションをとり，不安を和らげ信頼を得るよう努める。穿刺中に患者が放散痛を訴えた場合には，そのまま針を進めたり薬液を注入するのではなく，慌てずに針先を少しもどして，再度針先と神経を正確に描出し直したほうがよい。

術翌日の診察

　術翌日，麻酔効果がなくなる時間で区域麻酔範囲の知覚と運動の評価を行い，神経障害の有無をカルテに記載する。穿刺部の痛みや血腫形成の有無についても診察し記録する。もし末梢神経障害が疑われる場合には，正確な神経学的所見を取り，障害の原因を推測する必要がある。術後評価のためにも，ブロック中の放散痛の有無と，生じた場合はその領域と合致する神経を把握しておくことは重要である。

　術後の神経障害の原因として，伝達麻酔以外の麻酔であっても以下のような鑑別診断が挙げられる。これらは神経の穿刺による障害よりもまれなものではない。

- ・駆血帯の圧迫
- ・術中・術後の不良肢位による圧迫
- ・術中操作（筋鉤による圧迫やドリル先による損傷）
- ・術野の血腫・ギプスなどによる圧迫
- ・Post-surgical inflammatory neuropathy（全身麻酔例で，手術部位以外に生じるケースもある。機械的要因ではなく自己免疫系機序の関与が推測されている）

正確な知覚障害の範囲や筋力評価，Tinel徴候などから，末梢神経障害の部位と原因を推測する．特にブロック施行者と術者が異なる場合はトラブルとなりやすく，客観的評価に基づく医療者間の十分な意思疎通が重要である．

3）局所麻酔薬によるアナフィラキシー

近年使用されている前述の局所麻酔薬による即時性アレルギーは，手術の前後に使用する抗生物質の点滴などと比較しても，その可能性は非常に低いと推測されている（1/100万未満）．周術期に用いるほかの薬剤と同様に，おこりうる可能性については考慮する必要があるが，局所麻酔薬は特別にアナフィラキシーのリスクの高い薬剤としてとらえるのではなく，むしろ前述の中毒の起こる可能性に備える必要がある．

4）局所麻酔薬による神経毒性

末梢神経や軟骨細胞への局所麻酔薬による毒性は存在する．伝達麻酔に際して神経毒性による症状を生じる可能性を否定はできないが，臨床上のリスクは不明である．

I章 伝達麻酔を行う前に

どの伝達麻酔から経験を積むべきか

　描出や穿刺のテクニックには，必ずラーニングカーブが存在する。難易度の高い手術を最初から行うことがないのと同様，リスクの高い手技を最初から行うことは患者を危険にさらすこととなる。簡単でバックアップの方法が取れる手技から習得していくのが安全である。

　また，局所麻酔薬の極量の範囲内で麻酔を完成させ，もしもブロックが不十分であった際の対応をあらかじめ考えておかなければならない。腕神経叢ブロックによる上肢の手術は魅力的な手技であるが，不十分なブロックとなった際に安易に追加の局所浸潤麻酔に頼ることは，好ましい方針とはいえない。

　極量の上限を超える局所麻酔薬の注入が必要な場合，潔く麻酔方法を変更する決断が必要となる。例えば足部・足関節の手術のためには坐骨神経ブロックと伏在神経ブロックが必要であるが，入室後に麻酔効果が不十分であった際，脊椎麻酔などを検討する必要がある。

　しかし，肩の手術を斜角筋間ブロックのみで行う場合，効果不十分であった際には全身麻酔，もしくは手術の延期が必要となる。また，ほぼ100％の効果を確信して伝達麻酔を行う場合であっても，万が一合併症を生じたときの対応を考えて，無理のない麻酔の計画を立てなければならない。

超音波診断装置に慣れるために

　超音波ガイド下穿刺の機会は，超音波機器さえあれば整形外科外来でたくさん出会える。まずは肩関節の肩峰下滑液包や，膝関節内注射の超音波ガイド下ヒアルロン酸注入がお勧めである。超音波で入れるべき関節腔が見えていても，意外に関節外に注入されてしまうことが多いことに気づく。

　忙しい外来でそんな暇がない，という場合は最初から全例に行う必要はない。手技に慣れてくれば，超音波を使わないのとほとんど同じ時間でブロックすることも可能になってしまう。筆者はほぼすべての肩関節（肩峰下滑液包 [subacromial bursa；SAB]），膝関節の関節内注入を超音波ガイド下に行っている。一日の外来で何十件も超音波ガイド下に注入していれば，自然に針は見えるようになってくる。

　超音波診断の技術を身につけるためには，手術前の入院症例は貴重である。手術前日にほかの仕事が終了したら，翌日に手術を行う部位を超音波でよく観察してみよう。時間を気にせずゆっくり観察できるし，次の日にはその解答を直接確認できるのだから，得られるものは非常に多い。

01 膝関節内ヒアルロン酸注入

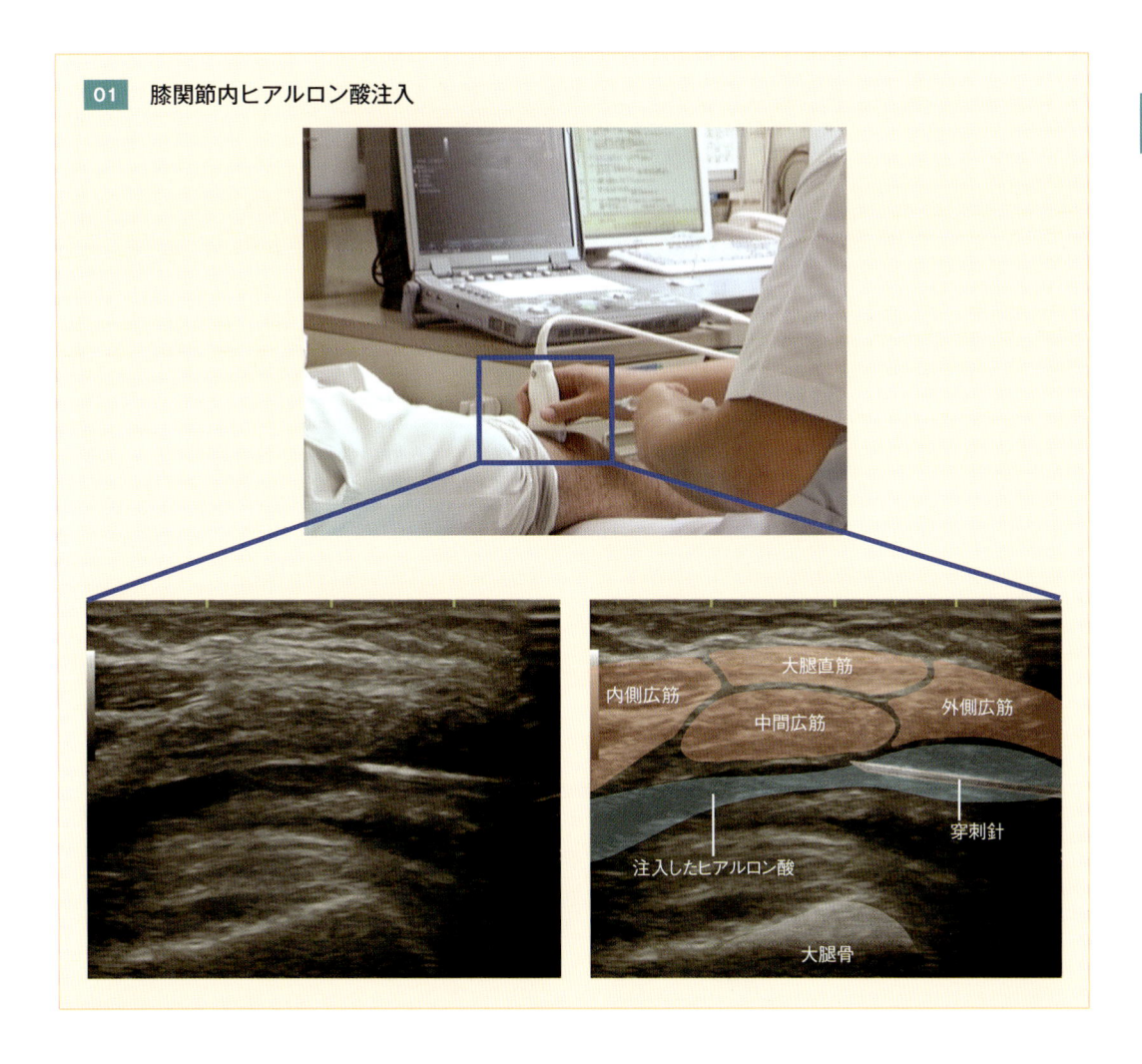

内側広筋　大腿直筋　外側広筋
中間広筋
注入したヒアルロン酸　穿刺針
大腿骨

I どの伝達麻酔から経験を積むべきか

最初に末梢神経ブロックを開始するにあたってリスクが比較的少なく効果の高い手技・適応

　もし，従来痛みを緩和する処置を行っていなかった症例があれば，ブロックを試みる価値がある。

①人工膝関節置換術後の大腿神経ブロック（0.2％ロピバカイン10～15mL）：術後痛に対して大腿神経ブロックは著効する。

②踵骨骨折徒手整復に対する膝窩部坐骨神経ブロック（1％キシロカイン®10～15mL）：入院手術適応ではないが，できるだけよい形に整復したい踵骨骨折の症例に対し，坐骨神経ブロック下での徒手整復はよい適応である。可能であれば，腓腹神経と脛骨神経のみ選択的にブロックを行ってもよい。

③示指・中指・小指の正中神経または尺骨神経固有領域の処置に対する，前腕での正中神経ブロックまたは尺骨神経ブロック（1％キシロカイン®3～5mL）：手や指の穿刺は細い針で行ったとしても，痛いものである。前腕でのブロックでは穿刺時の痛みを軽減することができる。

使用頻度の特に高い伝達麻酔手技・適応

腕神経叢ブロック（腋窩アプローチ）

0.75％ロピバカイン（アナペイン®）10〜20mL（75〜150mg）もしくは
0.5％ロピバカイン（アナペイン®）20〜30mL（100〜150mg）

適応：肘関節より末梢のほぼすべての手術

注意：正中神経・尺骨神経・橈骨神経・筋皮神経を主なターゲットとする。1つの神経あたり，2〜4mLの局所麻酔薬を注入する。各神経の輪郭に沿って注入した薬液が三日月状からドーナツ状に広がることを確認し，また神経の長軸方向にプローブを動かしても薬液が広がっていることが確認できれば，麻酔が不十分であることはほとんどない。腋窩アプローチの際，上腕動脈の深層を走行する橈骨神経のブロックが最も不十分になりやすく，注意が必要である。ごく少量の局所麻酔薬でブロックを行う場合は，内側前腕皮神経のブロックも別に行う必要がある。

02 注入した薬液の広がりの確認

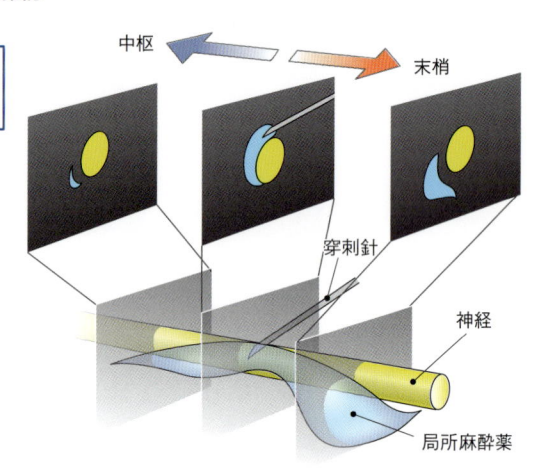

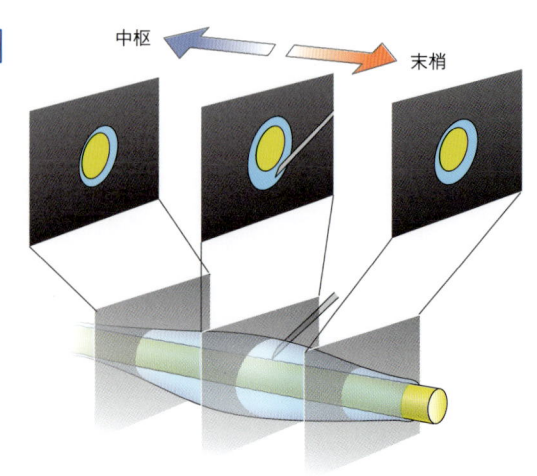

坐骨神経ブロック（膝窩アプローチ）＋伏在神経ブロック

> 0.75％ロピバカイン（アナペイン®）8〜15mL＋3〜5mL（80〜150mg）

適応：足部・足関節の手術
注意：伝達麻酔での手術を始める際に，最も経験を積みやすい方法であると考える。脊椎麻酔への切り替えが可能である患者を適応とし，脊椎麻酔に準じた絶食などをしておけば，効果不十分であった際にも対応可能である。下腿中央のターニケットを使用可能である。足関節の手術は十分に可能であるが，アキレス腱縫合術や，腓骨の骨折などではターニケットによる軟部組織・骨の圧迫が手術の妨げになることがある場合があるため，注意が必要である。

I どの伝達麻酔から経験を積むべきか

コラム
ターニケットペインについての仮説

　ターニケットペインの機序については，現在完全に解明されているわけではない。ターニケットにより上腕を駆血すると，患者はターニケットの部位にまず強い痛みを訴える。しかし，この痛みは通常数分のうちに消失する。駆血時間が30〜60分になると患者は肩から脇にかけての堪え難いほどの強い痛みを訴え始める。臨床上問題となるのは，この遅発性の強い痛みであり，全身麻酔以外では手術の続行に困難をきたすことがある。

　筆者の経験上，腋窩で筋皮神経と橈骨神経を十分ブロックできている場合，遅発性のターニケットペインを訴えることはほぼなく，筋肉自体の圧迫・阻血が痛みの原因となっている可能性がある。

　駆血部位の皮下に局所麻酔薬を浸潤する方法も，複数報告されている。駆血開始後数分の皮膚の痛みを和らげる効果はあるかもしれないが，遅発性のターニケットペインには無効のように思われる。

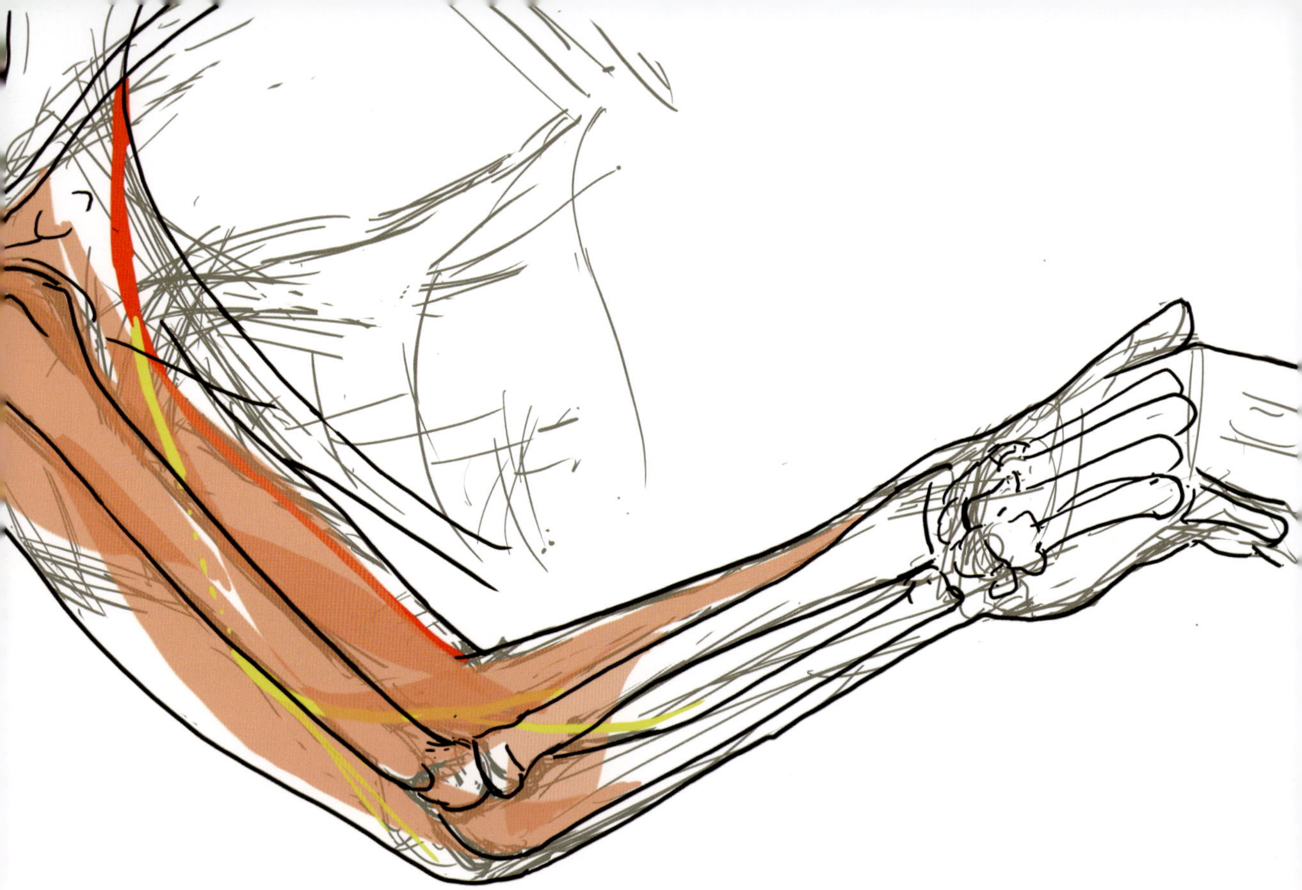

II章
実践
末梢神経のさがし方

上肢

正中神経	60
尺骨神経	76
橈骨神経	86
筋皮神経	104
内側前腕皮神経（内側上腕皮神経）	112
腕神経叢（斜角筋間・鎖骨上）	116

II章　実践　末梢神経のさがし方

上肢
正中神経

はじめに

　正中神経は，手関節掌側・手掌および母指から環指（橈側）までの皮膚知覚の支配と，前腕のほぼすべて（尺側手根屈筋と，環指，小指の深指屈筋を除く）の外在の屈筋群と方形回内筋の運動を支配し，内在筋としては母指対立筋，第1・2虫様筋を支配する。尺骨神経・橈骨神経とともに手の主要な機能と知覚領域を支配しており，手根管症候群での観察や超音波ガイド下ブロックなど臨床上検査の対象となることも多い。

解剖

腋窩から上腕部

　正中神経はC6からT1の神経根に由来し，腕神経叢の上・中・下神経束，外側および内側神経束を経由して，腋窩に至る。腋窩から肘関節にかけて上腕動静脈に伴走して上腕屈筋群（烏口腕筋・上腕二頭筋・上腕筋）と上腕三頭筋の間を走行するため，比較的同定は容易である。

前腕近位・前骨間神経

　上腕動脈とともに肘関節まで走行した後，正中神経は円回内筋の深層と浅層の間に入る。円回内筋の浅層が比較的厚いため皮膚から神経までの距離が深くなり，条件が変わるために超音波での同定が急に難しくなる部分である。同部位で，前腕の多くの屈筋群に分枝する運動枝を分枝する。

　深指屈筋や長母指屈筋の運動枝である前骨間神経は，典型的には正中神経の外側深層から分岐し，長母指屈筋と深指屈筋に運動枝を送り，この2つの筋間から前腕骨間膜へ至る。その後，前骨間神経は前骨間動脈とともに骨間膜に沿って走行し，方形回内筋へと至る。また，手関節へ知覚枝を送る。

前腕中央

　前腕中央から手関節中央，さらに遠位にかけて，浅指屈筋と深指屈筋の間を走行する。筋腹の間を走行するために超音波での同定は容易である。

手関節より遠位

　前腕遠位で掌枝を分岐する。手関節部では橈側手根屈筋や長掌筋の深層に接して走行する。手根管では，横手根靱帯に接してすべての手指屈筋群の表層を通り，母指から環指への知覚枝と，母指球での運動枝を分岐する。

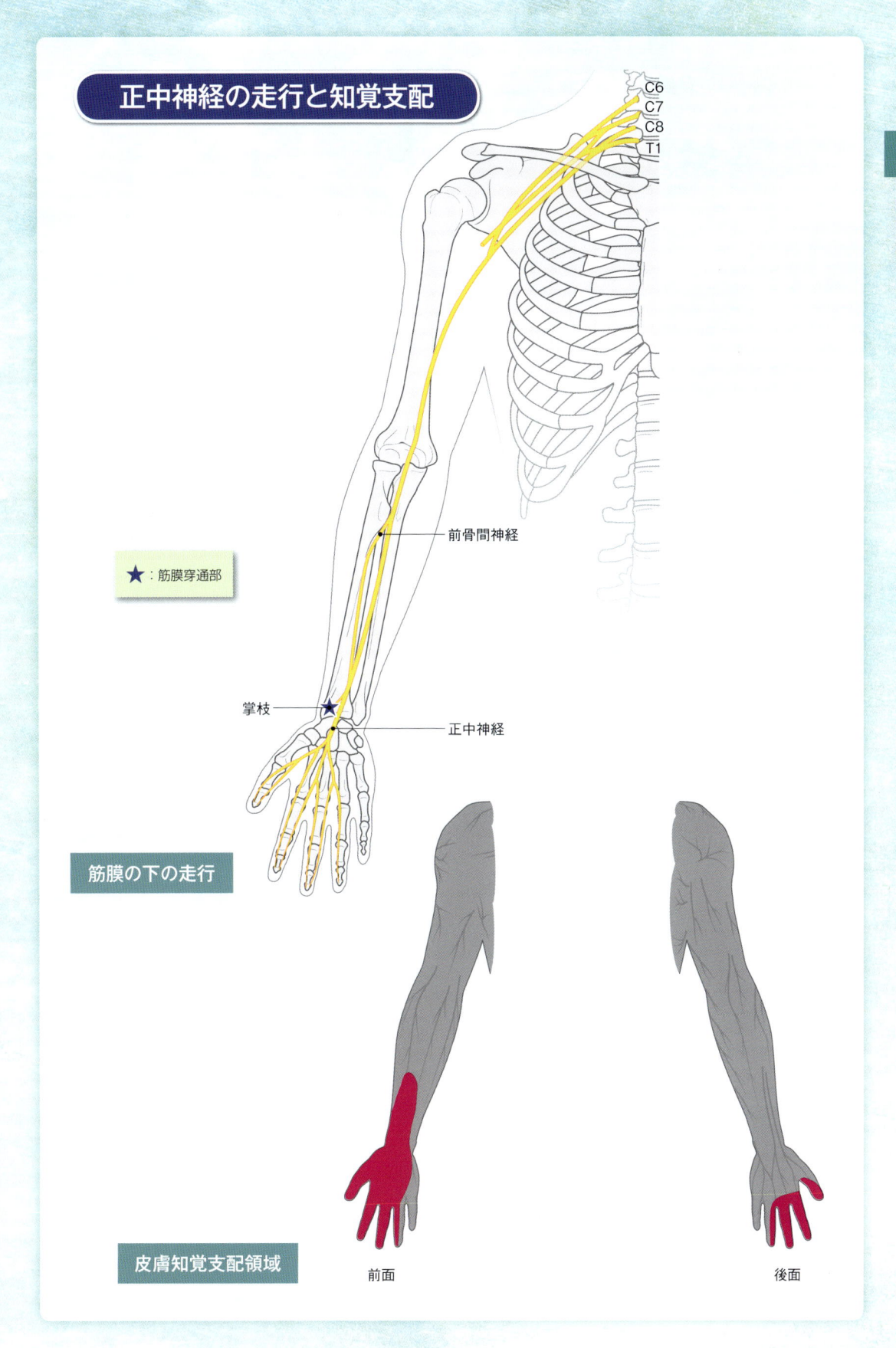

正中神経の走行と知覚支配

C6
C7
C8
T1

前骨間神経

★：筋膜穿通部

掌枝

正中神経

筋膜の下の走行

皮膚知覚支配領域

前面　　　　　後面

II 上肢　正中神経

描出の鍵となる組織／上腕動脈

超音波での描出テクニック

腋窩から上腕部

上腕動脈に伴走する索状物を探す

　体位は仰臥位で，肩関節外転・外旋位をとると走査が容易である。正中神経は，腋窩から肘関節において上腕動脈に隣接して走行する。上腕動脈は，拍動を容易に触知できる。正中神経を同定するためには，上腕内側中央で上腕動脈に沿ってプローブを近位↔遠位へ往復して動脈に沿う索状物を探す。比較的明瞭なブドウの房状のfascicular patternが観察できる。

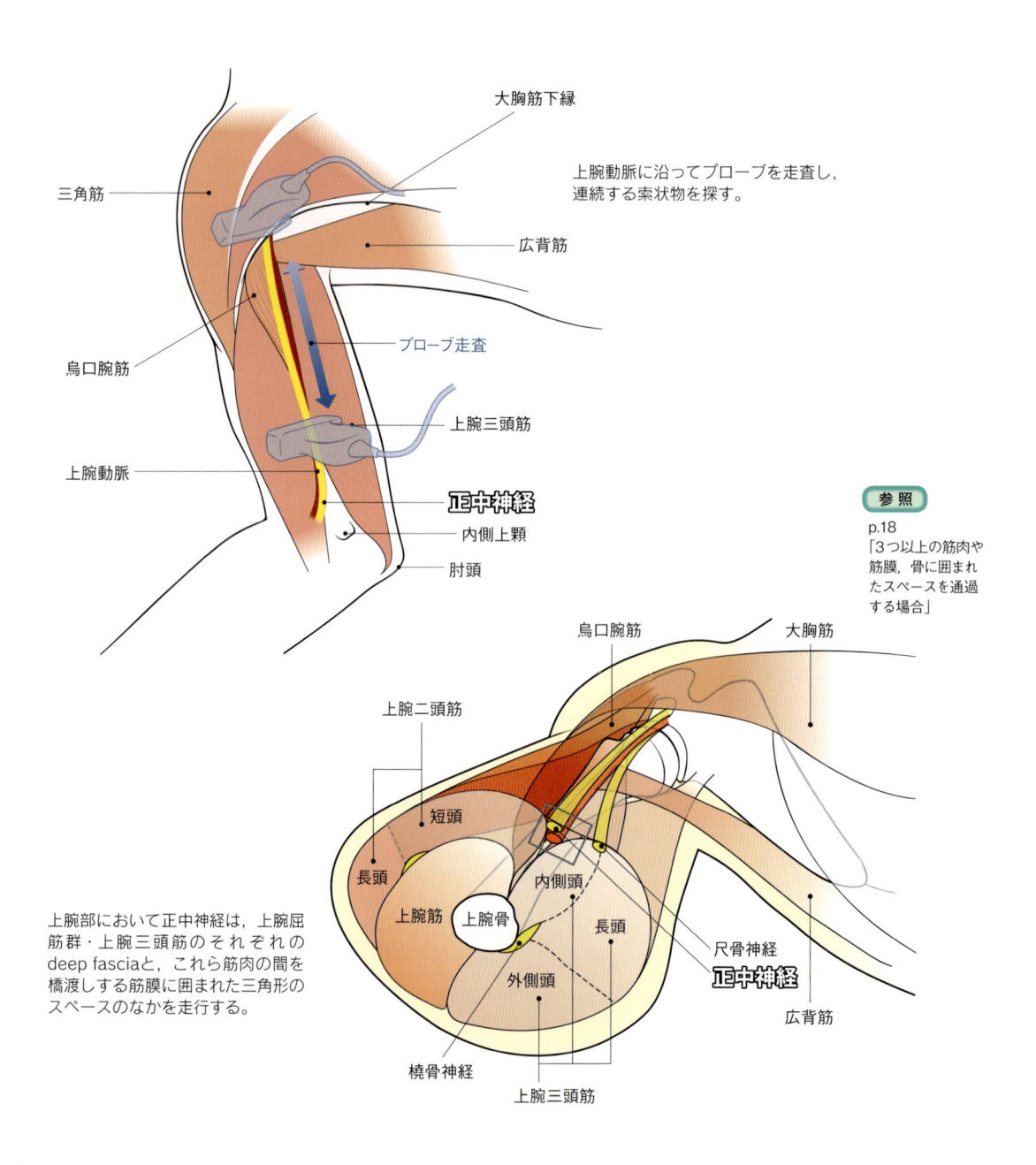

上腕動脈に沿ってプローブを走査し，連続する索状物を探す。

参照
p.18
「3つ以上の筋肉や筋膜，骨に囲まれたスペースを通過する場合」

上腕部において正中神経は，上腕屈筋群・上腕三頭筋のそれぞれのdeep fasciaと，これら筋肉の間を橋渡しする筋膜に囲まれた三角形のスペースのなかを走行する。

描出の鍵となる組織／上腕動脈

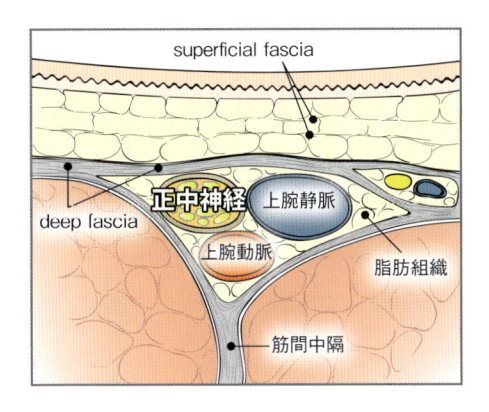

正中神経，上腕動脈・静脈の位置関係については次ページに記す。

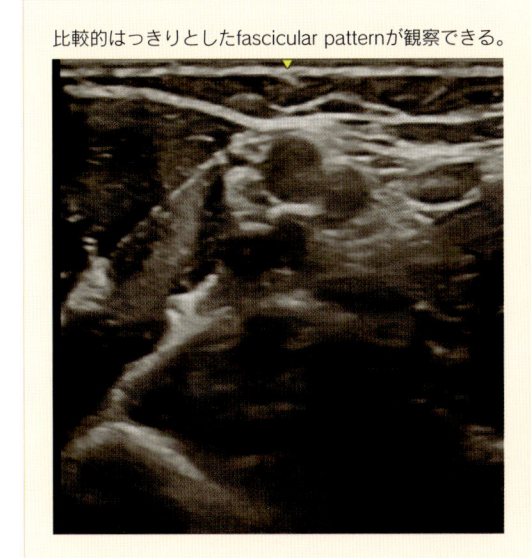

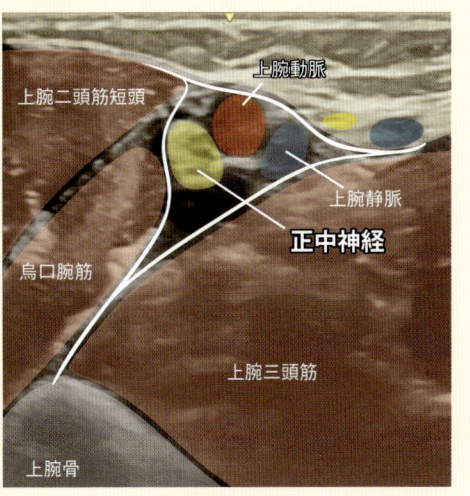

図中ラベル：superficial fascia／deep fascia／正中神経／上腕静脈／上腕動脈／脂肪組織／筋間中隔

比較的はっきりとしたfascicular patternが観察できる。

図中ラベル：上腕二頭筋短頭／上腕動脈／上腕静脈／正中神経／烏口腕筋／上腕三頭筋／上腕骨

II 上肢　正中神経

描出の鍵となる組織／上腕動脈

上腕動脈と正中神経は上腕で交差する

　上腕動静脈と正中神経は，上腕の屈筋群（烏口腕筋，上腕二頭筋，上腕筋）と上腕三頭筋の間に位置する。この上腕屈筋群と上腕三頭筋を包む筋膜（deep fascia），そしてその谷間の上を橋渡しする筋膜に囲まれるスペースに，これらの組織は含まれる。超音波で描出すると，上腕動脈は短軸像で拍動する円形の低エコー像として観察される。伴走する上腕静脈は，圧迫により容易に内腔が潰れることで同定が可能である。正中神経の典型的な走行は，腋窩部では上腕動脈の外側に接して走行するが，肘関節では上腕動脈の内側に接している。正中神経が上腕動脈の上を跨いで交差する場合も，反対に上腕動脈が正中神経の上を跨ぐ場合もある。

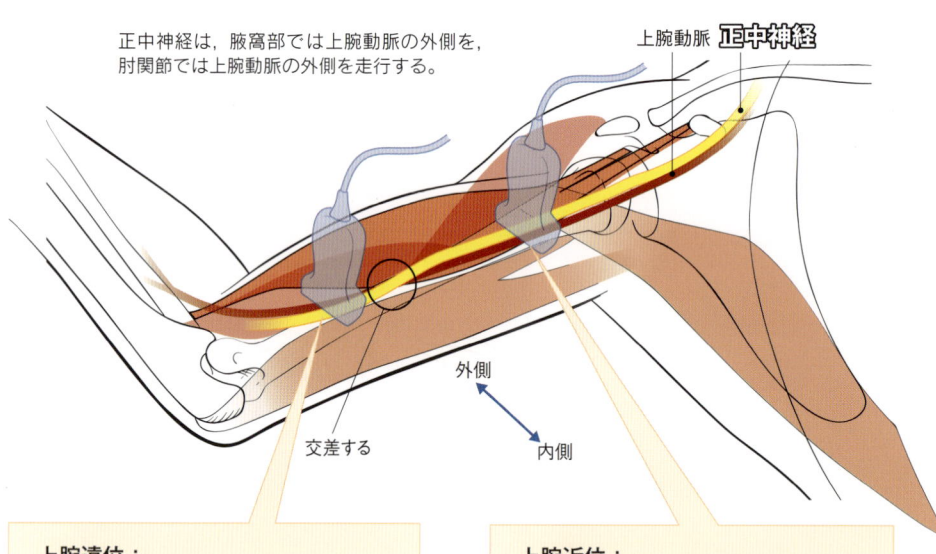

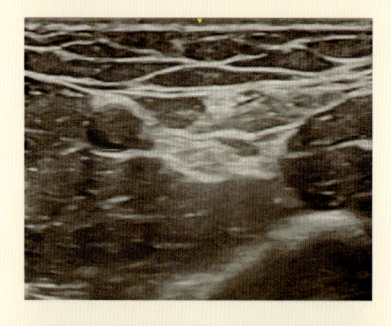

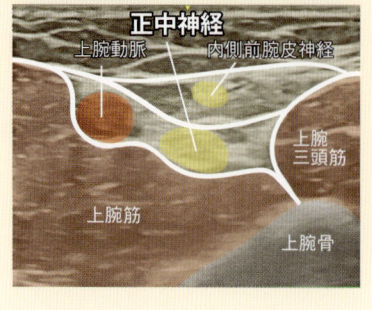

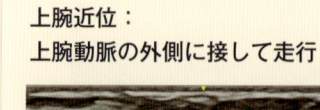

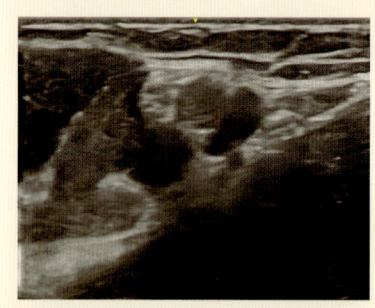

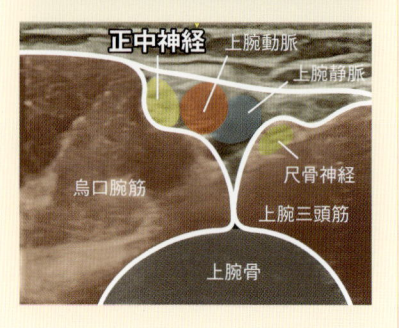

正中神経は，腋窩部では上腕動脈の外側を，肘関節では上腕動脈の外側を走行する。

上腕動脈　正中神経

外側　内側

交差する

上腕遠位：上腕動脈の内側に接して走行

正中神経
上腕動脈　内側前腕皮神経
上腕三頭筋
上腕筋
上腕骨

上腕近位：上腕動脈の外側に接して走行

正中神経　上腕動脈
上腕静脈
烏口腕筋
尺骨神経
上腕三頭筋
上腕骨

描出の鍵となる組織／上腕動脈

正中神経を腋窩部で同定する

　正中神経をブロックする場合，ほかの神経と同じ穿刺部位からアプローチするためには腋窩部での穿刺が効率的である。しかし，腋窩部では複数の神経や血管が集まるために，必ずしも最初に神経を同定するのに適した条件ではない。従って正中神経はまず上腕部で同定し，上腕中央から短軸走査で注意深く正中神経の輪郭を中枢まで追っていくことで，穿刺部位である腋窩での正中神経の輪郭を把握することができる。

　腋窩部においては一般的には，正中神経は上腕動脈の外側に位置することがほとんどであるが，まれに内側に存在する場合もある。

仰臥位とし，肩関節外転・外旋位とする。

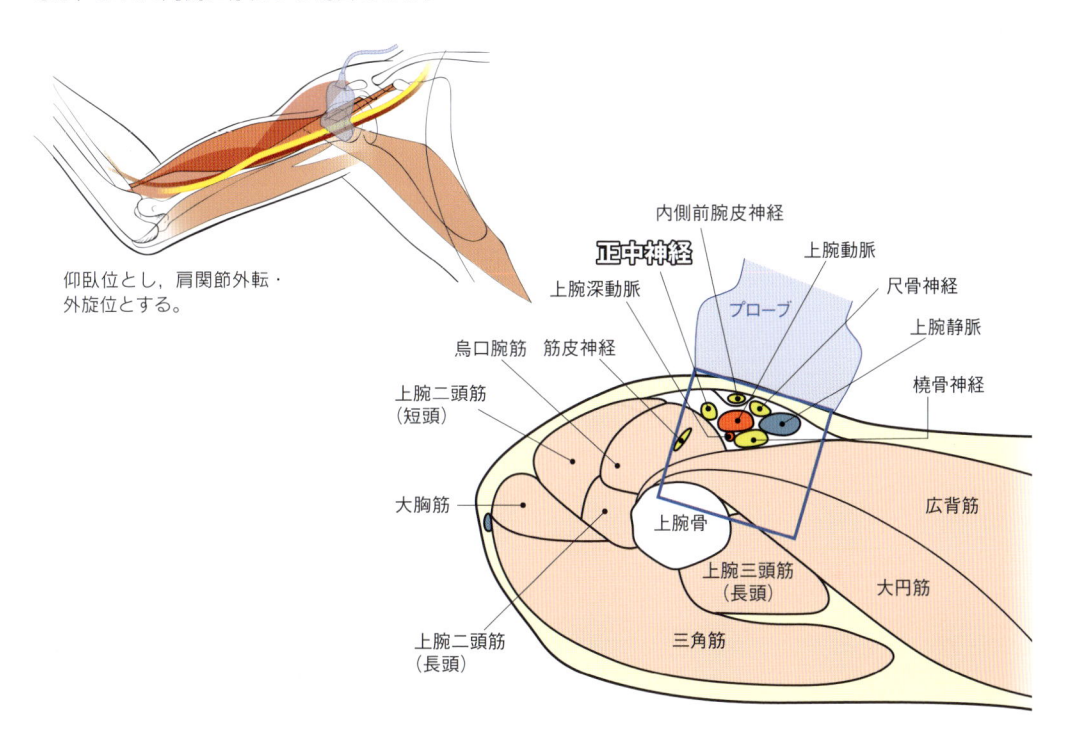

ほとんどの場合，腋窩部において正中神経は上腕動脈の外側に位置するが，まれに内側に位置する症例も存在するため，注意が必要である。

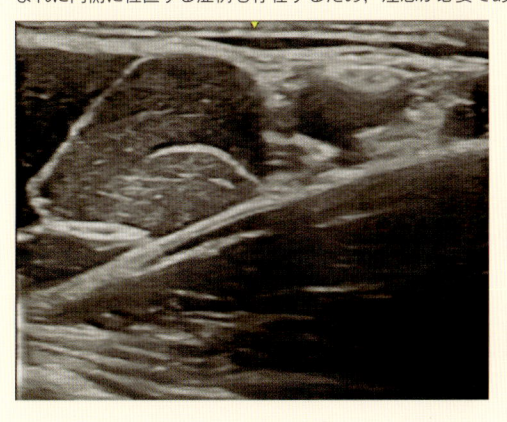

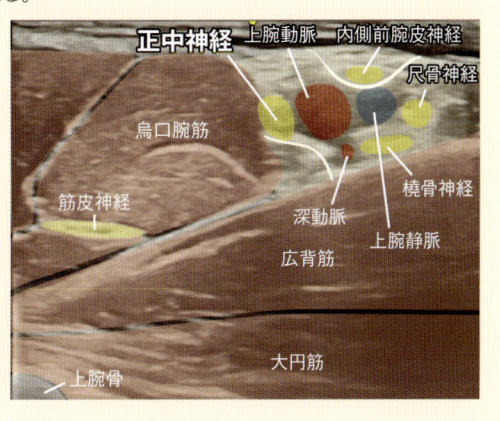

II 上肢　正中神経

描出の鍵となる組織／上腕動脈　　　ブロック

腋窩部での正中神経ブロック

　平行法で烏口腕筋を貫き外側よりアプローチする。上腕の皮膚のカーブを利用すれば，プローブに近すぎない位置から穿刺して，平行に針を描出することができる。正中神経自体のブロックは，正中神経の外側に他の腕神経叢の構造物がないことから比較的容易である。しかし腕神経叢をブロックする際に，最初に正中神経をターゲットとして局所麻酔薬を注入してしまうと，他の神経が遠いほうへ押しやられてしまい後半の操作が難しくなる。正中神経や尺骨神経は，腕神経叢全体の鞘状の構造とは異なる，神経そのものを包む薄いsheathが存在し，sheathと神経周膜（epineurium）の間に局所麻酔薬を注入すると薬液が神経に沿って広がり，少ない薬液量でブロックが完成する。

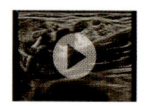

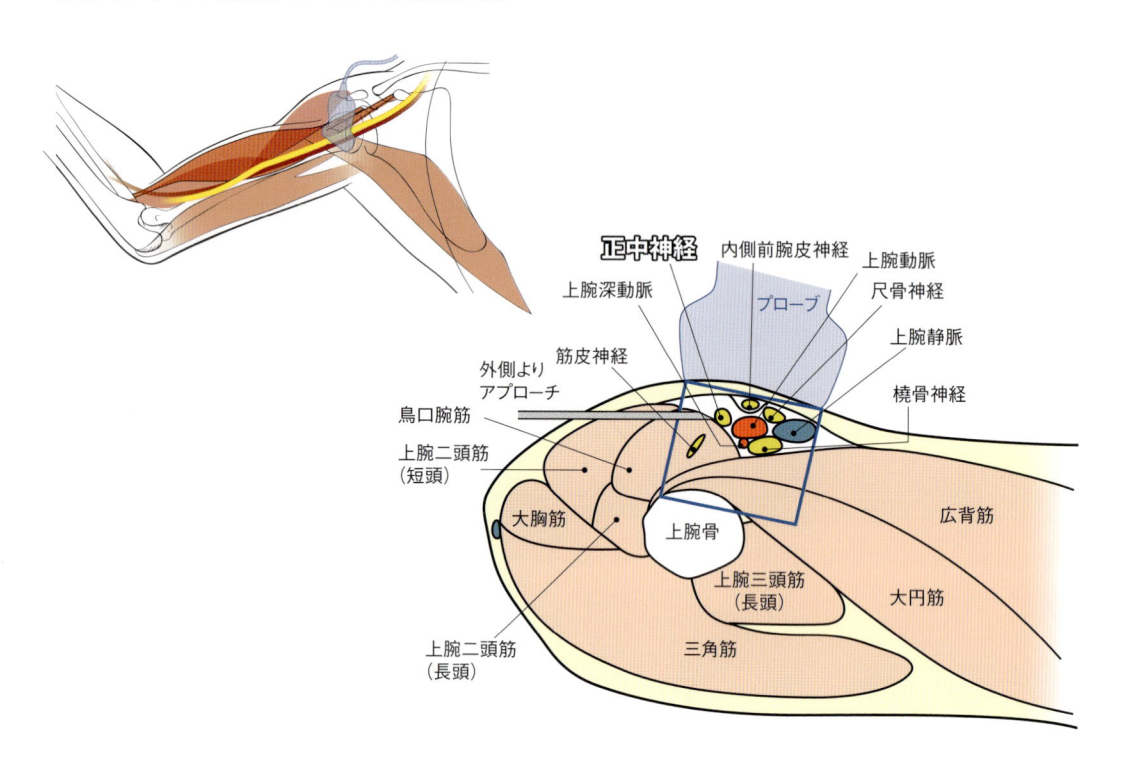

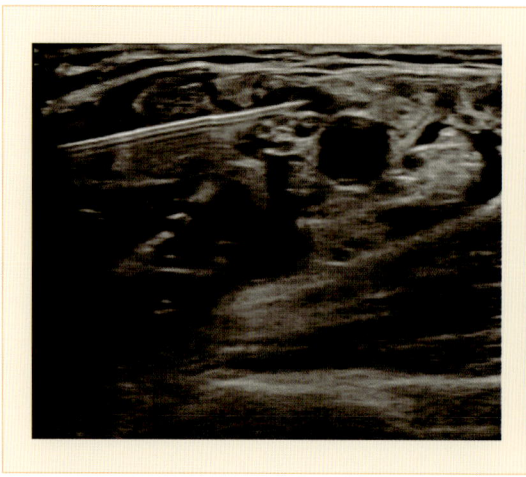

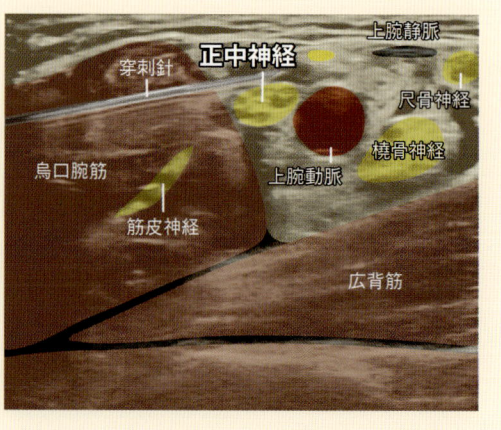

動画でCheck!
腋窩ブロック

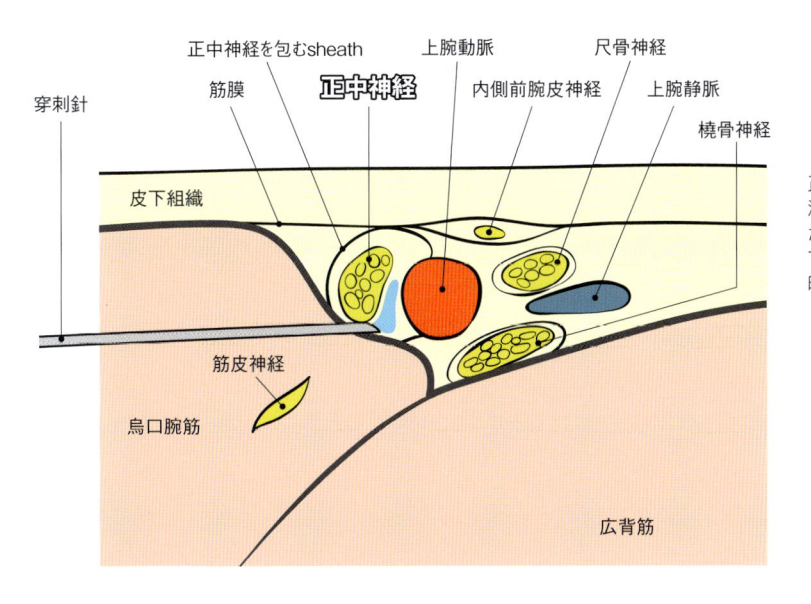

描出の鍵となる組織／上腕動脈　[ブロック]

II　上肢　正中神経

図中ラベル：
- 穿刺針
- 正中神経を包むsheath
- 筋膜
- **正中神経**
- 上腕動脈
- 内側前腕皮神経
- 尺骨神経
- 上腕静脈
- 橈骨神経
- 皮下組織
- 筋皮神経
- 烏口腕筋
- 広背筋

正中神経固有のsheath内に薬液を注入することで，sheathが薬液を神経周囲のみに留めてくれる。少量の薬液で効率的なブロックが可能となる。

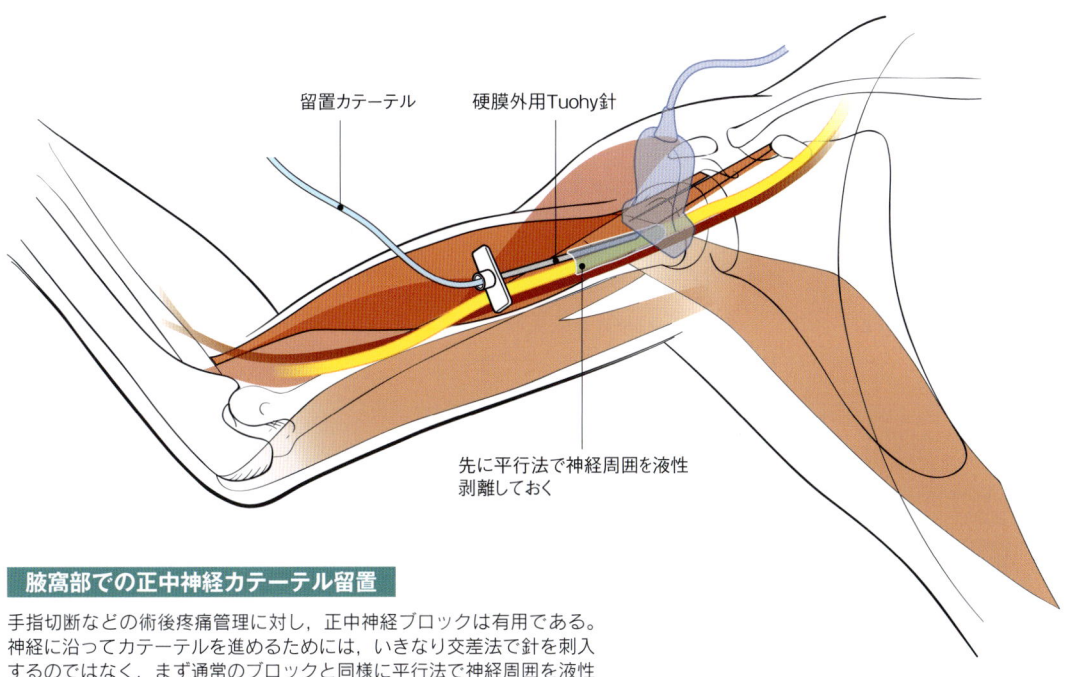

図中ラベル：
- 留置カテーテル
- 硬膜外用Tuohy針
- 先に平行法で神経周囲を液性剥離しておく

腋窩部での正中神経カテーテル留置

手指切断などの術後疼痛管理に対し，正中神経ブロックは有用である。神経に沿ってカテーテルを進めるためには，いきなり交差法で針を刺入するのではなく，まず通常のブロックと同様に平行法で神経周囲を液性剥離しておくとよい。その後，交差法で硬膜外針を刺入し，カテーテルを進める。通常，針先から10cm以上カテーテルを中枢側まで進めることができる。交差法で硬膜外針を刺入する際は，内側前腕皮神経や静脈を損傷しないよう注意する。

描出の鍵となる組織／浅指屈筋，深指屈筋

肘から前腕

正中神経はまず前腕中央部で同定する

　正中神経は，上腕から末梢に向かって肘窩を越え，前腕の屈側・掌側まで至ると，突然超音波での描出が困難になる。これは正中神経の上を円回内筋の太い筋腹が跨いでいるからである。

　円回内筋より末梢では正中神経は浅指屈筋と深指屈筋の低エコーな筋腹の間に，比較的高エコー像なブドウの房状の楕円形として境界明瞭に描出できる。前腕中央部から描出を開始すると必ず正中神経を同定することができる。

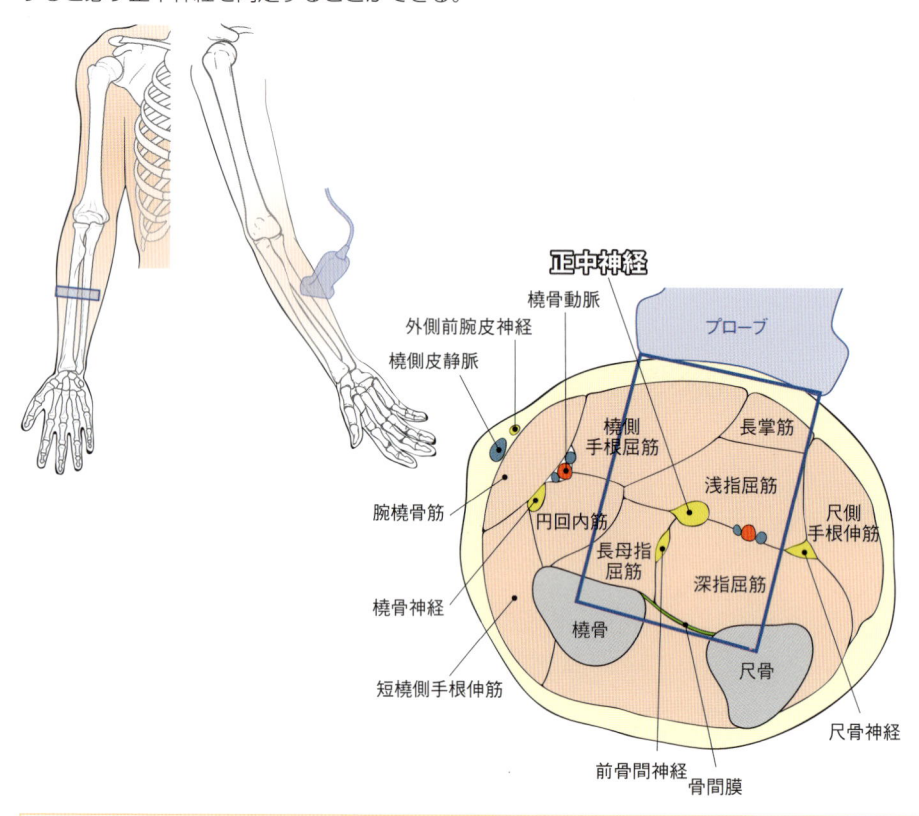

前腕中央部では浅指屈筋と深指屈筋は特徴的な低エコー像を呈し，その間にはさまれる高エコー像として正中神経が表れるため，同定しやすい。

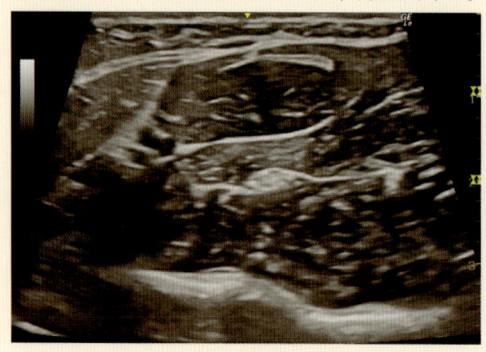

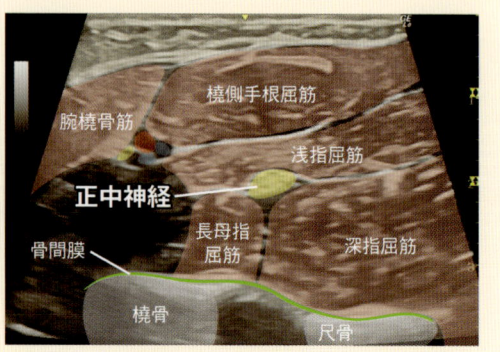

描出の鍵となる組織／浅指屈筋，深指屈筋

前腕近位部では円回内筋により描出がやや難しい

　円回内筋は2つの起始部をもつ。上腕骨頭は上腕骨内側上顆に起始して太い筋腹をもち，正中神経を跨ぐように走行する。円回内筋の尺骨頭は尺骨の鉤状突起に起始し，正中神経よりも深層にあり，比較的薄く，これらの筋腹が合わさって橈骨骨幹部中央付近に停止する。正中神経は円回内筋の厚い上腕骨頭と薄い尺骨頭の間を走行する。円回内筋の筋腹を越えて末梢に至ると，正中神経は再び皮膚に近づき深指屈筋と浅指屈筋の間で容易に描出できる。前腕近位部での正中神経を観察する際は，深さに合わせて超音波Bモードの深度や，焦点などの調節が必要である。

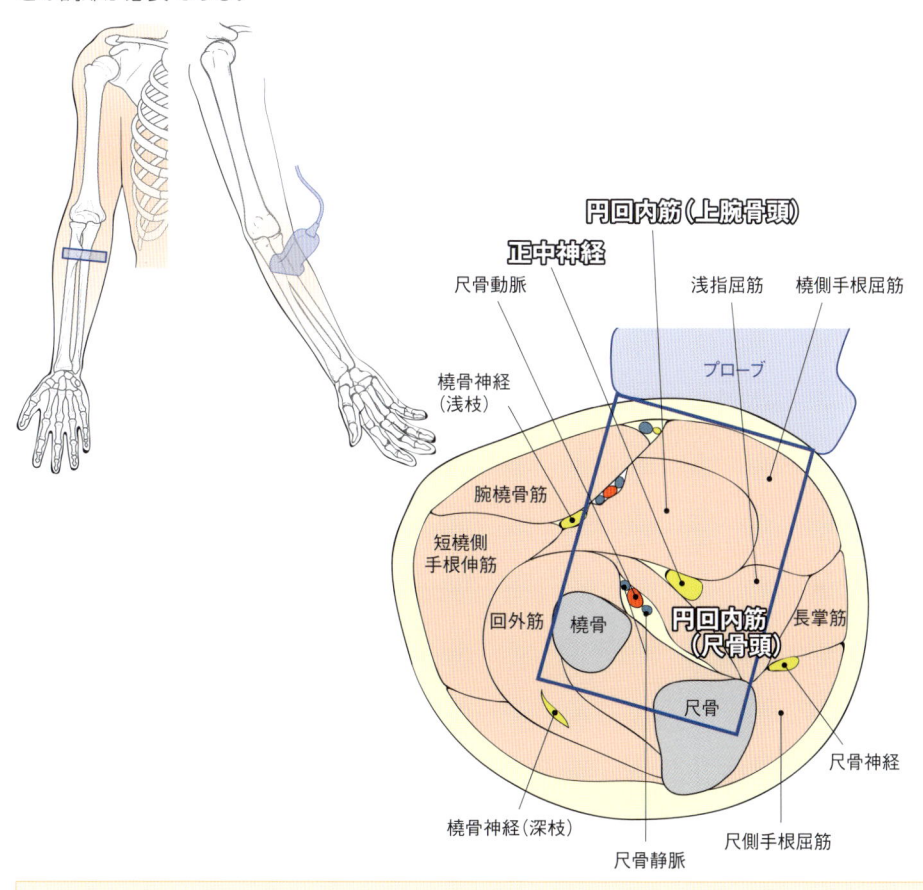

Ⅱ 上肢 正中神経

前腕近位部では正中神経は体表から遠く，超音波で描出するのが難しい。

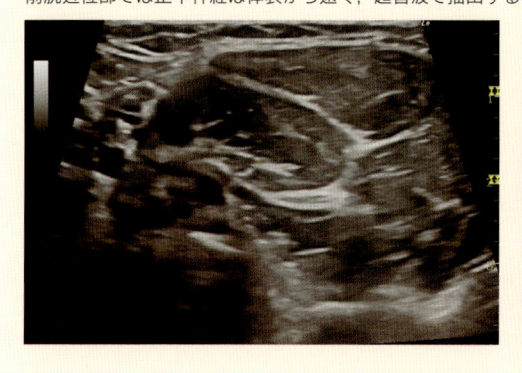

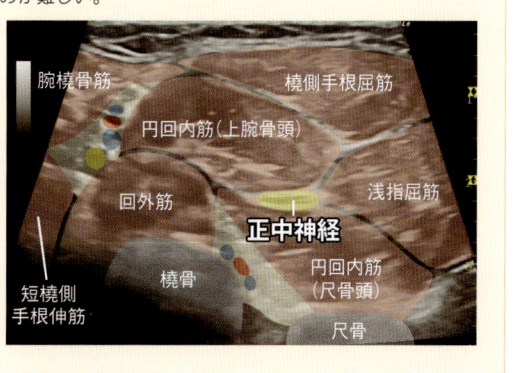

描出の鍵となる組織／浅指屈筋，深指屈筋

前骨間神経

　円回内筋を越える際，正中神経は複数の前腕屈筋群の運動枝とともに前骨間神経を分岐する。前骨間神経は正中神経本幹から分岐し，長母指屈筋と深指屈筋の間を骨間膜に向かって深層へと走行する。円回内筋筋膜より末梢付近を注意深く中枢↔末梢方向にプローブを往復させると，正中神経の本幹から分かれていく，前骨間神経を描出できる。

　前腕中央より遠位では，骨間膜表層に前骨間神経と伴走する前骨間動脈が存在し，拍動する小さな円形の低エコー像として観察できる。注意深く観察すると，動脈に接して高エコーな小さな領域として前骨間神経が確認できるため，前骨間動脈は前骨間神経の目印となる。

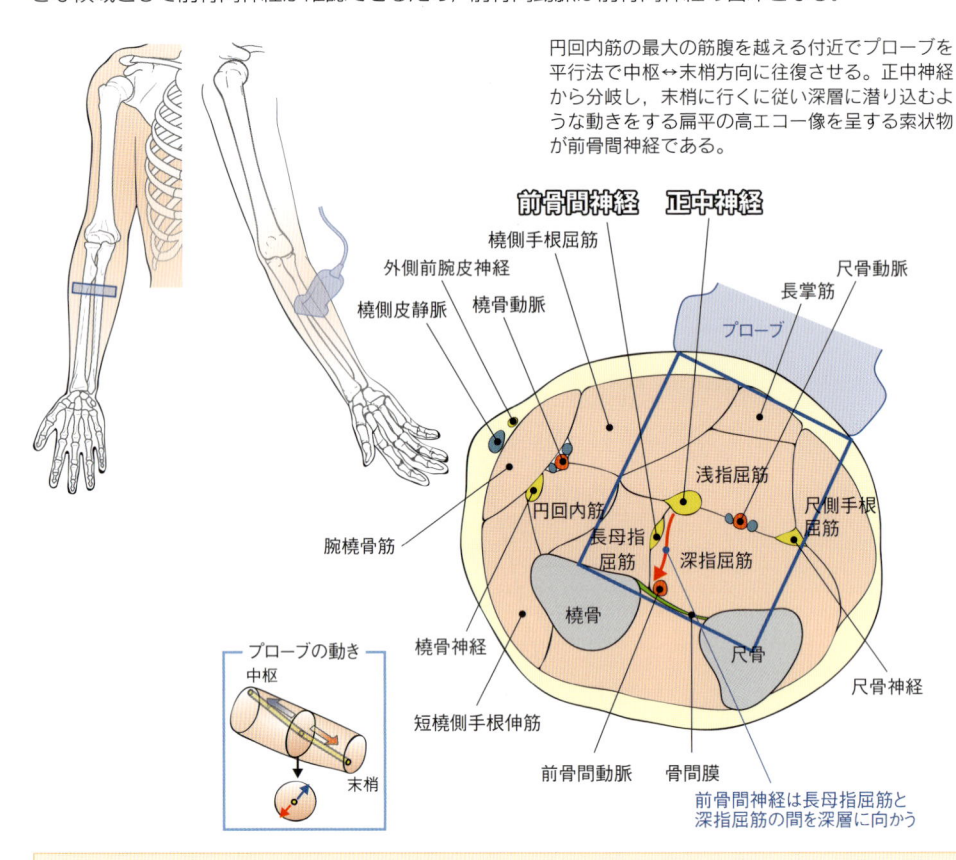

円回内筋の最大の筋腹を越える付近でプローブを平行法で中枢↔末梢方向に往復させる。正中神経から分岐し，末梢に行くに従い深層に潜り込むような動きをする扁平の高エコー像を呈する索状物が前骨間神経である。

前骨間神経は長母指屈筋と深指屈筋の間を深層に向かう

前骨間神経は，長母指屈筋，深指屈筋にはさまれ，扁平な高エコー像として正中神経本幹から深層に向かって分岐する。

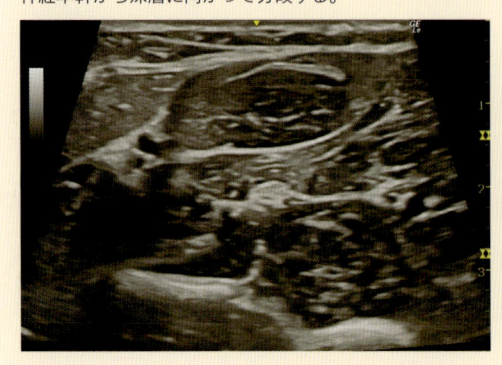

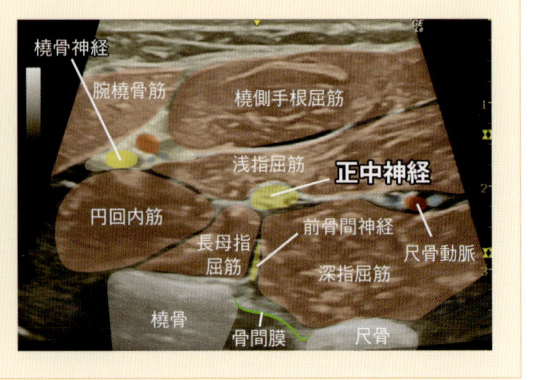

描出の鍵となる組織／浅指屈筋，深指屈筋

II 上肢 正中神経

前骨間動脈の外側に接して，骨間膜に沿って伴走する動きをする小さな高エコー像が前骨間神経である。

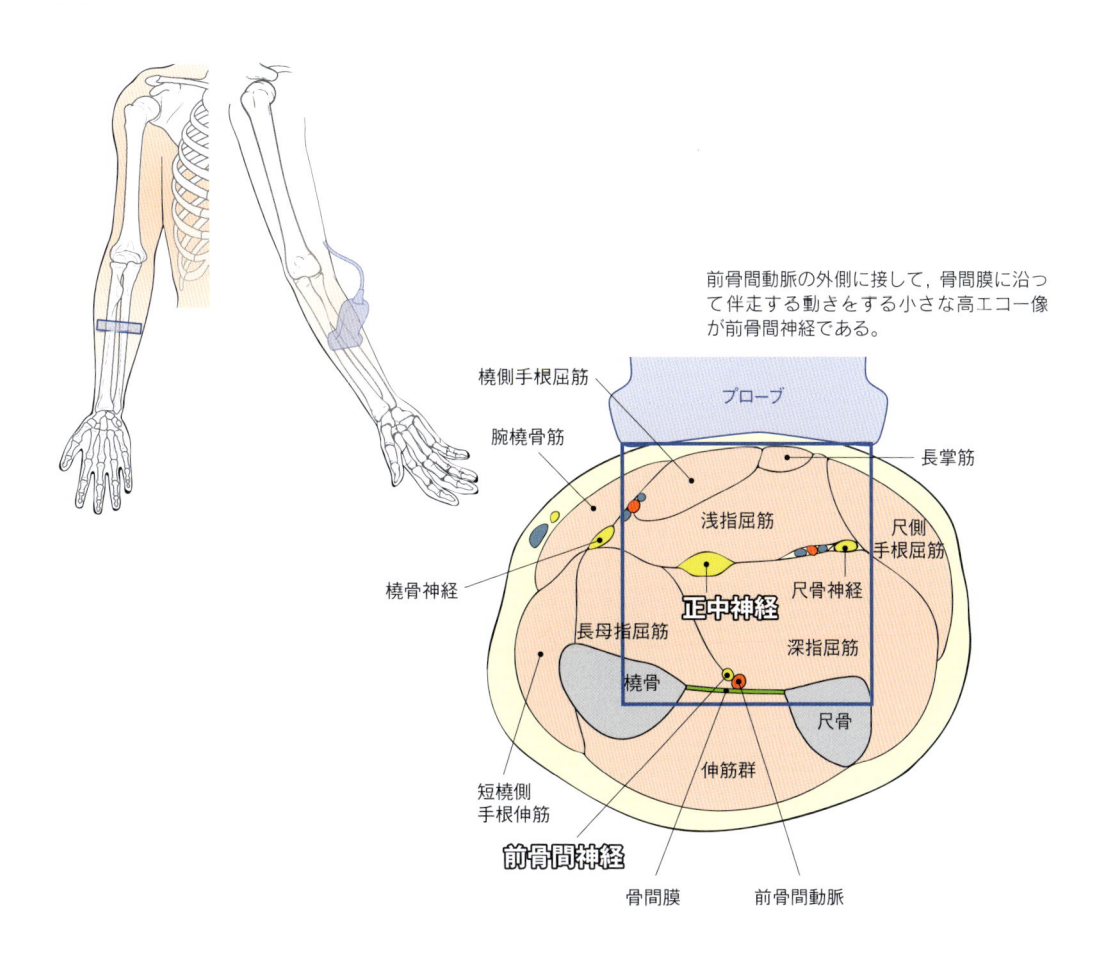

- プローブ
- 橈側手根屈筋
- 腕橈骨筋
- 長掌筋
- 浅指屈筋
- 尺側手根屈筋
- 橈骨神経
- 尺骨神経
- 正中神経
- 長母指屈筋
- 深指屈筋
- 橈骨
- 尺骨
- 短橈側手根伸筋
- 伸筋群
- **前骨間神経**
- 骨間膜
- 前骨間動脈

前骨間動脈は，圧迫もしくはパワードプラにて容易に同定が可能である。回外位では前骨間神経は前骨間動脈の外側に接する小さな高エコー像として観察される。

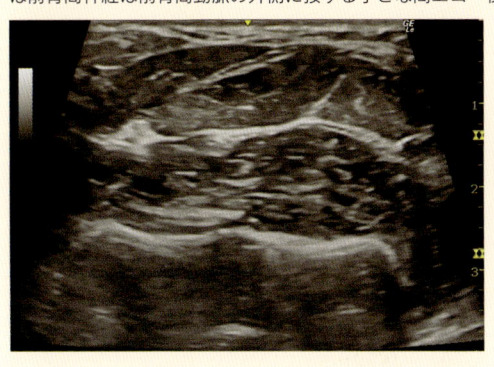

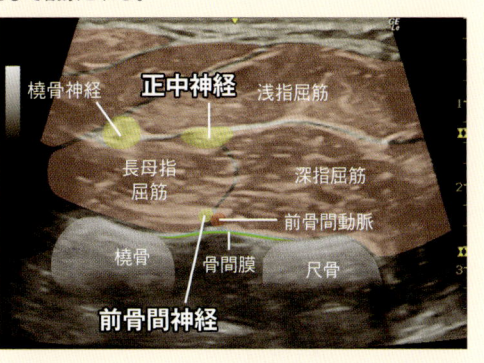

- 橈骨神経
- **正中神経**
- 浅指屈筋
- 長母指屈筋
- 深指屈筋
- 前骨間動脈
- 橈骨
- 骨間膜
- 尺骨
- **前骨間神経**

71

描出の鍵となる組織／浅指屈筋，深指屈筋

前腕から手関節での走行

　前腕中央での正中神経は，浅指屈筋と深指屈筋筋腹にはさまれ，最も描出しやすい条件にある．前腕中央を越えて，手関節に近づくと，橈側より細い掌枝を分岐する．正中神経は，前腕中央では浅指屈筋の裏を走行するが，手関節の近位で，浅指屈筋とその位置を入れ替え，手根管では正中神経が浅指屈筋の浅層側に位置する．

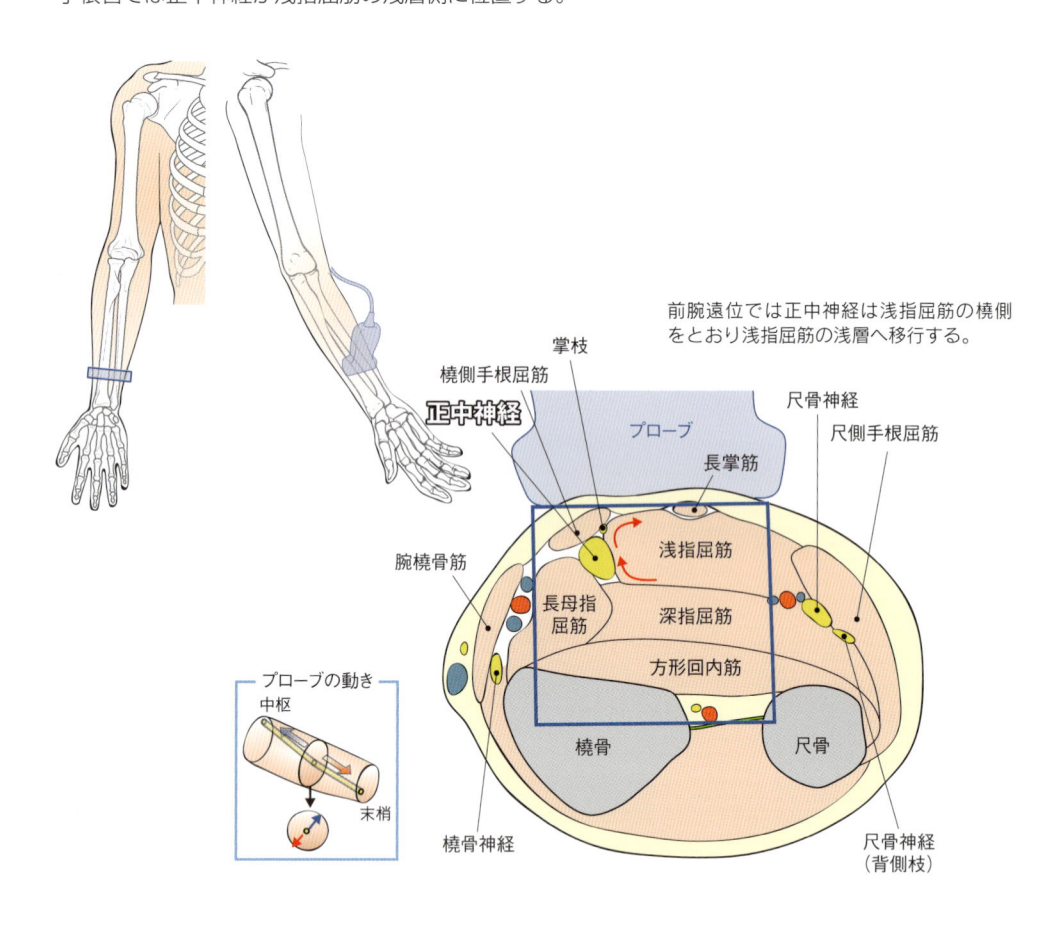

前腕遠位では正中神経は浅指屈筋の橈側をとおり浅指屈筋の浅層へ移行する．

正中神経は，浅指屈筋と深指屈筋の間から，浅指屈筋の浅層へまわりこむような動きをする．

描出の鍵となる組織／浅指屈筋，深指屈筋

正中神経掌枝

　正中神経掌枝は細いため，超音波診断装置の条件によってははっきりと同定できない。手関節で正中神経の表層には，橈側に橈側手根屈筋（flexor carpi radialis；FCR），その尺側に長掌筋が確認できる。長掌筋は欠損することもあり，通常橈側手根屈筋よりも明らかに断面は小さい。正中神経掌枝は，正中神経の本幹から分かれた後，橈側手根屈筋腱の尺側に接して走行する。

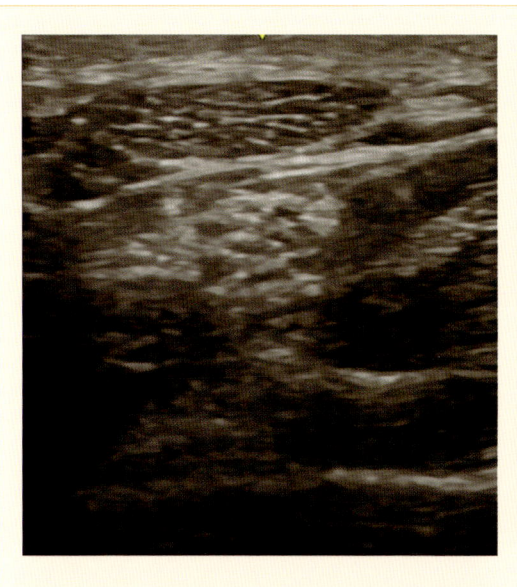

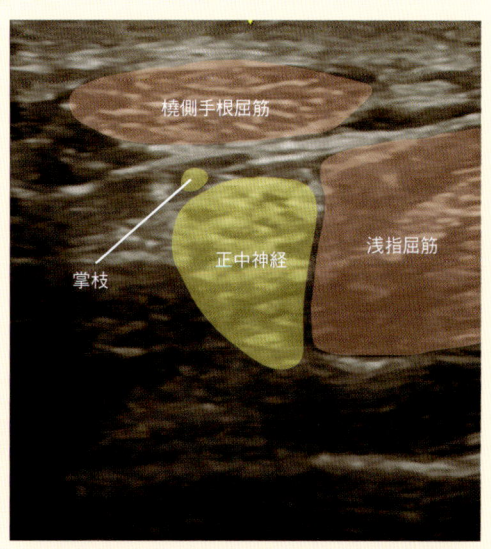

(12MHz)

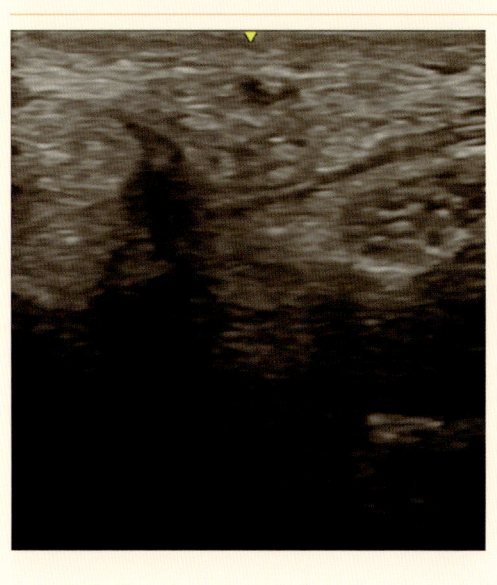

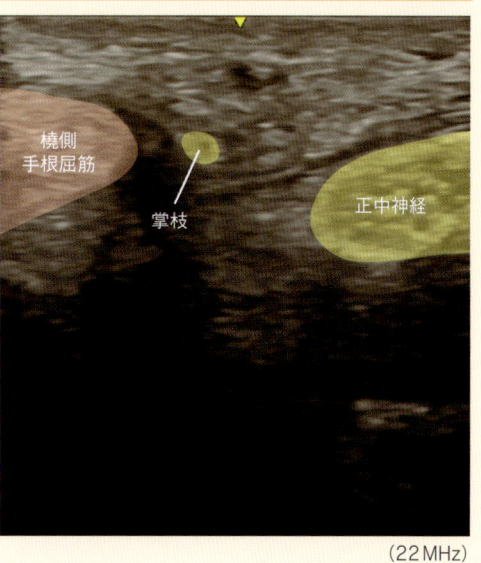

(22MHz)

描出の鍵となる組織／浅指屈筋，深指屈筋

手根管での正中神経

　手根管の内部においては，正中神経は屈筋腱の最も表層に存在するため，描出はさほど難しくない。正中神経以外は屈筋腱であり，プローブの傾きを調整して腱に直角に超音波を当てることによって腱の異方性が強く現れ，正中神経の輪郭がよりはっきりとする。母指球筋への反回枝を明瞭に描出するのは難しい。手根管より末梢では，正中神経は母指から環指橈側へ向かう指神経へと移行していく。

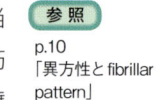

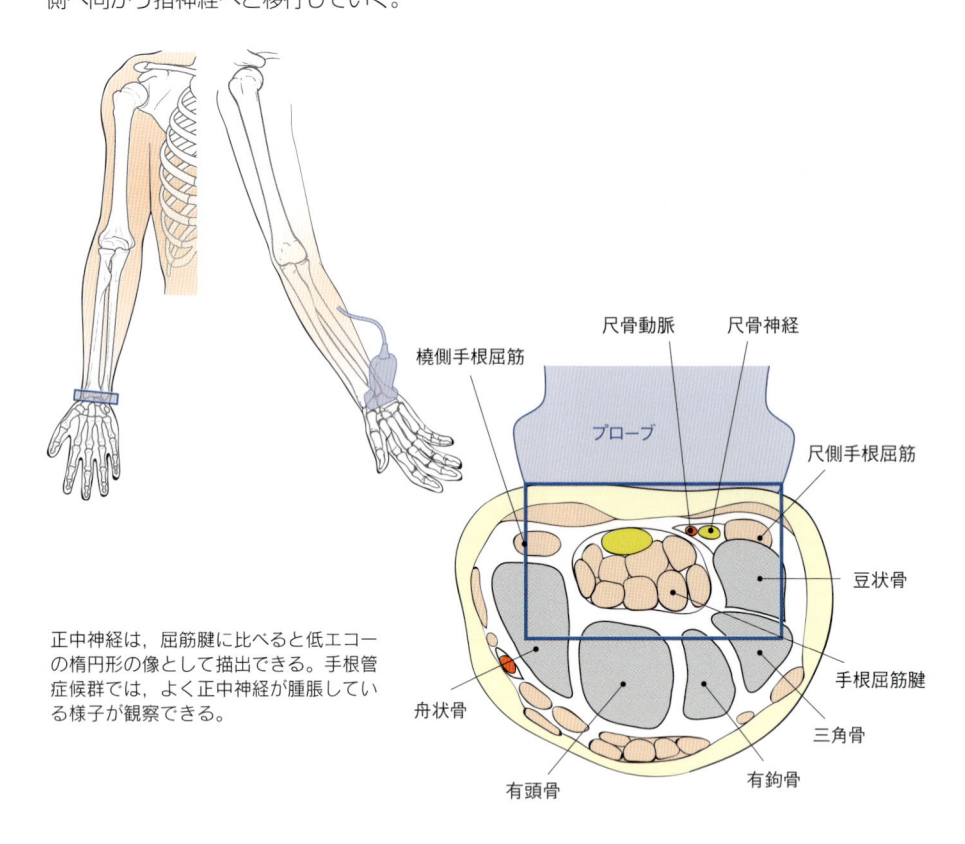

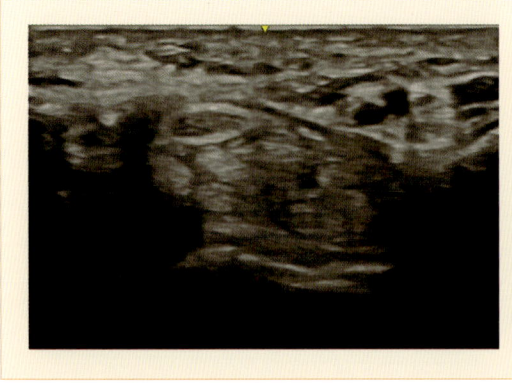

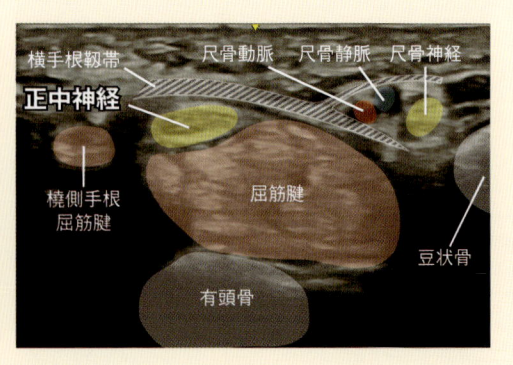

> 参照
> p.10
> 「異方性と fibrillar pattern」

正中神経は，屈筋腱に比べると低エコーの楕円形の像として描出できる。手根管症候群では，よく正中神経が腫脹している様子が観察できる。

> **コラム**
> ### 神経1本にどれだけの局所麻酔薬が必要か
> 　神経周囲に接して局所麻酔薬を注入したとき，断面積の大きい末梢神経では，断面積の小さい末梢神経と比較して神経中央部への局所麻酔薬の浸潤がおこりにくい．坐骨神経ブロックでは，麻酔効果が完成するまで1時間弱かかる場合もある．
> 　末梢神経への局所麻酔薬の浸潤の動態は，神経の太さ以外にも，局所麻酔薬が広がる神経周囲のコンパートメントの容量，周囲の筋膜の厚さ，その他の軟部組織の種類や血流などにより左右される．熱拡散の動態とも似ており，例えば大きい血管に接して薬液を注入した場合は血管がラジエーターの役割を果たすことにより，神経自体に対する効果が短くなることも予想される．
> 　経験的に，paraneural sheath内に局所麻酔薬を注入した場合，成人の腋窩での正中神経や尺骨神経，橈骨神経に対して0.75％ロピバカイン（アナペイン®）では各神経に対して2 mL，烏口腕筋内の筋皮神経には神経に接して1 mLを確実に注入することで手術侵襲を抑えるだけの麻酔効果が充分得られると考えている．
> 　成人の坐骨神経の分岐部では，8 mLの0.75％ロピバカインで十分であった経験があるが，それ以下の容量での麻酔は試みていない．

II章 実践 末梢神経のさがし方

上肢
尺骨神経

はじめに

　尺骨神経は，手関節部より末梢で掌側・背側とも環指尺側・小指の皮膚知覚を支配するが，正中神経や後前腕皮神経の知覚支配領域とも重複している。小指のMP関節より末梢の処置は，前腕より中枢で尺骨神経単独ブロックを行うことによって可能である。運動枝は，尺側手根屈筋，深指屈筋の尺側部分（環指・小指），手の多くの内在筋に分布する。

解剖

腕神経叢から上腕部

　尺骨神経はC8，T1の神経根より由来し，腕神経叢の下神経幹，内側神経束を経由して腋窩に至る。尺骨神経領域の麻酔を斜角筋間や鎖骨上レベルで行う際に刺入部より最も遠いC8，T1神経根や下神経幹に薬液の浸潤が不十分となり不完全なブロックとなることがある。

　腋窩部では正中神経や橈骨神経とともに上腕動脈近傍に位置するが，上腕中央部では，上腕三頭筋の筋膜の内側に沿って，筋肉に埋もれるように走行する。

前腕部

　肘部管を通過した後，尺側手根屈筋の上腕骨頭（内側上顆に起始），尺骨頭（肘頭に起始）の間を通って尺側手根屈筋の深層側に潜り込み，尺側手根屈筋の裏側に沿って走行する。前腕中央部からは，尺骨動脈がその橈側を伴走する。手関節より近位約5cm付近で，手の尺背側の皮膚知覚を支配する背側枝を分岐する。

手関節

　豆状骨に停止する尺側手根屈筋の橈側を走行し，ここで指神経への浅枝と深掌動脈弓に沿い骨間筋などを支配する深枝に分岐する。有鉤骨鉤のほぼ直上を尺骨動脈が走行し，指神経への枝はこの尺側に位置する。

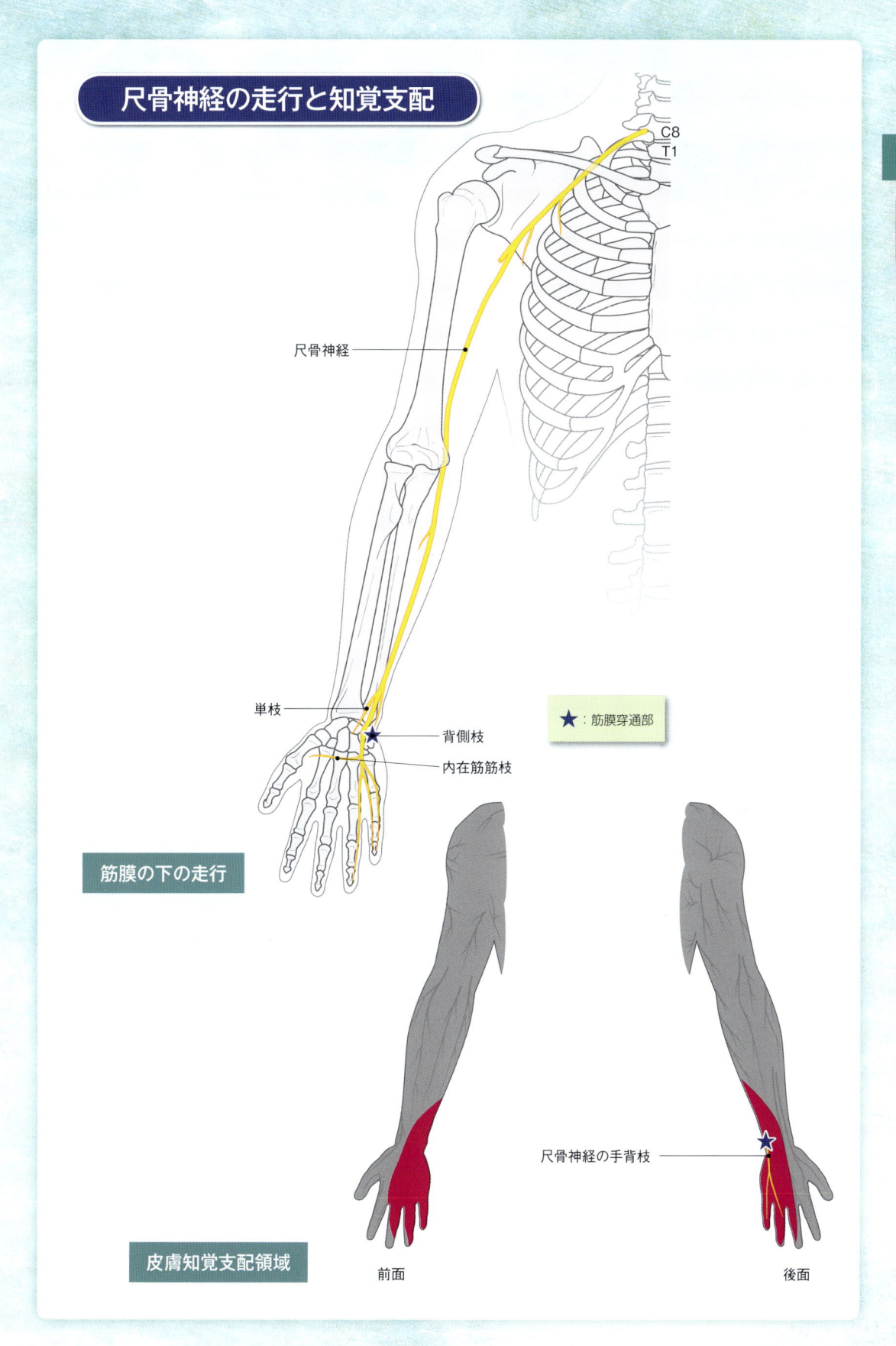

尺骨神経の走行と知覚支配

II 上肢 尺骨神経

C8
T1

尺骨神経

単枝
背側枝
内在筋筋枝

★：筋膜穿通部

筋膜の下の走行

尺骨神経の手背枝

皮膚知覚支配領域

前面　　　　後面

描出の鍵となる組織　上腕動脈 → 上腕三頭筋 → 尺骨神経

超音波での描出テクニック

腋窩から上腕部

尺骨神経は上腕中央で同定する

　上腕部で尺骨神経を同定する際，腋窩部では上腕動静脈や他の神経が接するために描出しにくい。また，肘部管で同定しようとすると，今度はプローブが皮膚に当てにくく手技が難しくなる。上腕の中央で同定すると，周囲に複雑な組織もなくプローブも当てやすいため容易に同定することが可能である。体位は，正中神経と同様，仰臥位で肩関節外転・外旋位で行う。

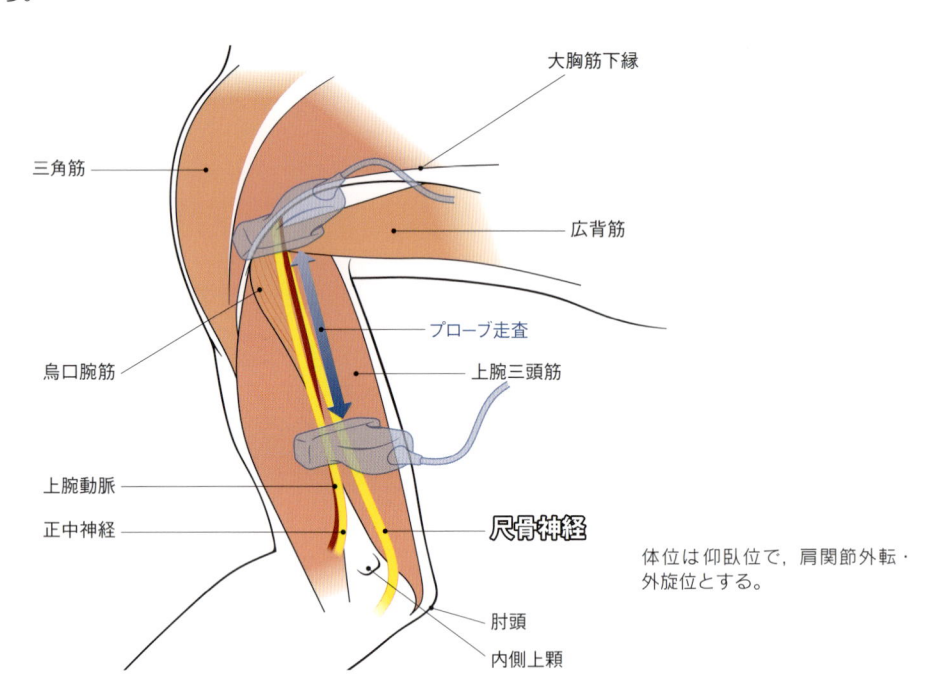

体位は仰臥位で，肩関節外転・外旋位とする。

腋窩部には，尺骨神経のほか，橈骨神経，上腕動脈，正中神経などが集中して存在するため，描出には適さない。

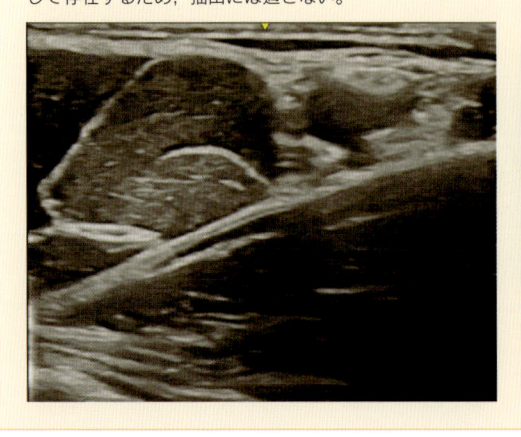

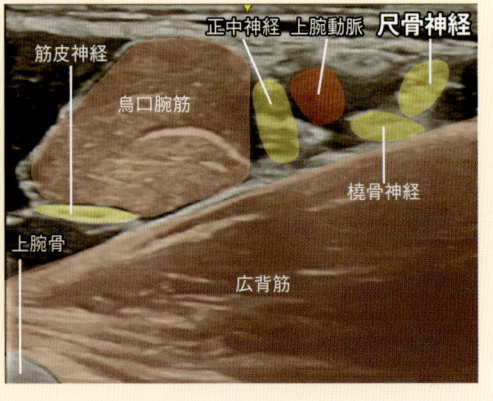

描出の鍵となる組織 上腕動脈 → 上腕三頭筋 → 尺骨神経

尺骨神経は上腕三頭筋の筋膜の内側に沿って走行する

　上腕中央における尺骨神経は，上腕三頭筋の筋膜の内側に沿って走行する。通常，上腕動静脈やそれに伴走する正中神経よりも1cm程度内側に平行に走行するため，まず上腕動静脈を同定するとよい。

　上腕動静脈・正中神経は，上腕内側で上腕の屈筋群（烏口腕筋・上腕二頭筋・上腕筋）と上腕三頭筋の間に存在する。上腕動静脈・正中神経より後方にある筋肉は，上腕三頭筋である。上腕中央で上腕動静脈を同定したら，その後方で上腕三頭筋の筋膜の内側に，内部にfascicular patternを認める楕円形の構造物が確認でき，中枢↔末梢にプローブを移動すると索状物であることが確認できる。この索状物が尺骨神経である。

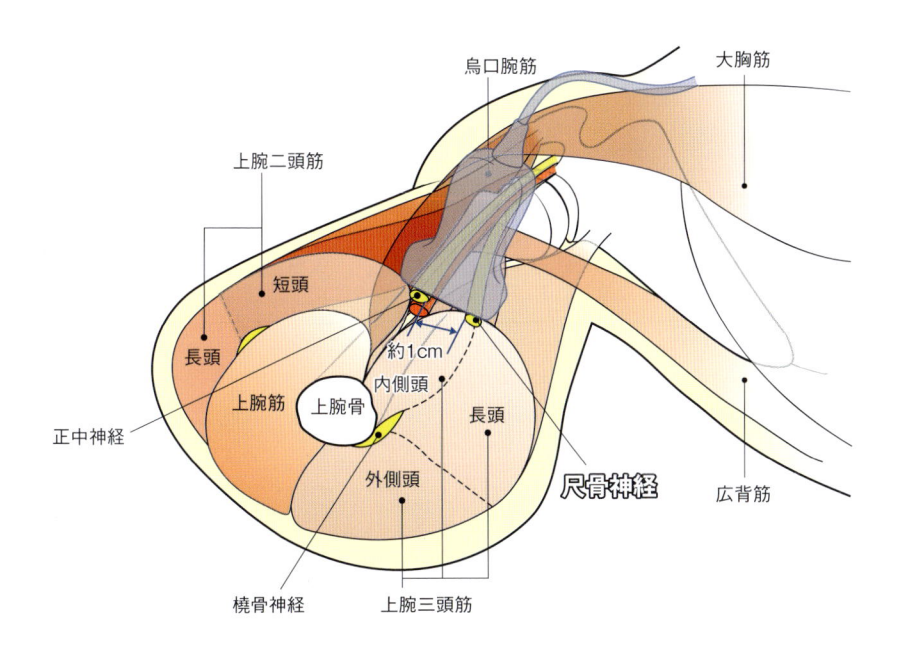

尺骨神経は上腕三頭筋の筋膜の内側を走行している。

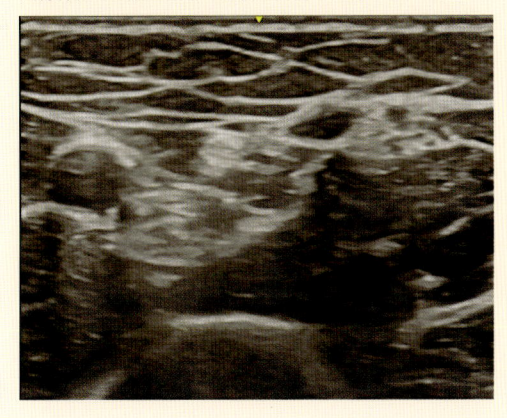

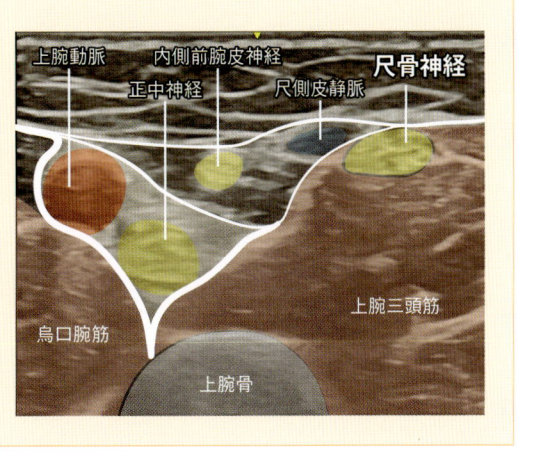

| 描出の鍵となる組織 | 上腕動脈 → 上腕三頭筋 → 尺骨神経 |

尺骨神経が同定できたら，腋窩まで追ってみる

　尺骨神経は上腕中央部では上腕動静脈より約1cm内側を走行するが，中枢方向に走査すると腋窩に近づくに従って上腕動静脈や正中神経に近づくようになり，腋窩部では上腕動脈や上腕静脈に接する。腋窩部では複数の動静脈や神経により，正確な神経の輪郭の描出が難しくなりやすい。上腕動脈の内側に接して存在することが多いが，上腕静脈とも接しておりプローブの圧迫によって静脈内腔を押し潰すと輪郭がわかりやすくなる。

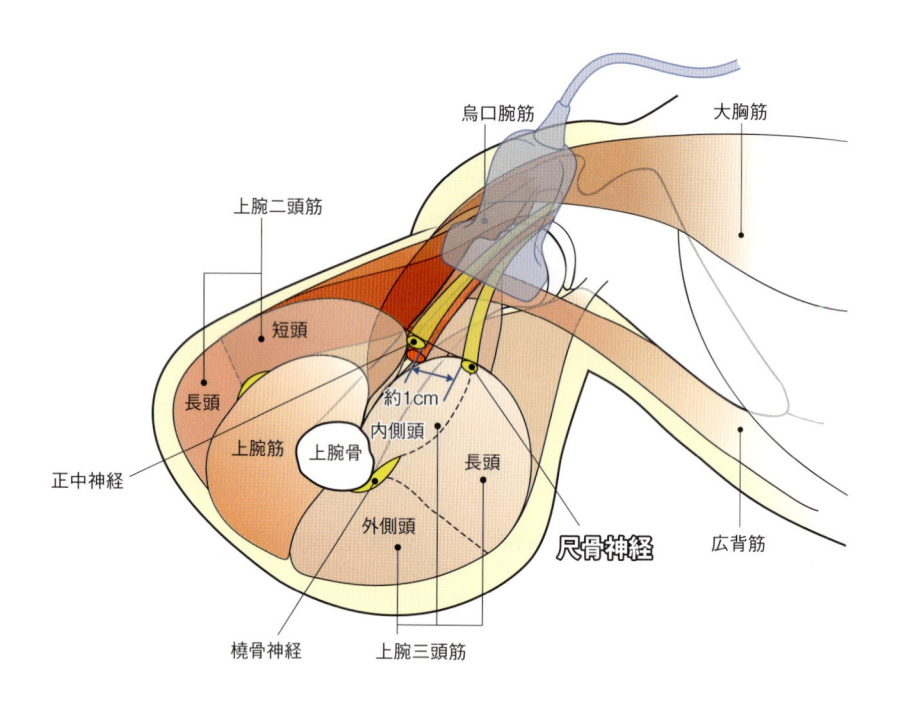

上腕中央部で同定した尺骨神経を，中枢方向に追っていくと，腋窩に近づくに従い，尺骨神経は上腕動静脈に近づく。

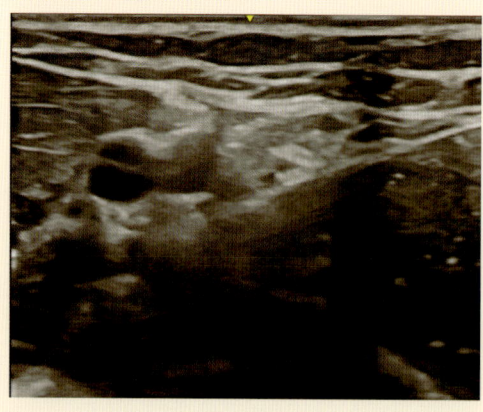

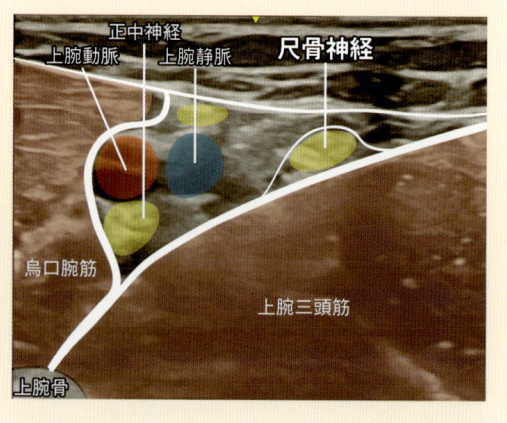

描出の鍵となる組織　上腕動脈 → 上腕三頭筋 → 尺骨神経　［ブロック］

腋窩でのブロック

　筆者らは腋窩の広背筋の上腕骨停止部で，正中神経・橈骨神経・筋皮神経と同時に腕神経叢ブロックを行っている。外側より平行法で穿刺を行うが，この部位で尺骨神経をブロックすると，神経が穿刺部位から最も遠くなるため，神経の外側に存在する正中神経や上腕動脈，上腕静脈を避けて針を進めるテクニックが必要となる(動画参照)。

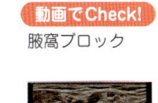

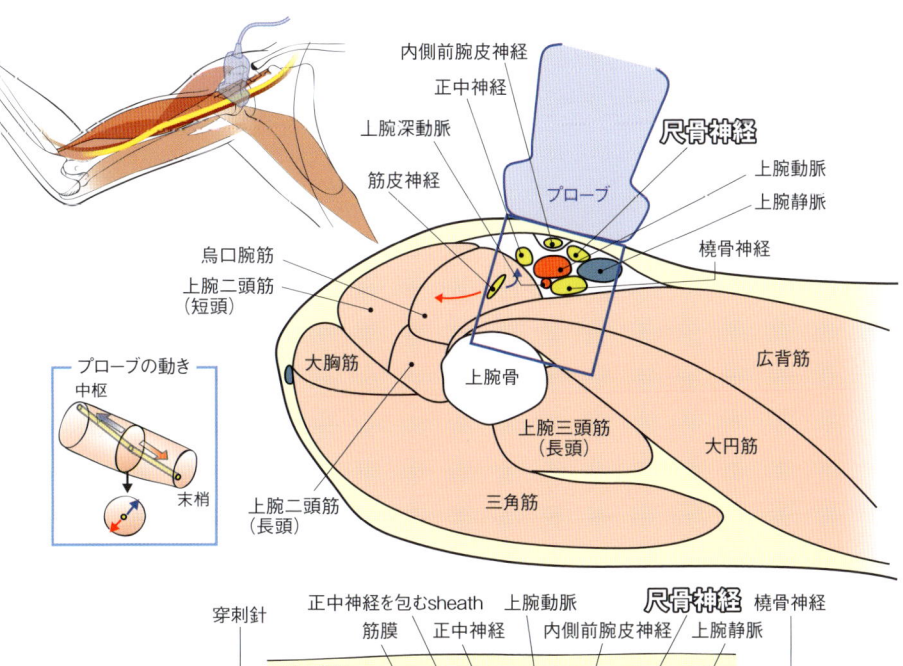

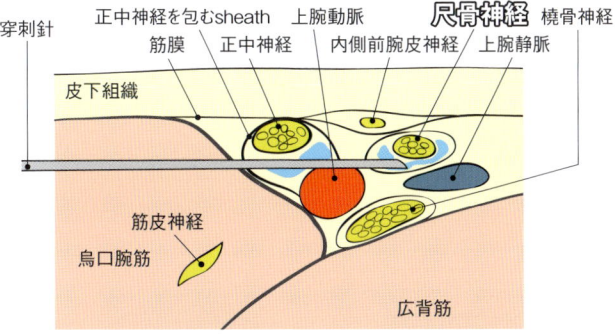

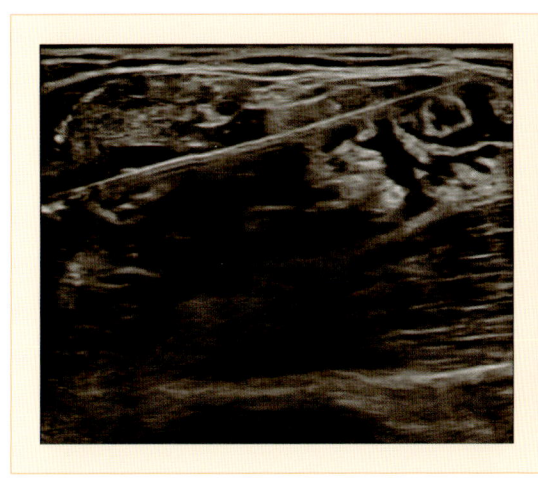

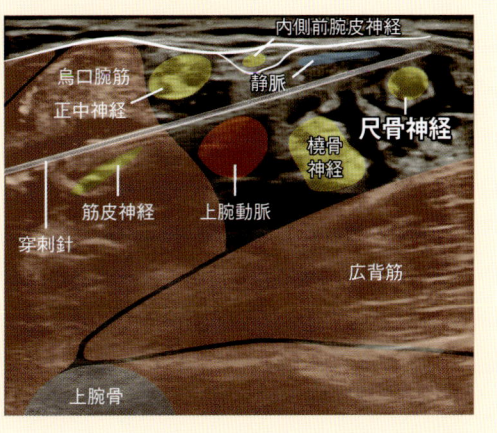

動画でCheck！
腋窩ブロック

描出の鍵となる組織　尺骨動脈・尺側手根屈筋 → 尺骨神経

前腕部
前腕中央部から前腕遠位部で尺骨神経を同定する

　体位は，仰臥位で肘関節伸展・前腕回外位で掌を上に向けて行う。尺骨神経は前腕の中央から遠位部にかけて，この体位で比較的描出が容易である。一方，肘部管を観察したい場合には，坐位で手の台を使用して行うか，あるいは側臥位での観察が適している。

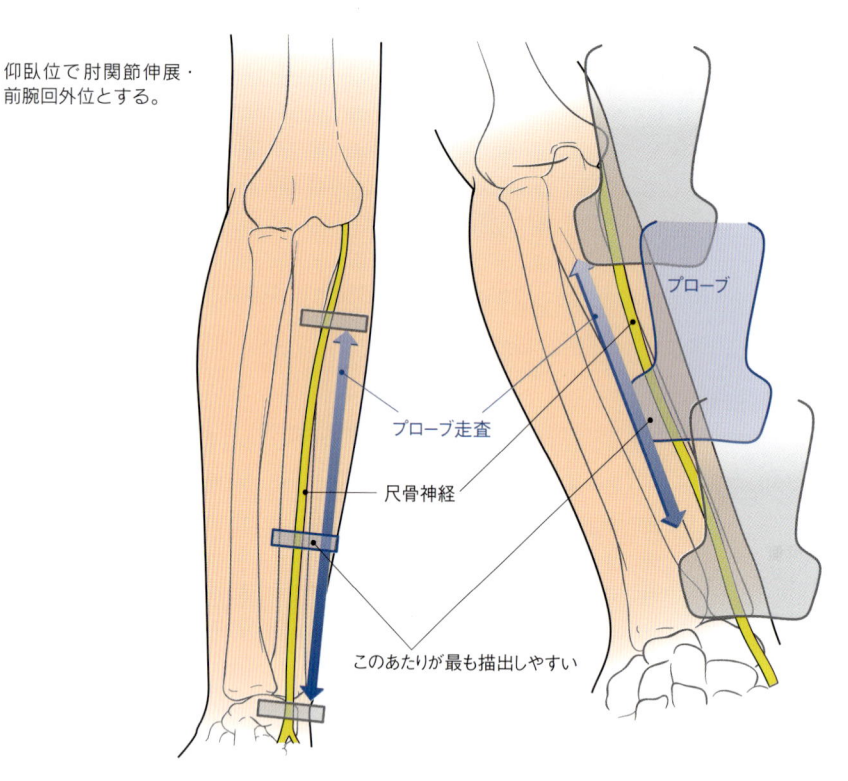

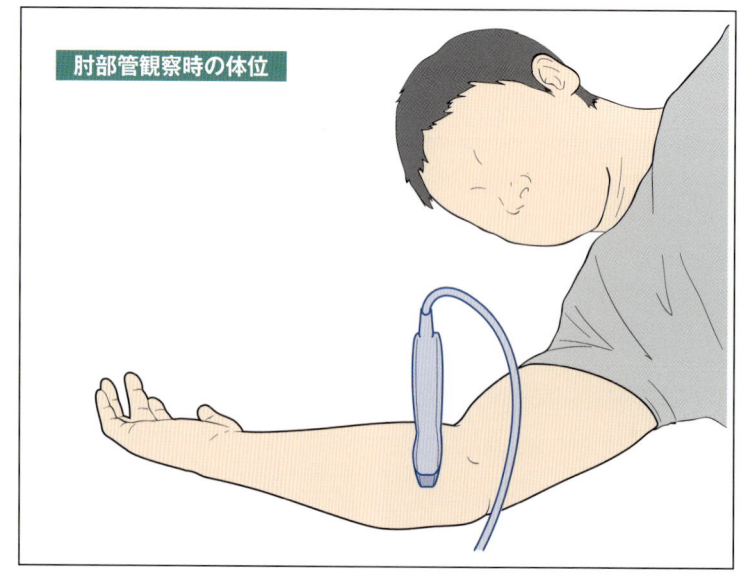

仰臥位で肘関節伸展・前腕回外位とする。

プローブ

プローブ走査

尺骨神経

このあたりが最も描出しやすい

肘部管観察時の体位

描出の鍵となる組織　尺骨動脈・尺側手根屈筋 → 尺骨神経

尺骨神経は尺側手根屈筋の裏側で，尺骨動脈の尺側を走行する

　尺側手根屈筋は，上腕骨内側上顆と肘頭の2つの起始をもち，豆状骨に停止する。肘部管で尺骨神経はこの2つの起始部の間を通り，尺側手根屈筋の筋腹の裏側へと潜り込み，尺側手根屈筋の裏側に沿って手関節まで走行する。

　前腕の中央から手関節までは，尺骨神経は尺骨動脈の尺側に沿って走行する。前腕の遠位部では，尺側手根屈筋腱の輪郭を体表から容易に触知可能である。超音波プローブを短軸で尺側手根屈筋上に置くと，尺側手根屈筋の裏側に沿う動脈が容易に同定できる。これが尺骨動脈であり，尺骨神経はこの動脈の尺側に接するfascicular patternをもつ楕円の高エコー像として描出できる。

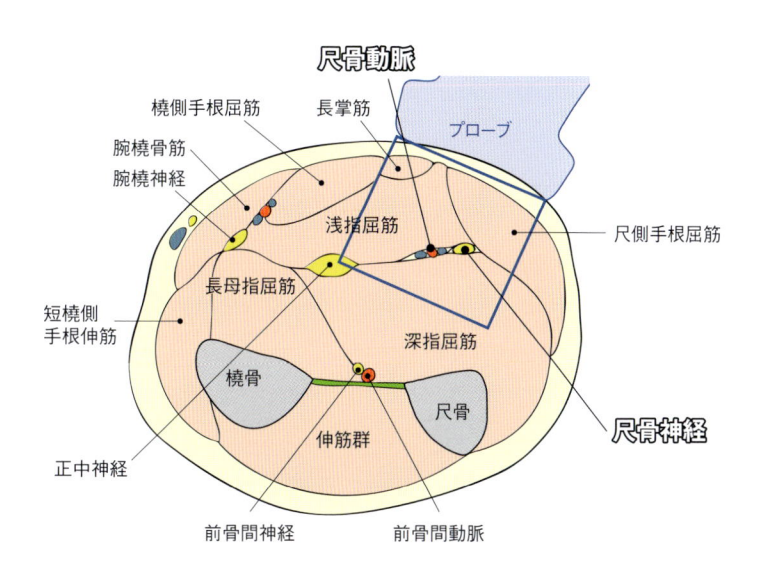

尺骨神経は，尺側手根屈筋の裏側を尺骨動脈の尺側に沿って走行する。

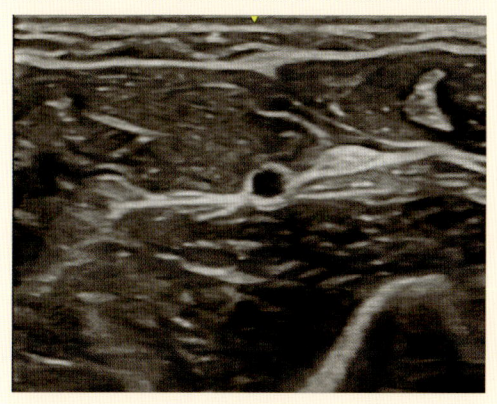

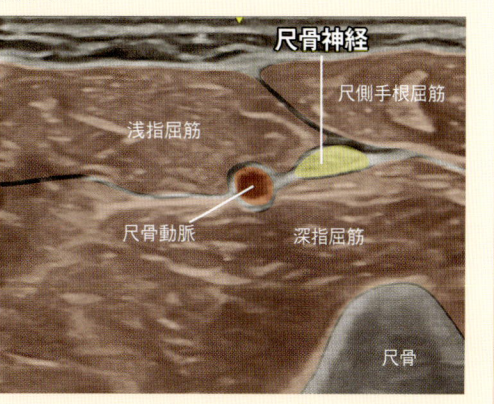

描出の鍵となる組織 尺骨動脈・尺側手根屈筋 → 尺骨神経

尺骨神経背側枝の同定

手関節より約5cm近位で，尺骨神経本幹から内側に分岐する尺骨神経背側枝を同定できる。尺骨神経背側枝は尺側手根屈筋の深層に接して背側末梢に向かい，手の尺側・背側の知覚を支配する。12MHzリニアプローブでも，プローブを往復させることにより同定可能である。

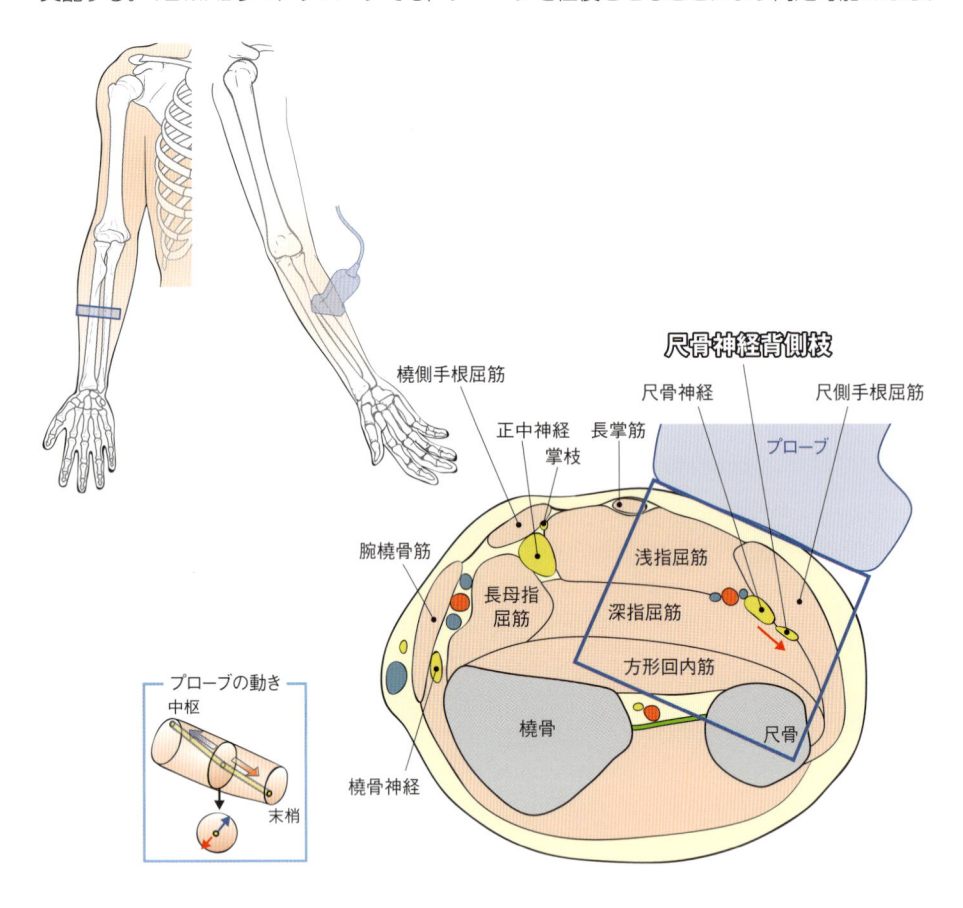

尺骨神経本幹から分岐し，尺側手根屈筋の深層を走行する尺骨神経背側枝が確認できる。

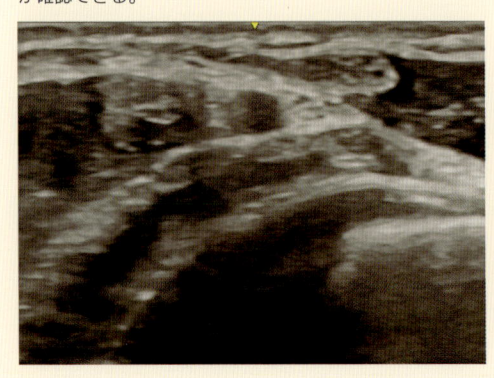

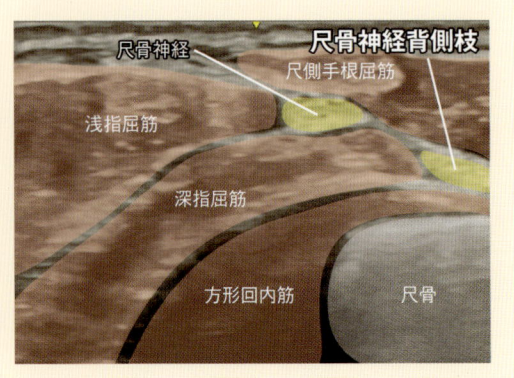

描出の鍵となる組織　有鉤骨鉤 → 尺骨神経

手関節部での同定

　尺骨神経は，手関節で豆状骨に停止する尺側手根屈筋の橈側を走行し，ここで指神経への浅枝と深掌動脈弓に沿い骨間筋などを支配する深枝に分岐する。有鉤骨鉤のほぼ直上を尺骨動脈が走行し，この尺側に接して尺骨神経は存在するが，深枝は有鉤骨鉤に接しながら深層へと向かうために，分岐後は超音波で追うことが難しくなる。

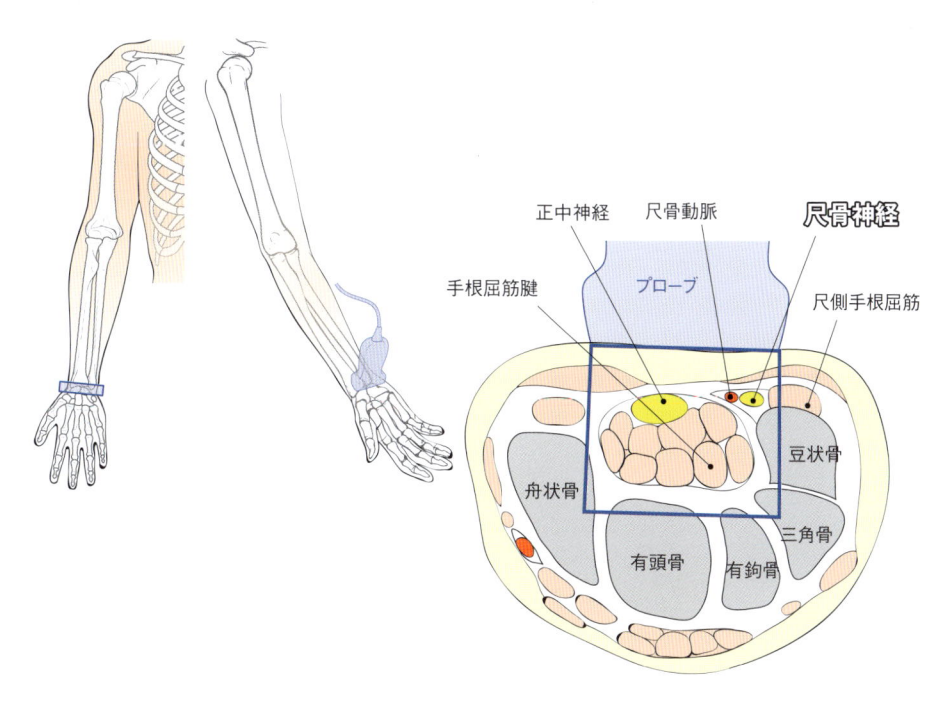

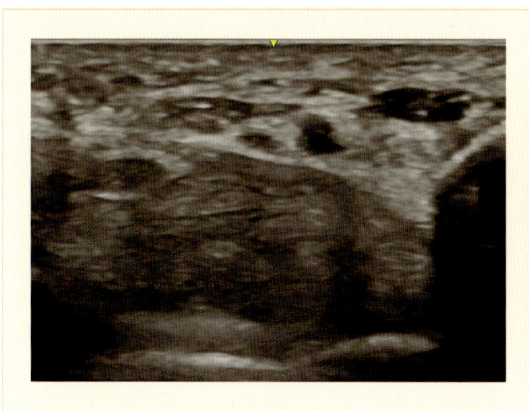

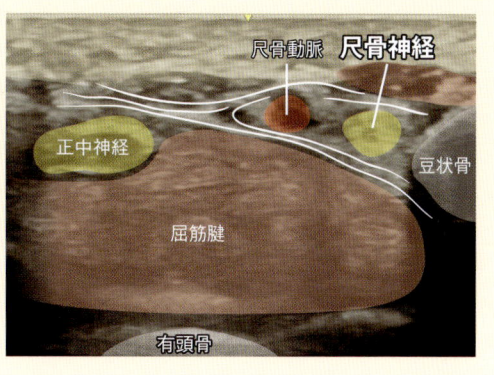

II章 実践 末梢神経のさがし方

上肢
橈骨神経

はじめに

　橈骨神経は，正中神経や尺骨神経と同様に手の機能に深くかかわる神経である。ほかの神経よりもやや解剖学的に超音波で観察しにくいが，体位や薬液の注入法を工夫することで観察・確実なブロックが可能である。

　上腕においては，上腕三頭筋の運動を支配し，知覚枝である後上腕皮神経，後前腕皮神経を分岐する。これらの神経は上肢後面の広い領域の知覚を支配する。肘関節の付近で浅枝と深枝に分岐する。浅枝は知覚神経であり，手関節橈側から手背，母指，示指の背側にかけて支配する知覚枝である。一方深枝は，前腕の伸側へと走行して後骨間神経となり，手関節・手指伸筋群の運動を支配する。

解剖

腋窩から上腕部

　本神経はC5からC8の頸神経に由来する。上神経幹，中神経幹，下神経幹から後神経束を経由して腋窩に至る。

　腋窩では，上腕動静脈や正中神経・尺骨神経の背側を走行する。上腕骨近位部には広背筋と大円筋が停止するが，橈骨神経はこれより前方を走行しており，末梢に走行するに従って上腕骨の後方に向かう。上腕骨後方を通過することは正中神経や尺骨神経，あるいは筋皮神経と異なり，橈骨神経だけにみられる解剖上最も大きな特徴である。

　肘関節の伸筋である上腕三頭筋は，内側頭，外側頭，そして長頭の3つの頭をもつ。長頭は，肩甲骨より起始し，内側頭，外側頭はそれぞれ上腕骨より起始する。この3つの筋のうち，最も上腕骨の背側に接して広く起始するのが，内側頭である。橈骨神経は，内側頭と長頭の間から上腕骨に近寄り，上腕骨にほぼ接して走行して，上腕背側・外側へ向かう。

　上腕遠位部で外側頭の前方には上腕筋と腕橈骨筋が存在する。橈骨神経は，上腕の遠位1/3付近で，筋間中隔を通過して上腕筋と腕橈骨筋の間に向かう。同時に後前腕皮神経を分岐する。上腕筋と腕橈骨筋の間を走行しながら，肘関節では上腕骨小頭のほぼ屈側正面の位置へと移る。

肘関節から前腕

　肘関節で橈骨神経は浅枝と深枝に分岐する。浅枝は，腕橈骨筋の裏側に沿って末梢方向に走行する。前腕の近位1/3より末梢では，すぐ尺側を橈骨動静脈が伴走する。腕橈骨筋の背側から手関節（前腕の遠位1/3）付近で，腕橈骨筋の深層を通り背側に出て，筋膜を貫き，皮下に至り，手背の母指・示指の背側付近に知覚枝を送る。

　深枝は，肘関節付近で浅枝と分岐し，回外筋の内部を通過し，前腕の背側に向かい，屈筋群に運動枝を分岐する。背側に出たあと，伸筋群へ運動枝を分枝しながら手関節背側1st compartmentの内容である長母指外転筋，短母指伸筋の2つの筋腹にいったん乗り上げ，やや尺側方向から骨間膜のほうに向かい，前腕遠位1/3より末梢では骨間膜の背側に沿って走行し，最終的には手関節の知覚を支配する。

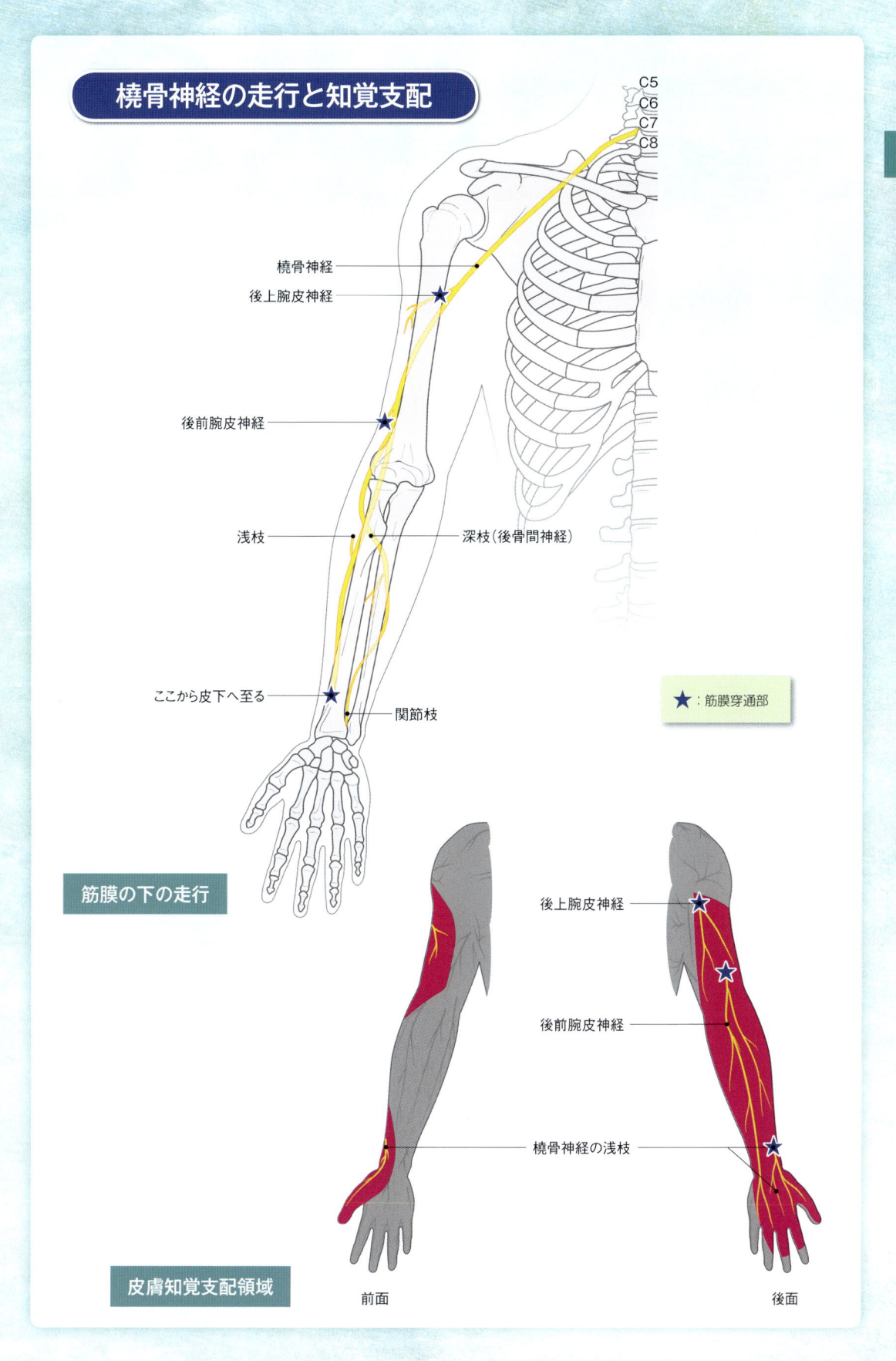

橈骨神経の走行と知覚支配

C5
C6
C7
C8

- 橈骨神経
- 後上腕皮神経
- 後前腕皮神経
- 浅枝
- 深枝（後骨間神経）
- ここから皮下へ至る
- 関節枝

★：筋膜穿通部

筋膜の下の走行

皮膚知覚支配領域

- 後上腕皮神経
- 後前腕皮神経
- 橈骨神経の浅枝

前面　　後面

II 上肢　橈骨神経

| 描出の鍵となる組織 | 上腕動静脈 → 上腕骨・上腕三頭筋 → 橈骨神経 |

超音波での描出テクニック

腋窩から上腕近位部

腋窩部では橈骨神経の輪郭は描出しにくい

　ほかの神経と同様，肩関節外転・外旋位で走査を開始する。正中神経や尺骨神経が比較的浅層を走っているのに対し，橈骨神経は，通常上腕動静脈よりも深層を走行するために，他の組織によるアーチファクトが重なり正確な輪郭が観察しにくい。肩関節外転・外旋位では広背筋の上に乗り上げたような形になり，比較的皮膚から浅い位置を走行している。広背筋の停止部より末梢では深層に向かい，上腕骨の背側にまわり込むように走行する。

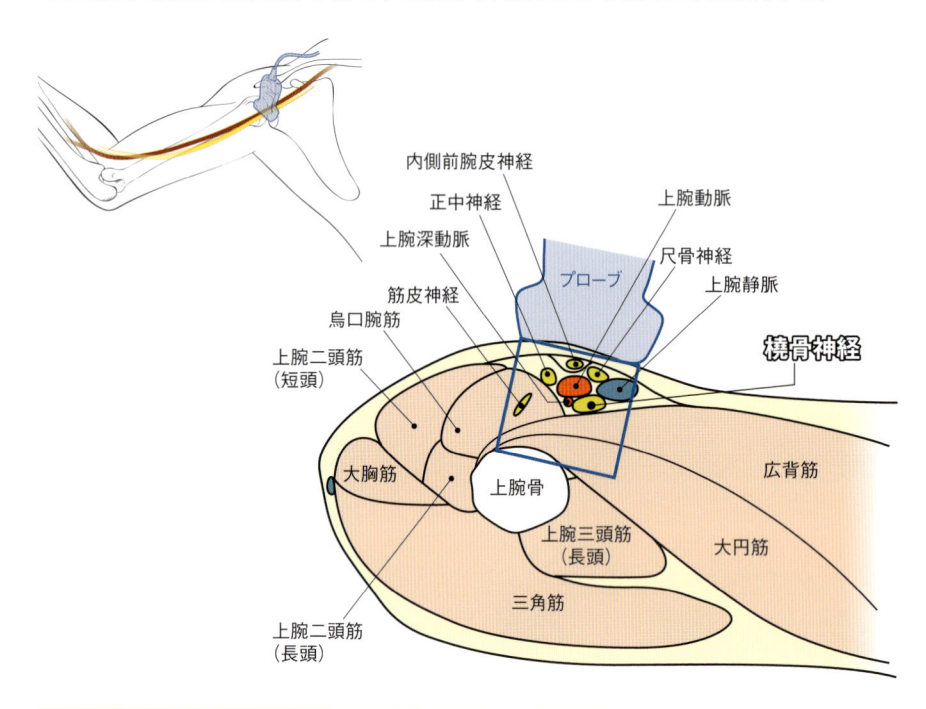

腋窩部での橈骨神経は，体表からの深度は浅いものの，周囲の組織のアーチファクトの影響により，境界不明瞭となりやすい。

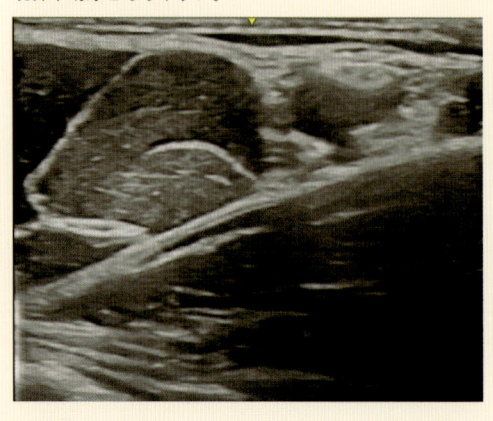

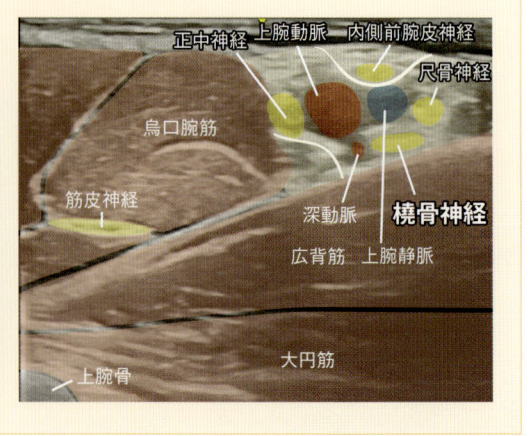

描出の鍵となる組織 上腕動静脈 → 上腕骨・上腕三頭筋 → 橈骨神経

上腕三頭筋の内側頭と長頭の間から上腕骨背側面に至る

腋窩から末梢方向に走査していくと，ほかの神経・血管から分かれて，上腕三頭筋の内側頭と長頭の間から上腕骨の背側にまわり込むような特徴的な動きをする。この際，短軸像で観察すると，神経は円形ではなく，かなり細長い紡錘形をした高エコー像として描出される。これは橈骨神経が上腕三頭筋に筋枝を複数送ることに由来する。

上腕部における橈骨神経には，上腕深動脈が伴走する。橈骨神経は上腕骨に斜めに巻き付くように走行しており，正中神経や尺骨神経を同定する際とは異なり，プローブを斜めに当てると描出しやすい。

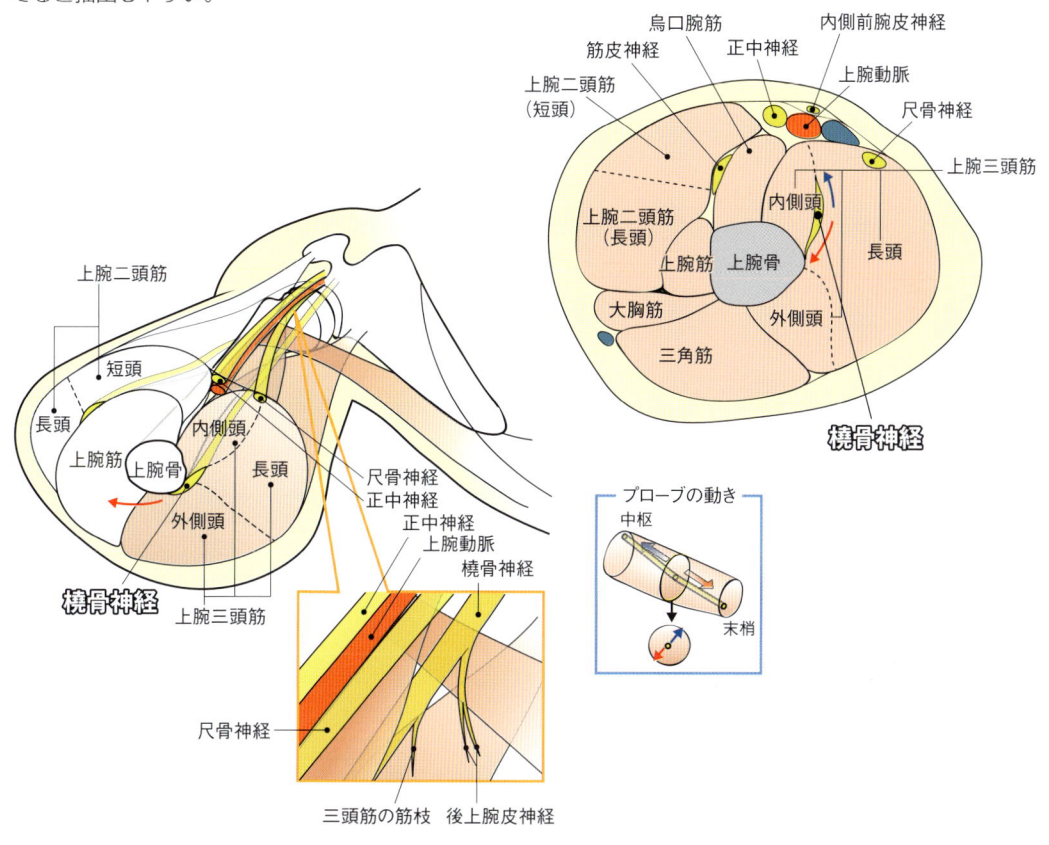

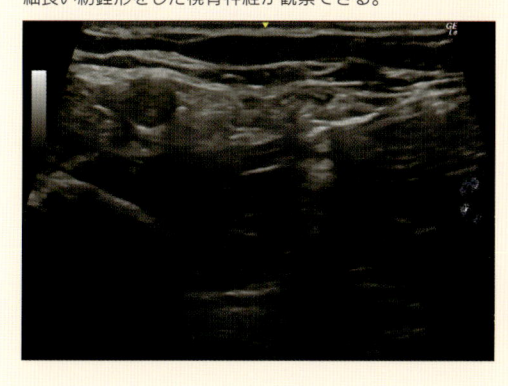

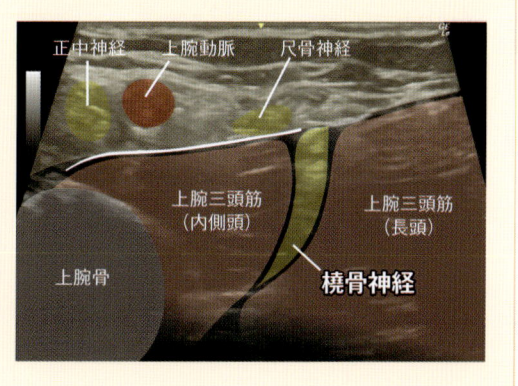

Ⅱ 上肢　橈骨神経

細長い紡錘形をした橈骨神経が観察できる。

89

| 描出の鍵となる組織 | 上腕動静脈 → 上腕骨・上腕三頭筋 → 橈骨神経 | ブロック |

腋窩でのブロック

　橈骨神経は腕神経叢腋窩アプローチで，最も効果が不十分になりやすい神経である。筆者らは，肩関節外転・外旋位で橈骨神経を広背筋に乗り上げさせ前方にもってくる形にして，広背筋の表面を液性剥離することにより，橈骨神経を確実にブロックする方法を採っている。

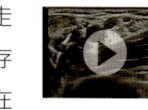

　大胸筋の下縁に沿ってプローブを押し当てると，広背筋・大円筋の上腕骨停止部が，横走するfibrillar patternとして描出できる。橈骨神経はこの広背筋の表面に接する形で必ず存在するが，ほかの神経・血管（上腕動静脈，正中神経，尺骨神経）が邪魔をして，深層に存在する橈骨神経の描出は困難である。

　平行法で外側より針を刺入し，広背筋の表層を液性剥離すると，局所麻酔薬に持ち上げられる形で橈骨神経の輪郭が明らかとなる。

　ブロックの際には，上腕深動脈を穿刺しないように注意する必要がある。上腕深動脈も広背筋の上腕骨停止部付近で上腕動脈より分岐する。注意深くプローブを中枢↔末梢方向に動かすと，雪だるま状の上腕深動脈分岐部を確認することができる。

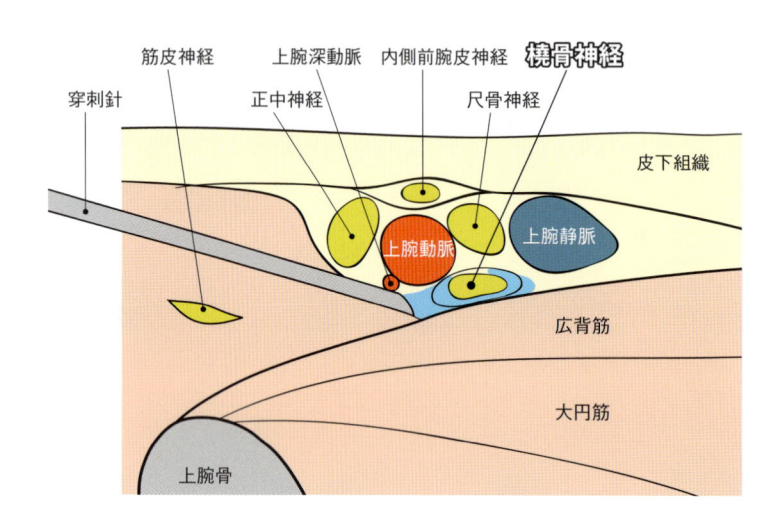

動画でCheck!
腋窩ブロック

橈骨神経深層で広背筋表面を液性剥離している。液性剥離に従って橈骨神経が表層へと持ち上がり，その輪郭がはっきりと描出できるようになる。

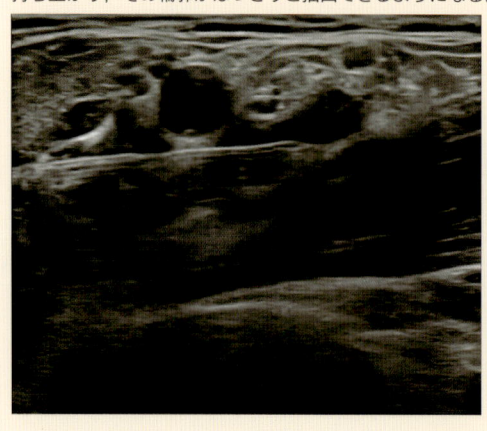

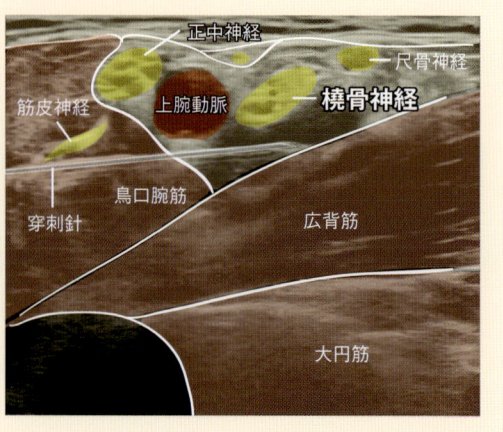

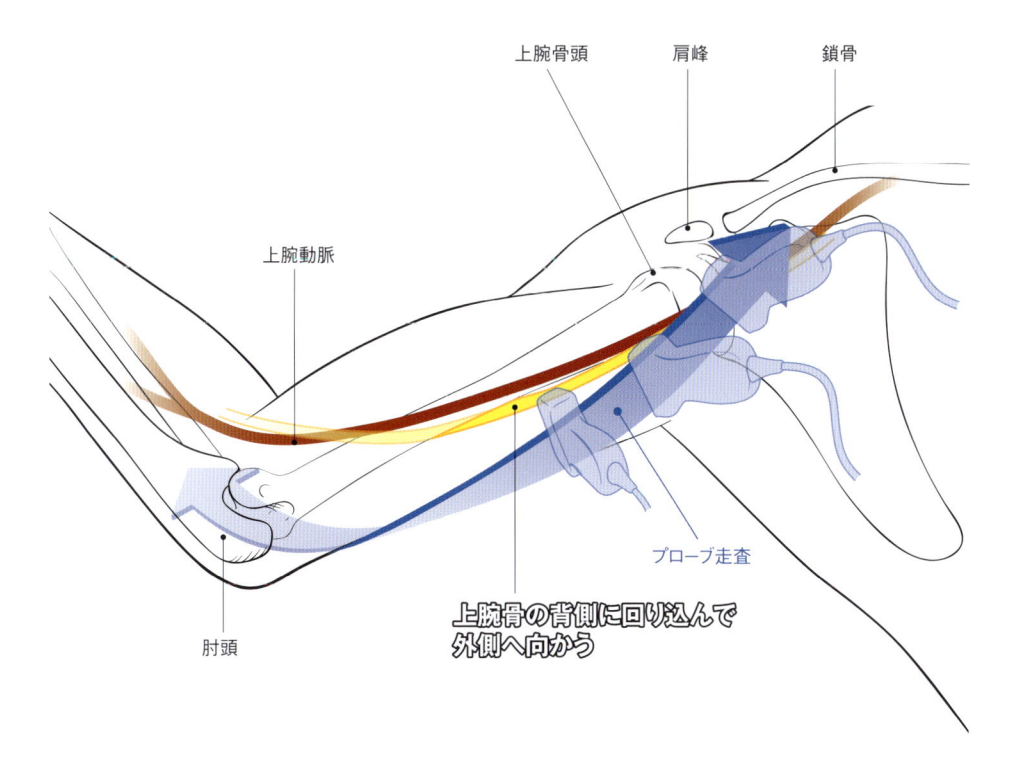

描出の鍵となる組織　上腕動静脈 → 上腕骨・上腕三頭筋 → 橈骨神経　ブロック

Ⅱ　上肢　橈骨神経

上腕骨頭　肩峰　鎖骨

上腕動脈

プローブ走査

上腕骨の背側に回り込んで外側へ向かう

肘頭

上腕深動脈の分岐部の観察

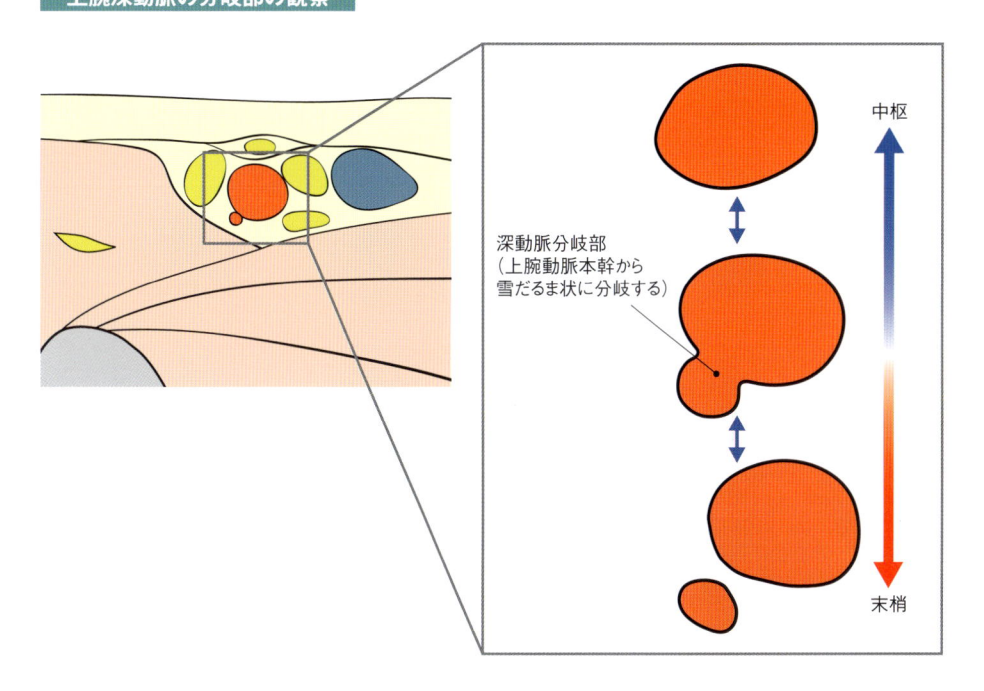

深動脈分岐部
（上腕動脈本幹から雪だるま状に分岐する）

中枢

末梢

描出の鍵となる組織／上腕骨小頭 → 上腕三頭筋・上腕筋間

上腕遠位部から肘関節

肘関節正面で，上腕骨小頭が橈骨神経の目印となる

　上腕を後方から観察した場合は，橈骨神経の描出は比較的容易である．しかし，上腕を後方から観察するためには坐位あるいは腹臥位で観察する必要があり，実際の臨床あるいはブロックする状況においては，とりにくい体位である．

　上腕遠位部や前腕での橈骨神経のよい目印となるのは，上腕骨小頭である．まず，肘関節伸展位・前腕回外位で肘関節正面を超音波短軸像で観察すると，上腕骨小頭の正面（浅層）に腕橈骨筋と上腕筋にはさまれる形で紡錘形の高エコー像が観察できる．これが，橈骨神経である．

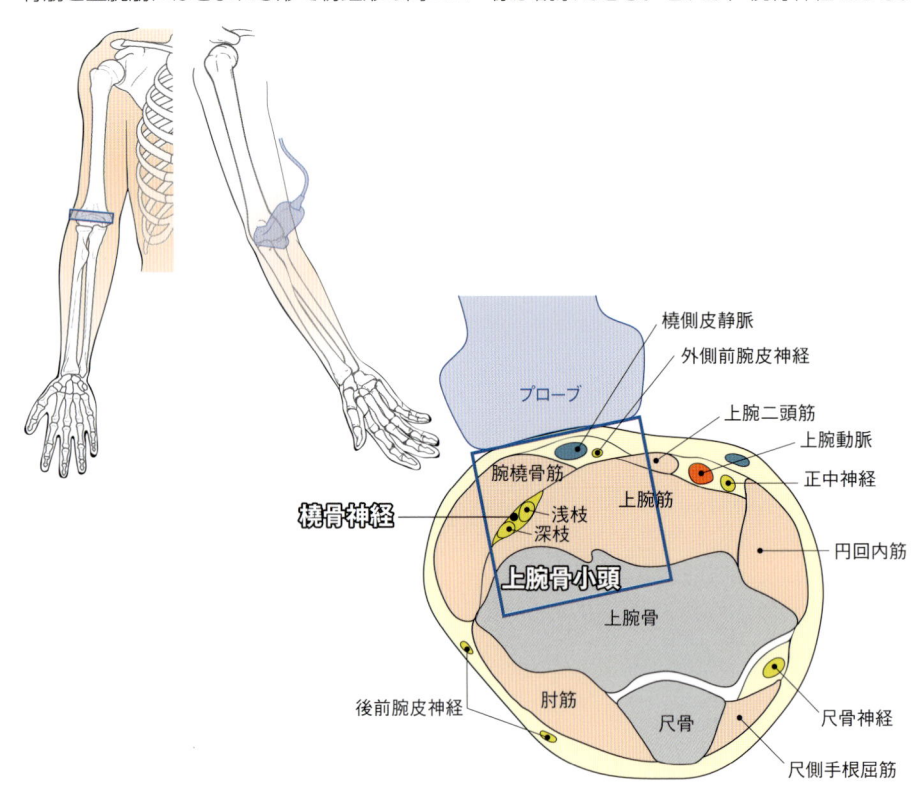

橈骨神経は腕橈骨筋と上腕筋の間に境界明瞭な高エコー像として描出される．

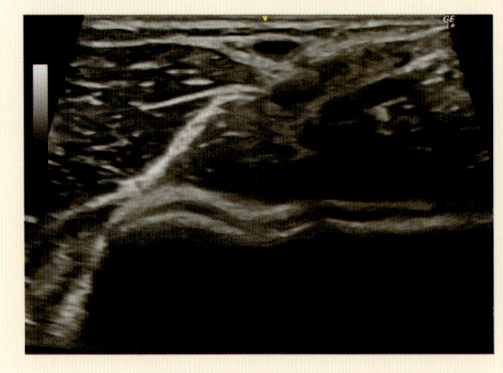

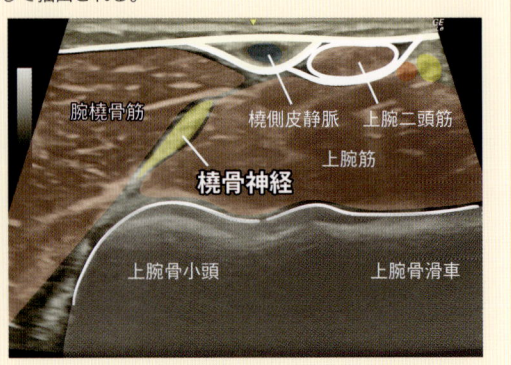

描出の鍵となる組織／上腕骨小頭 → 上腕三頭筋・上腕筋間 `ブロック`

橈骨神経のレスキューブロック

　腋窩部でのブロックで，筆者らは広背筋表層に0.75%ロピバカイン約5mLを注入することで，近年橈骨神経ブロックに失敗したことはない。しかし，一般的に腋窩では，橈骨神経が最も不確実なブロックになりやすいとされており，その際は極力少量の局所麻酔薬でレスキューを行う必要がある。肘関節の前方（上腕骨小頭高位）は，橈骨神経を最も描出しやすい部位であり，浅枝および深枝をブロックすることが可能である。ただし，肘関節前面で橈骨神経をブロックした場合，手関節背側など後前腕皮神経領域の知覚までブロックすることはできない。

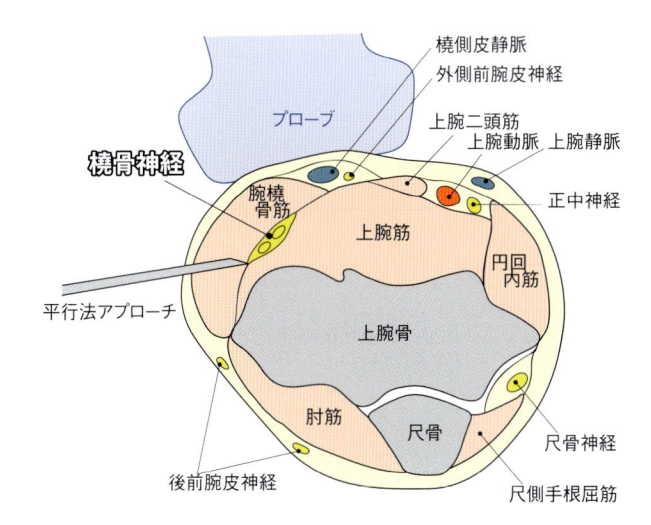

図中ラベル：プローブ／橈側皮静脈／外側前腕皮神経／上腕二頭筋／上腕動脈／上腕静脈／正中神経／橈骨神経／腕橈骨筋／上腕筋／円回内筋／平行法アプローチ／上腕骨／肘筋／尺骨／尺骨神経／後前腕皮神経／尺側手根屈筋

用語解説

レスキューブロック
中枢で行ったブロック（腕神経叢ブロック腋窩アプローチなど）の一部の神経の効果（例：橈骨神経）が不十分である際，より末梢の，神経の描出が良好な箇所で当該神経を対象にしてブロックを追加することにより，手術を行うことが可能である。

II　上肢　橈骨神経

描出の鍵となる組織／上腕骨小頭 → 上腕三頭筋・上腕筋間

上腕遠位部の観察時には，肘関節屈曲で肩関節内旋位

　上腕遠位部で橈骨神経を観察する際には，肘関節屈曲・肩関節内旋位で，手を患者の腹部に置くような自然な体位が観察しやすい．橈骨神経を上腕骨小頭の前方で同定した後，この肢位で腕橈骨筋と上腕筋の筋間に沿ったまま，徐々にプローブを中枢に向けて走査していくと，橈骨神経は上腕骨に徐々に近づき，そして上腕骨の背側に向かっていく走行が観察できる．

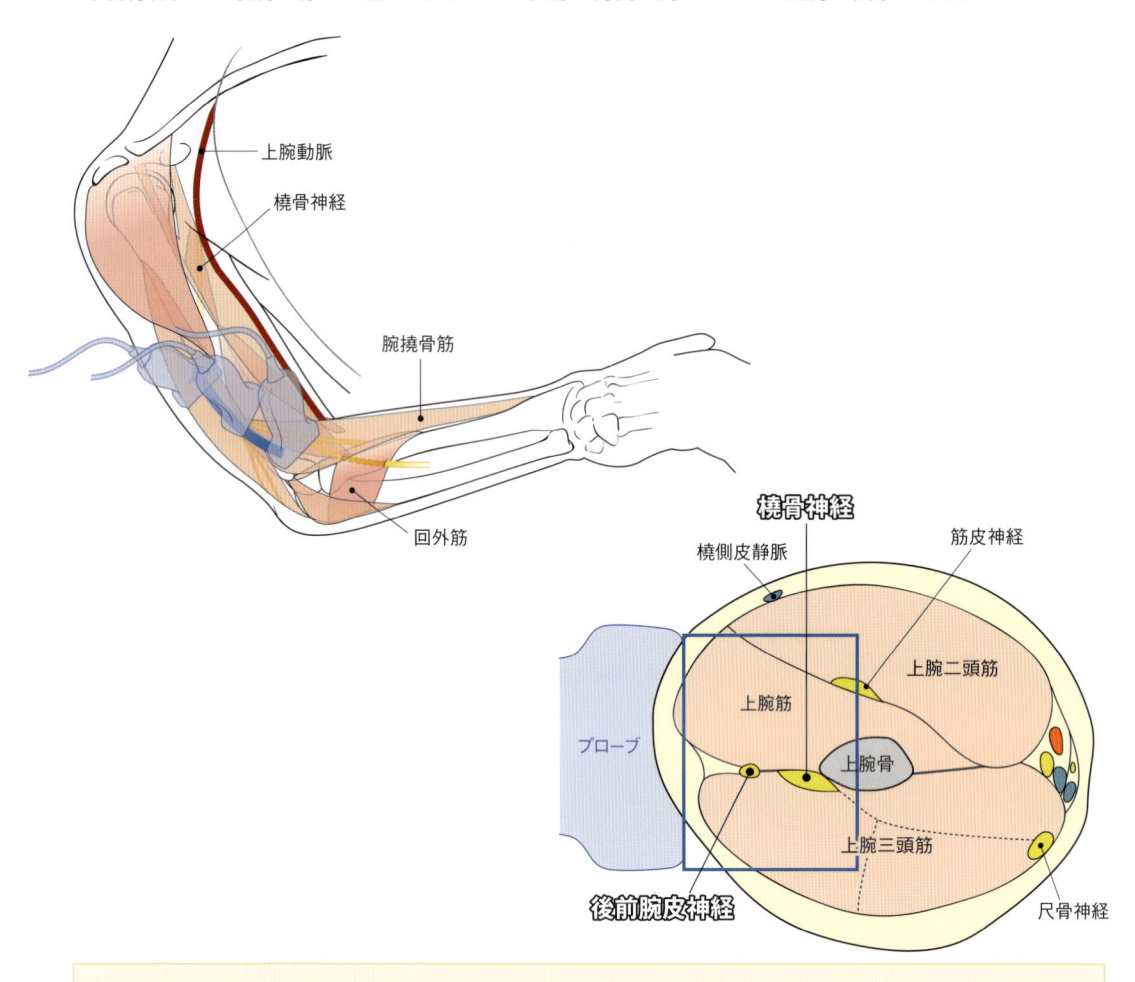

橈骨神経は，上腕三頭筋側から屈側へと筋間中隔を通過する際に，上腕骨の表面を走行する．
この肢位で超音波で観察すると，意外と皮膚から近く，観察しやすいことに気付く．

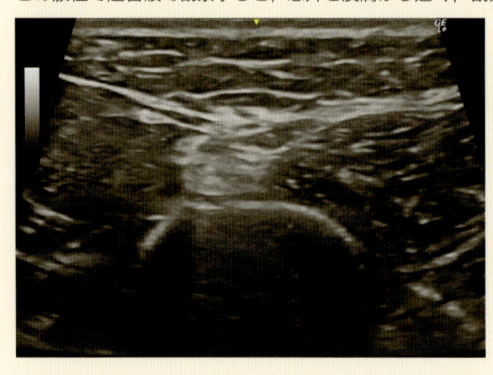

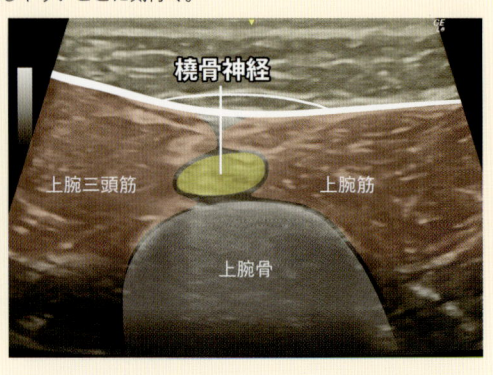

描出の鍵となる組織／上腕骨小頭 → 上腕三頭筋・上腕筋間

上腕中央部から末梢方向で，橈骨神経から分岐する後前腕皮神経を同定する

　上腕中央部では橈骨神経が上腕骨に接するが，逆に末梢に向けてプローブを走査していくと，上腕筋と上腕三頭筋の間から橈骨神経が出てくる。この部位において，ちょうど2つの筋間に向けて分岐してくる後前腕皮神経を描出することができる。後前腕皮神経は橈骨神経から分岐し，上腕の遠位1/3付近で前腕筋膜を貫いて皮下に至り，典型的にはすぐに2つ程度の枝に分岐する。この後前腕皮神経は，前腕の後方から手の背側まで支配する知覚神経である。

上腕中央部から末梢方向にプローブを走査すると，橈骨神経の本幹から上腕筋と上腕三頭筋の間に向かって後前腕皮神経が分岐するのが観察できる。

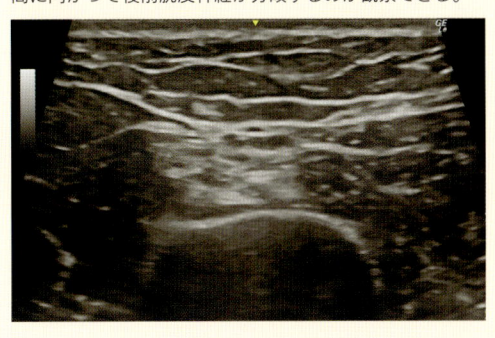

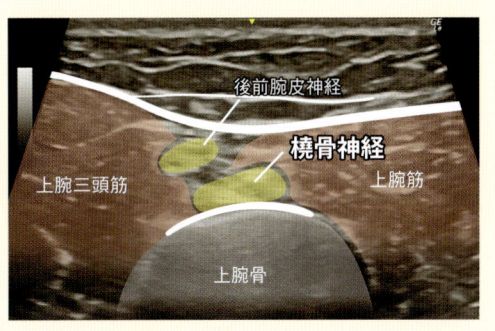

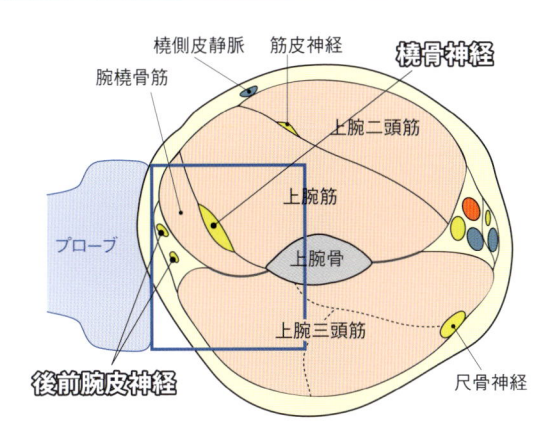

上の超音波像から，わずかに1cm末梢での超音波像。筋膜を貫いた後前腕皮神経は，すぐに2つの枝に分かれている。

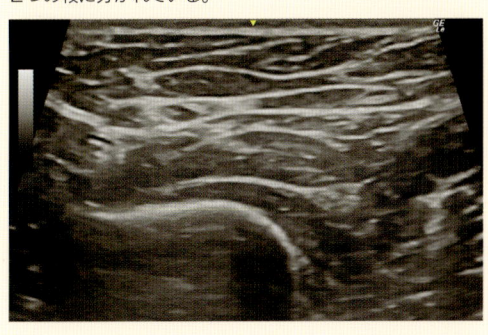

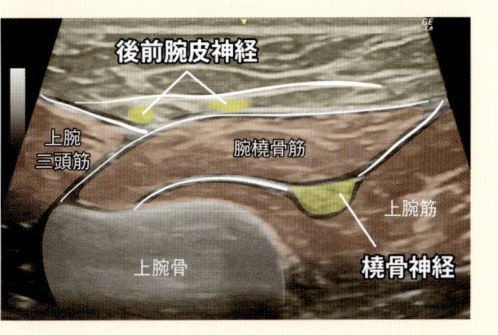

II 上肢 橈骨神経

描出の鍵となる組織／上腕骨小頭 → 橈骨動脈

肘関節から前腕

橈骨神経浅枝は橈骨動静脈に伴走する

　肘関節から前腕に向けて走査したとき，橈骨神経浅枝の描出は比較的容易である。上腕骨小頭の正面で紡錘形に見える橈骨神経の表層に存在するのは，腕橈骨筋の筋腹である。肘関節伸展位・前腕回外位で末梢に向けて短軸で走査していくと，腕橈骨筋の裏側に沿って写る高エコー領域として橈骨神経浅枝を同定できる。橈骨神経浅枝は，前腕中央部では橈骨動静脈のやや橈側を走行する。橈骨神経浅枝は，前腕の遠位1/3の位置で，腕橈骨筋の深層から背側に出て手の橈背側皮下に知覚枝を送る。

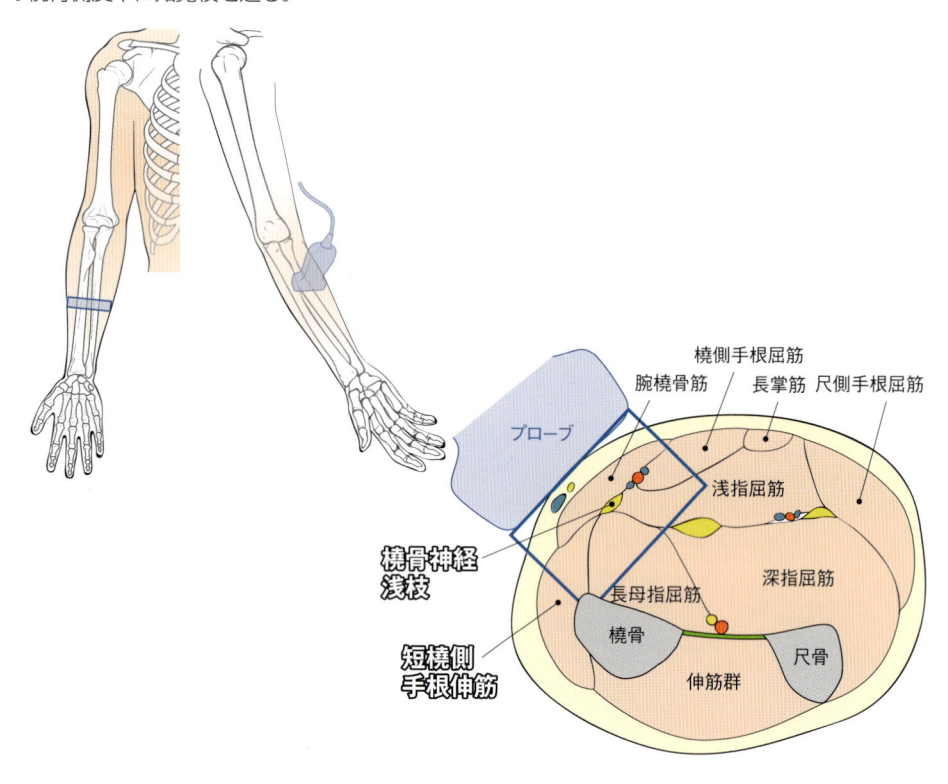

前腕での橈骨神経浅枝は，橈骨動静脈のすぐ橈側を走行するため，その同定は容易である。

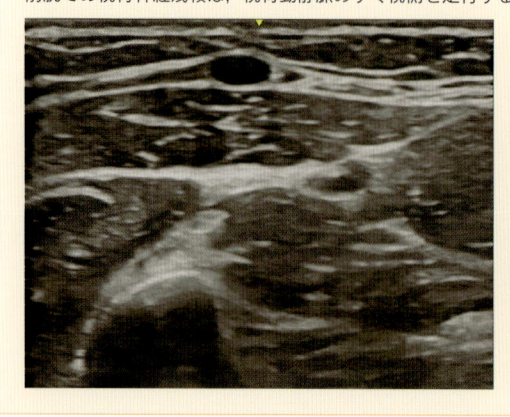

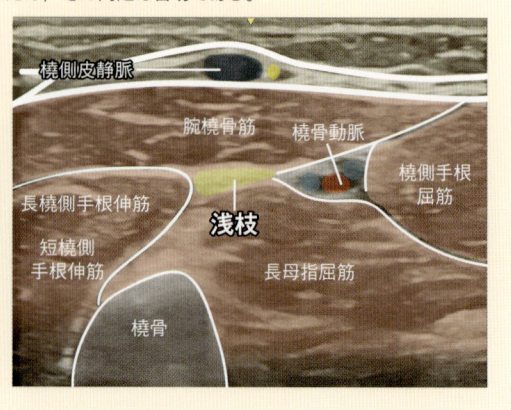

描出の鍵となる組織／上腕骨小頭 → 橈骨動脈

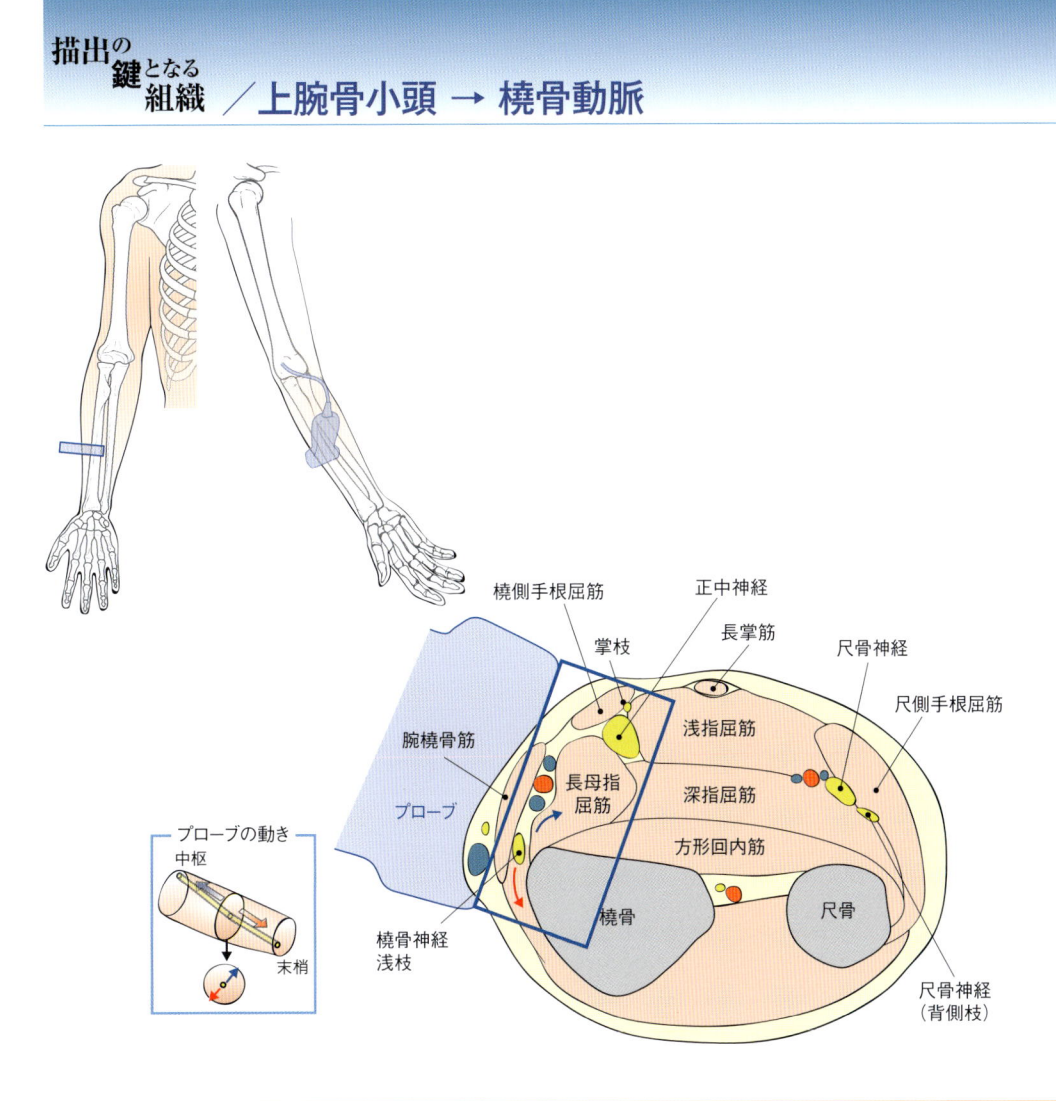

II 上肢 橈骨神経

断面図ラベル:
- 橈側手根屈筋
- 掌枝
- 正中神経
- 長掌筋
- 尺骨神経
- 尺側手根屈筋
- 腕橈骨筋
- 浅指屈筋
- 深指屈筋
- 方形回内筋
- 長母指屈筋
- プローブ
- 橈骨神経浅枝
- 橈骨
- 尺骨
- 尺骨神経（背側枝）

プローブの動き：中枢 → 末梢

この超音波像より末梢の部位では，橈骨神経は橈骨動脈から離れて腕橈骨筋の下層を通過し，皮下組織に至る。

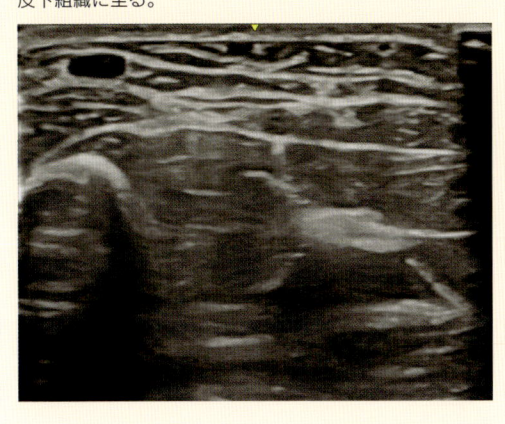

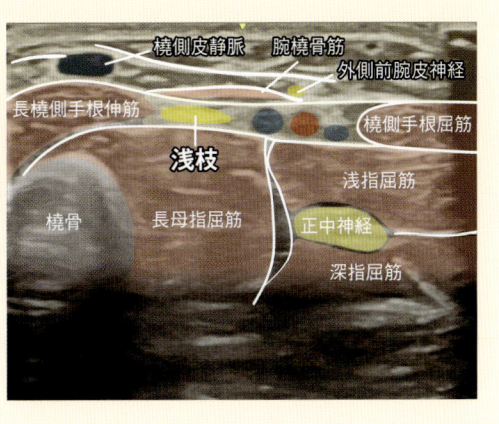

超音波像ラベル:
- 橈側皮静脈
- 腕橈骨筋
- 外側前腕皮神経
- 長橈側手根伸筋
- 橈側手根屈筋
- 浅枝
- 浅指屈筋
- 橈骨
- 長母指屈筋
- 正中神経
- 深指屈筋

97

| 描出の鍵となる組織 / 上腕骨小頭 → 橈骨頭・回外筋 |

後骨間神経(橈骨神経深枝)の観察

　橈骨神経深枝を観察する際は，上腕遠位部での橈骨神経の観察時と同様に肘関節屈曲・肩関節内旋位で，さらに前腕を回内位とし，手掌を患者の腹部に置くような自然な体位が観察しやすい。

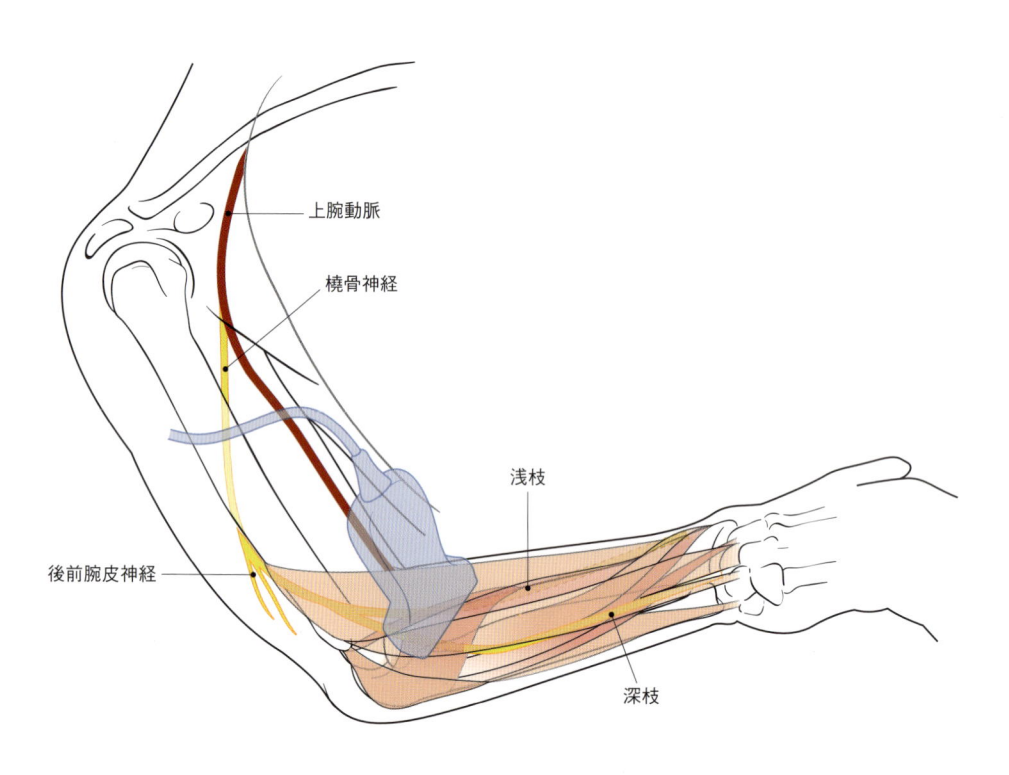

（図：上腕動脈，橈骨神経，後前腕皮神経，浅枝，深枝）

上腕骨小頭の表層を操作すると，橈骨神経は同定が容易である。

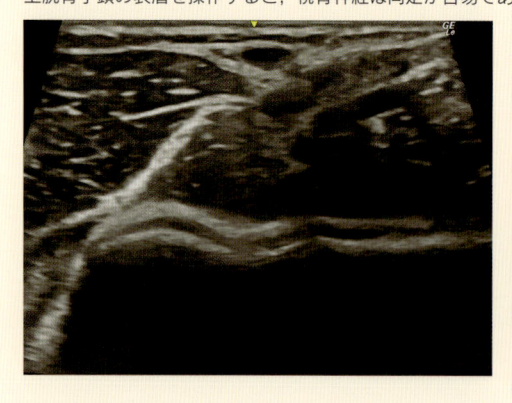

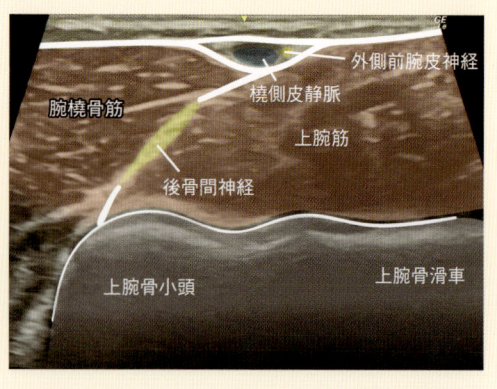

（超音波画像：腕橈骨筋，橈側皮静脈，外側前腕皮神経，上腕筋，後骨間神経，上腕骨小頭，上腕骨滑車）

描出の鍵となる組織／上腕骨小頭 → 橈骨頭・回外筋

回外筋を通過する橈骨神経深枝を見つける

　橈骨神経深枝は，上腕骨小頭から末梢に向けて短軸走査で観察すると，橈骨神経浅枝と分かれて，回外筋内部に向かって走行していく神経として描出できる。回外筋は，橈骨頭と橈骨頚部を包むように存在する筋肉であり，その超音波短軸像は橈骨の輪郭を取り囲む円形の像として観察できる。この回外筋の筋腹の内部を，紡錘形の像が末梢へと向かうのを見つけることができる。

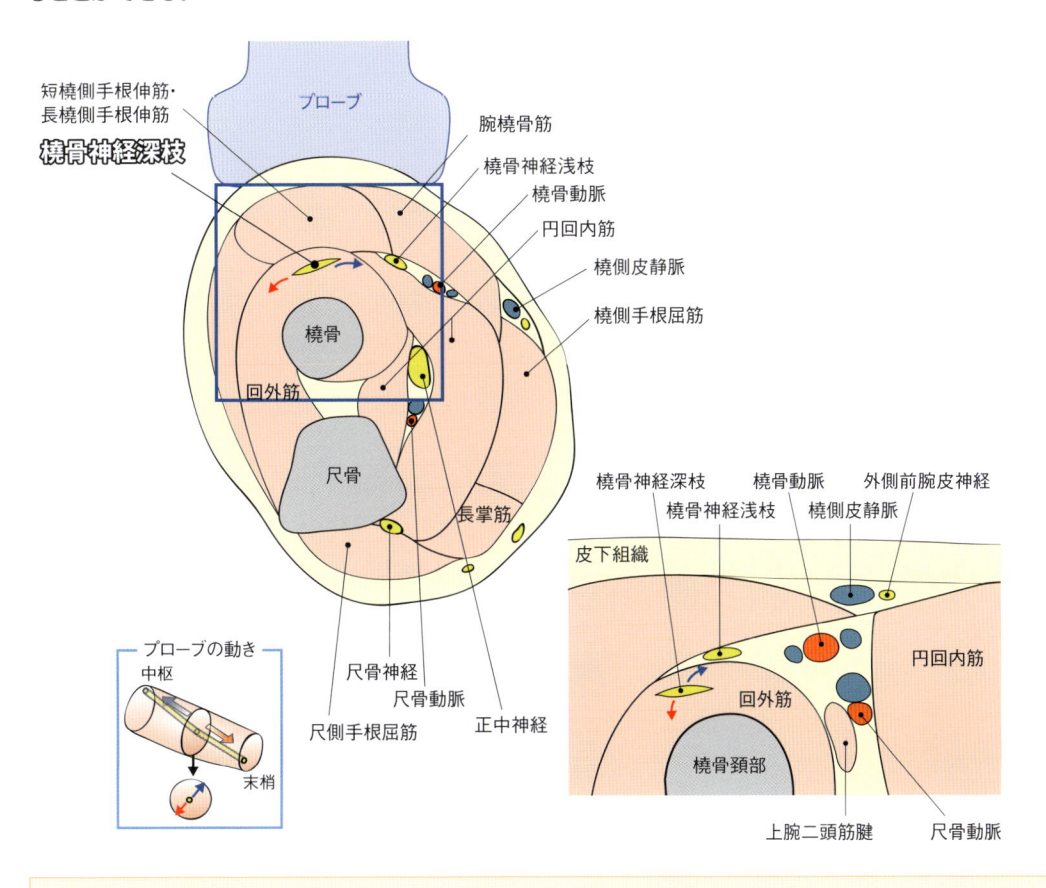

回外筋の筋腹を通過する後骨間神経。末梢に追っていくに従って，肘関節の前方から前腕の伸側へとプローブを進める必要がある（超音波画像はイラストの位置よりわずかに中枢部であり，イラストと上腕筋や上腕二頭筋・円回内筋の配置が異なる）。

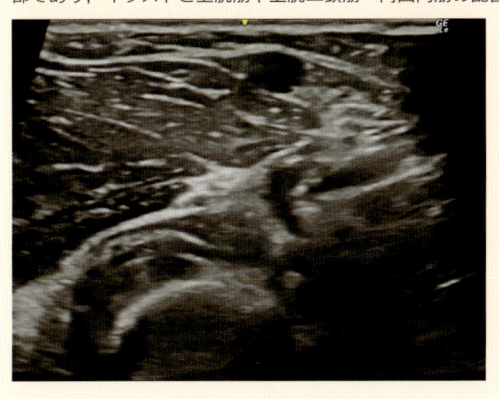

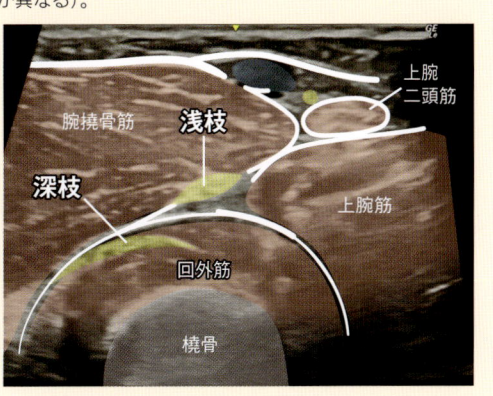

描出の鍵となる組織／上腕骨小頭

前腕での橈骨神経深枝の走行

橈骨神経深枝は比較的細い神経であり，回外筋を通過後，追跡するのは比較的難しい。回外筋を通過後に各伸筋群の筋腹に運動枝を送る像が観察できる。さらに末梢に向けて走査を続けると，長母指外転筋および短母指伸筋の浅層・総指伸筋の深層を走行したあと，短母指伸筋と長母指伸筋の間から，骨間膜に向けて深層へと向かい，骨間膜に沿って手関節まで至る橈骨神経深枝を観察することができる。

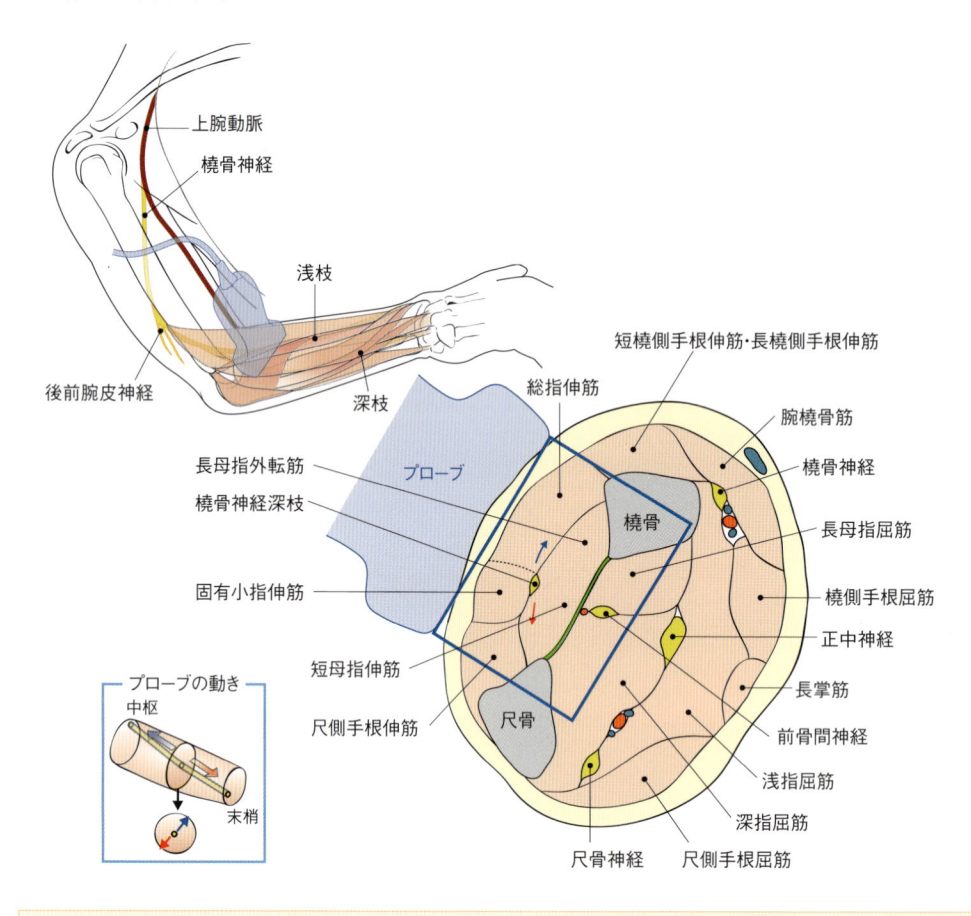

この部位での橈骨神経深枝は，かなり細い線維であり目立ちにくい。確実に同定するためには，中枢↔末梢へと何度もプローブを往復させる必要がある。

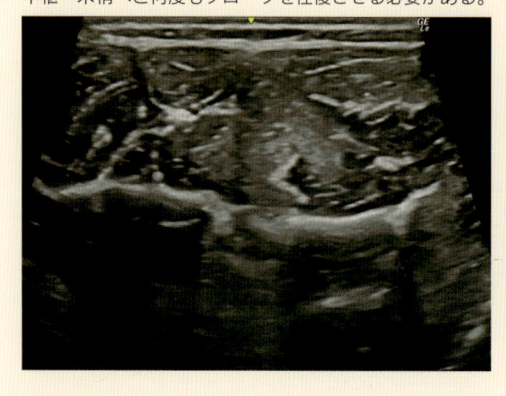

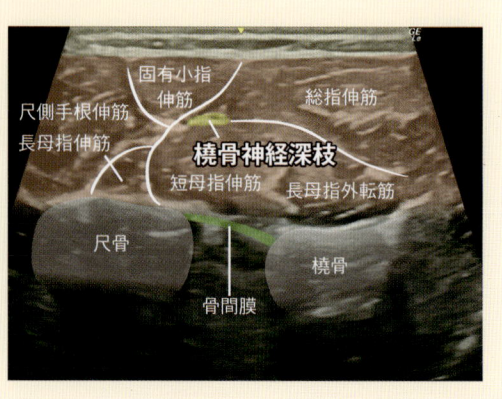

描出の鍵となる組織／上腕骨小頭

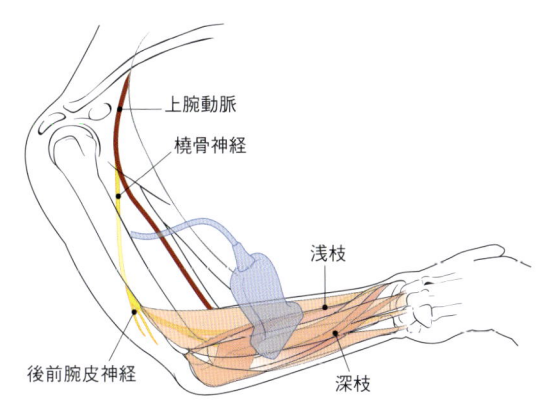

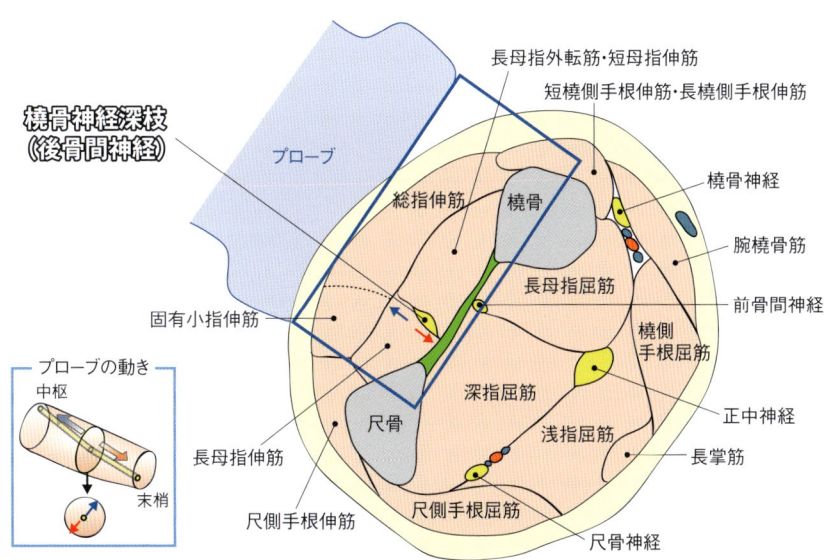

II 上肢 橈骨神経

図中ラベル（上図）：上腕動脈、橈骨神経、浅枝、後前腕皮神経、深枝

図中ラベル（断面図）：
- 橈骨神経深枝（後骨間神経）
- プローブ
- 総指伸筋
- 橈骨
- 長母指外転筋・短母指伸筋
- 短橈側手根伸筋・長橈側手根伸筋
- 橈骨神経
- 腕橈骨筋
- 長母指屈筋
- 前骨間神経
- 橈側手根屈筋
- 固有小指伸筋
- 正中神経
- 深指屈筋
- 長掌筋
- 尺骨
- 長母指伸筋
- 浅指屈筋
- 尺側手根伸筋
- 尺側手根屈筋
- 尺骨神経

プローブの動き：中枢、末梢

橈骨神経深枝は、長母指外転筋・短母指伸筋の表層を通過してから、骨間膜に隣接する。通常、前腕遠位1/2から1/3ほどの部位で骨間膜に沿うことが多い。

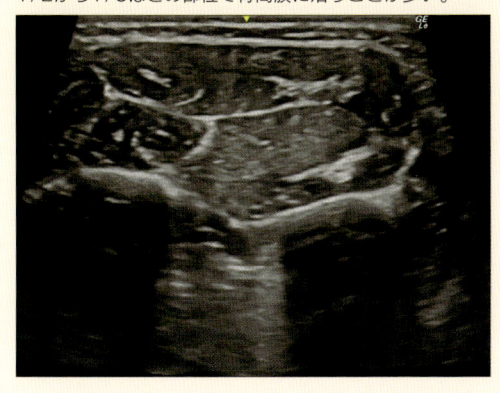

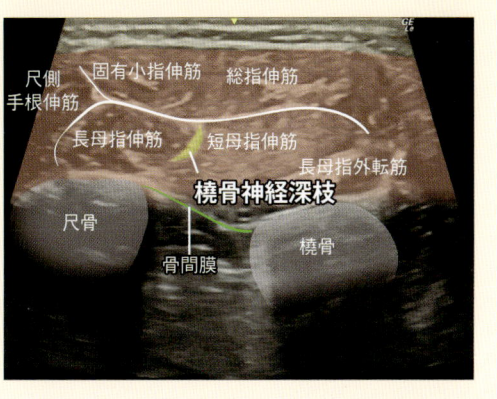

超音波像ラベル：尺側手根伸筋、固有小指伸筋、総指伸筋、長母指伸筋、短母指伸筋、長母指外転筋、橈骨神経深枝、尺骨、骨間膜、橈骨

101

描出の鍵となる組織／上腕骨小頭

- 上腕動脈
- 橈骨神経
- 橈骨神経深枝
- 後前腕皮神経
- 橈骨神経浅枝

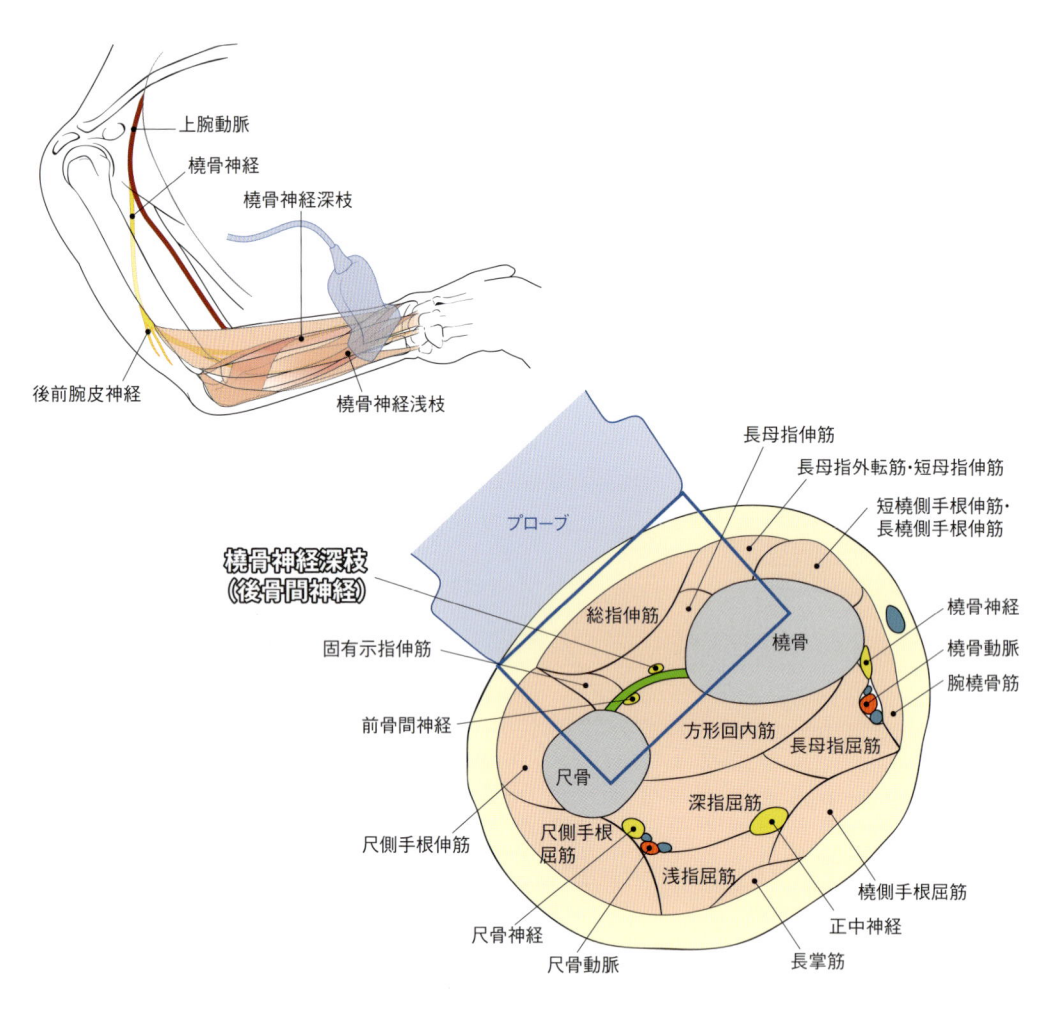

- 長母指伸筋
- 長母指外転筋・短母指伸筋
- 短橈側手根伸筋・長橈側手根伸筋
- プローブ
- 橈骨神経深枝（後骨間神経）
- 総指伸筋
- 橈骨
- 橈骨神経
- 橈骨動脈
- 腕橈骨筋
- 固有示指伸筋
- 前骨間神経
- 方形回内筋
- 長母指屈筋
- 尺骨
- 深指屈筋
- 尺側手根伸筋
- 尺側手根屈筋
- 浅指屈筋
- 橈側手根屈筋
- 尺骨神経
- 尺骨動脈
- 正中神経
- 長掌筋

後骨間神経は手関節まで知覚枝を伸ばしている。手関節より少し近位で，後骨間神経を第4コンパートメントの深層に観察できる。骨間膜をはさんで，前骨間神経と動脈も走行している。

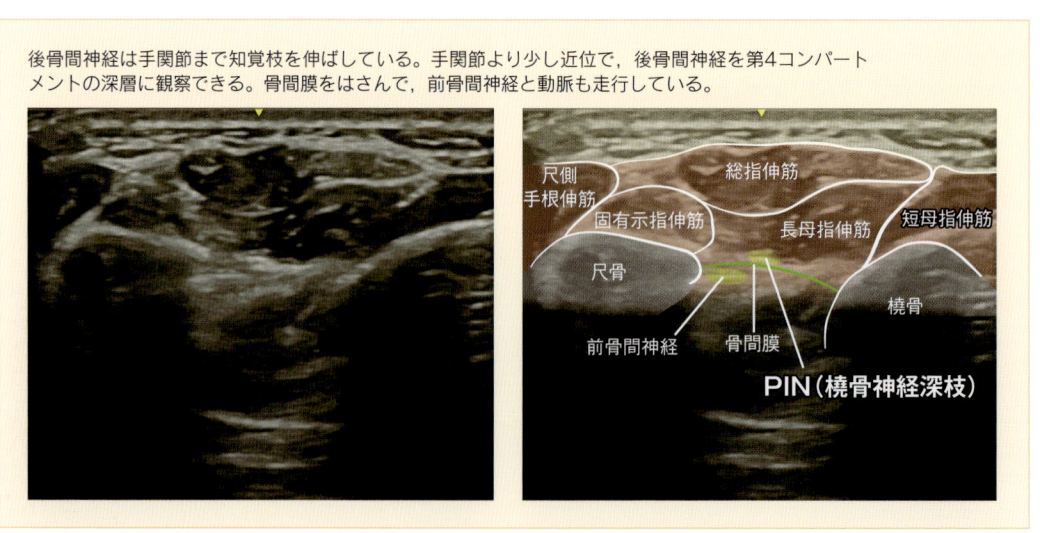

- 尺側手根伸筋
- 総指伸筋
- 固有示指伸筋
- 長母指伸筋
- 短母指伸筋
- 尺骨
- 橈骨
- 前骨間神経
- 骨間膜
- PIN（橈骨神経深枝）

II 上肢 橈骨神経

コラム
超音波ガイド下選択的知覚神経ブロックでの手術について

　手の外科領域では，エピネフリン入りリドカインの局所浸潤を使用したwide-awake surgeryが，近年ひとつのトピックスとなっている。術中に手指の自動運動を確認できることは，手指の機能再建を行ううえで大きな利点であるが，前腕の手術の場合，局所浸潤麻酔では必要とされる局所麻酔薬量が多くなりやすいという問題がある。

　前腕での手指屈筋腱・伸筋腱の移行術や修復術を行う際に，筆者らは超音波により運動枝分岐後の末梢神経知覚枝，筋膜を対象として選択的にブロックを行う試みを行っている。最近では，前腕の骨間膜を貫き，屈筋腱を伸筋腱側へと移行する比較的侵襲の大きい手術でも，ロピバカイン100mg前後で，追加麻酔なしに手術を完遂し，術中に自動運動を確認することが可能となってきている。

　術式によっては，10カ所ほどのターゲットに対してブロックを行うなど，手技は多少煩雑である。各末梢神経の走行と支配，術式を熟知することが必要であり，過不足のない局所麻酔薬の広がり方のコントロールなど，要求される技術難度は高い。

橈骨神経麻痺による手指伸展障害に対し，選択的知覚神経ブロックにより腱移行を行った症例。橈側手根屈筋・長掌筋を骨間膜を貫いて背側に誘導し，伸筋腱へ縫合している。橈側手根屈筋，長掌筋は手指伸展時に手関節の位置を保持する共同筋として作用するため，術中から直ちに手指の自動伸展が可能となる。本症例ではロピバカイン125mgを使用し，術中に追加麻酔を必要としなかった。

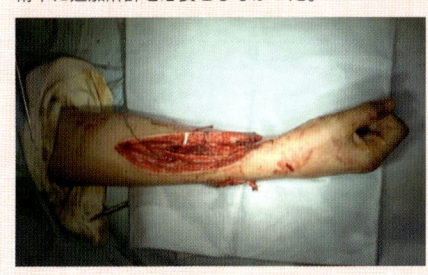

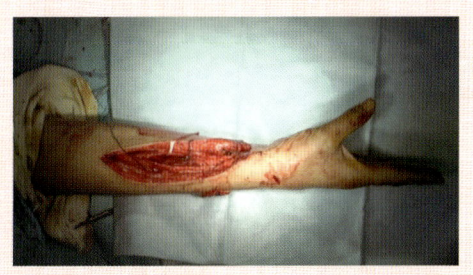

(Nakanishi Y, Omokawa S, Kobata Y, Shimizu T, Kira T, Onishi T, Hayami N, Tanaka Y. Ultrasound-guided selective sensory nerve block for wide-awake forearm tendon reconstruction. Plast Reconstr Surg Glob Open. 2015 Jun 5；3(5)：e392.)

II章 実践 末梢神経のさがし方

上肢
筋皮神経

はじめに

筋皮神経は，上腕で運動神経，前腕で皮神経となる神経である。上腕では，上腕屈筋群（烏口腕筋・上腕二頭筋・上腕筋）を支配する運動神経である。前腕および肘から末梢では外側前腕皮神経とよばれ，皮下を走行し，主に前腕外側，手関節にかけてまでの皮膚の知覚を支配する。手関節橈側では橈骨神経や正中神経と知覚の支配領域が重なり，舟状骨骨折やCM（carpometacarpal）関節症の手術の鎮痛ではブロックを要する。

解剖

腋窩から上腕部

筋皮神経は上腕において，正中神経とともに外側神経束より起始する。その後，上腕屈筋群の支配神経となるため，それぞれの筋肉の解剖を理解することが重要である。

● 烏口腕筋

烏口突起から起始し，上腕骨の近位部内側に停止する。上腕二頭筋の短頭と接しており一見区別しにくいが，超音波像で注意深く観察すると上腕骨に停止する筋として，その境界を識別することができる。

● 上腕二頭筋

上腕二頭筋は二関節筋であり，肩甲骨関節窩の上縁部分から起始する長頭と，烏口突起から起始する短頭をもつ。上腕二頭筋は，上腕骨には起始も停止もせずに，上腕骨をまたぎ，橈骨粗面と前腕の筋膜に停止する。

● 上腕筋

上腕筋は，上腕骨の中央から末梢の前面から起始し，尺骨の鉤状突起に停止する。上腕二頭筋の筋腹が上腕遠位から肘関節では径を狭め，薄い腱組織として上腕筋に乗り上げるのに対して，上腕筋の筋腹は肘関節に近いところで太く厚く発達しており，肘関節の前面全体を上腕筋の筋組織が覆っている。

筋皮神経は，これら3つの筋肉の内側から外側に向けて，中枢から末梢へと走行する。まず，烏口腕筋を貫通し，上腕二頭筋と烏口腕筋の間へ，そして上腕中央から末梢では，上腕二頭筋と上腕筋の間を走行し，上腕二頭筋と上腕筋の間から肘関節前面（肘窩）で筋膜を貫いて，皮下へと至る。

肘窩から末梢では皮下を橈側皮静脈に伴走し，高周波リニアプローブを用いると手関節の橈側・掌側付近まで，超音波で追いかけることが可能である。臨床的には橈側前腕皮弁で，橈側皮静脈を挙上した際に伴走する神経として観察できる。

筋皮神経の走行と知覚支配

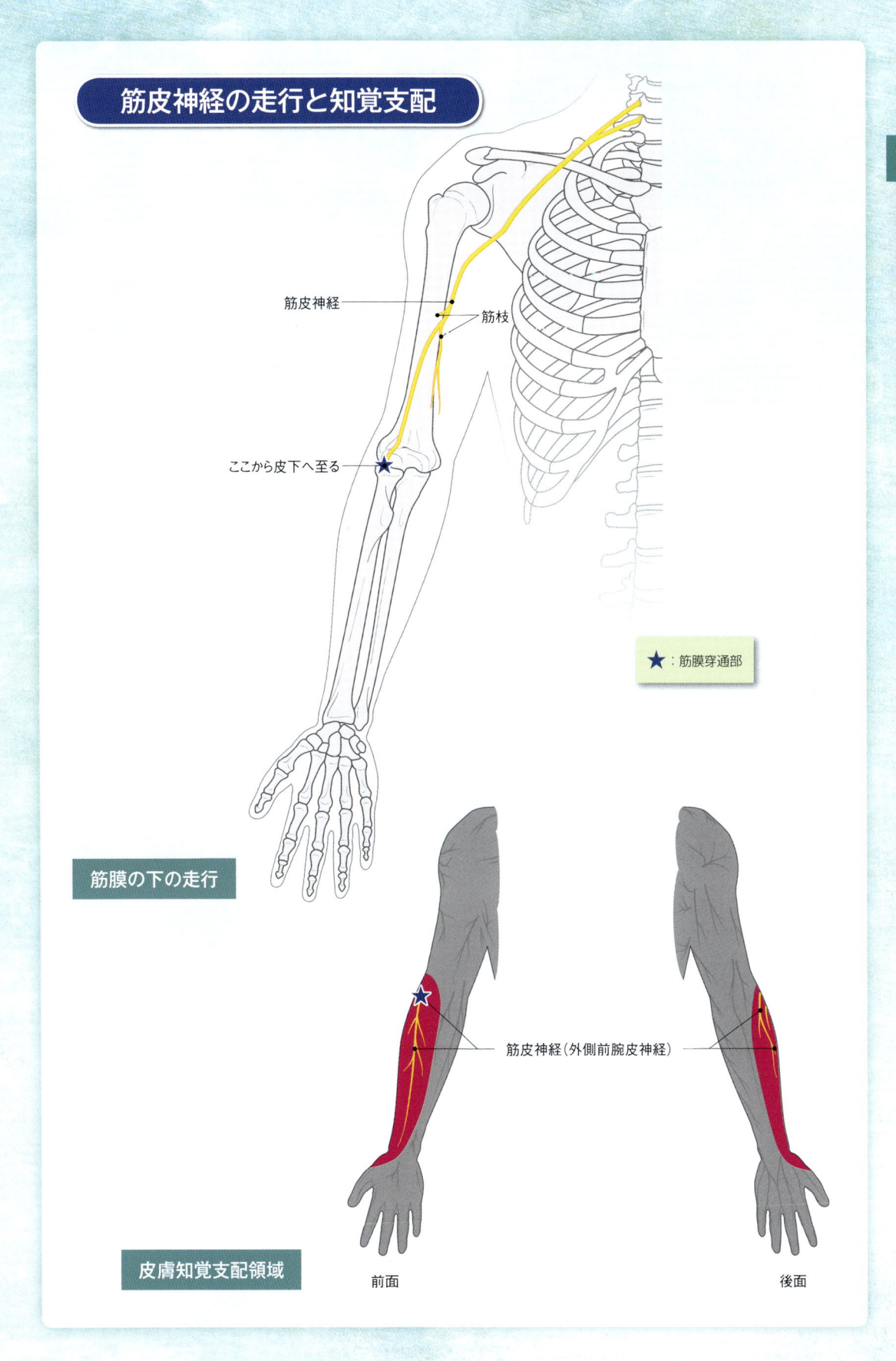

筋皮神経
筋枝

ここから皮下へ至る

★：筋膜穿通部

筋膜の下の走行

筋皮神経（外側前腕皮神経）

皮膚知覚支配領域

前面　　　　後面

Ⅱ　上肢　筋皮神経

105

| 描出の鍵となる組織 | 上腕動脈，正中神経 → 烏口腕筋，上腕二頭筋，上腕筋 |

超音波での描出テクニック

腋窩では内側前方，肘関節では外側前方

　筋皮神経は，腋窩から肘関節において描出が可能であり，腋窩では上腕動静脈や正中神経の付近を，肘関節では前方やや外側へと斜めに走行する。このため，腋窩部での体位は正中神経と同様，肩関節外転・外旋位で行い，末梢へ筋皮神経を追跡する場合は肩関節を外旋位から中間位へもどしていったほうが，観察が容易である。

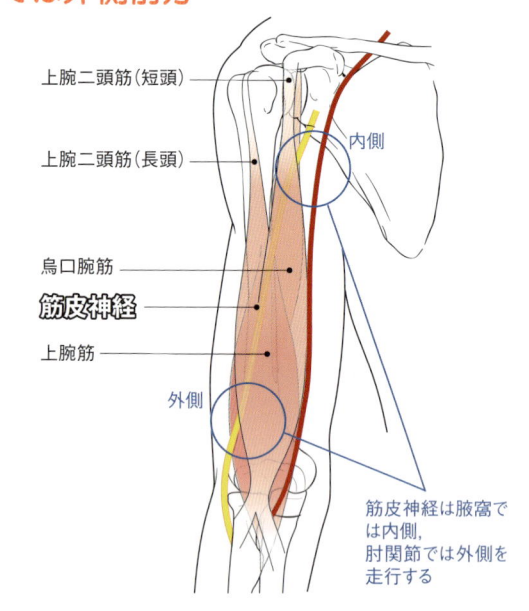

上腕二頭筋（短頭）
上腕二頭筋（長頭）
内側
烏口腕筋
筋皮神経
上腕筋
外側

筋皮神経は腋窩では内側，肘関節では外側を走行する

烏口腕筋の内部を走行する筋皮神経は，その紡錘状の輪郭から目立ちやすい。

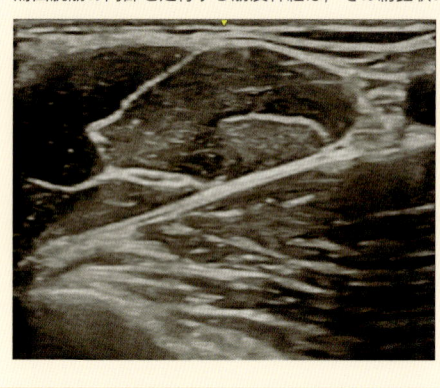

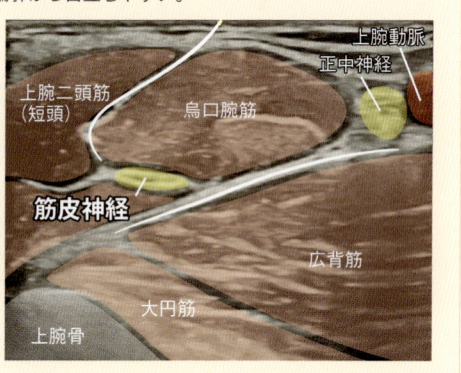

上腕二頭筋（短頭），烏口腕筋，上腕動脈，正中神経，**筋皮神経**，広背筋，大円筋，上腕骨

上腕屈筋群の筋枝を分岐した後，上腕遠位部に進むにつれ，筋皮神経は外側へと移行するが，徐々に目立ちにくくなる。

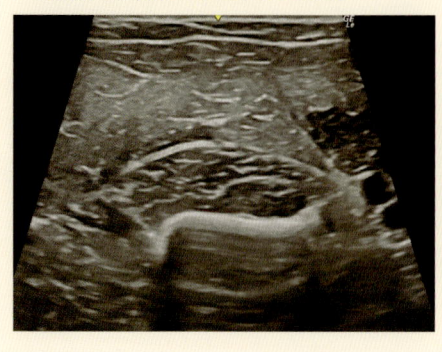

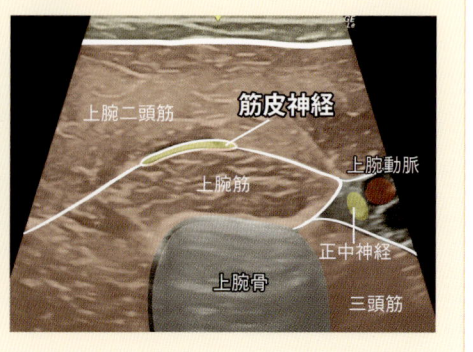

上腕二頭筋，**筋皮神経**，上腕筋，上腕動脈，上腕骨，正中神経，三頭筋

| 描出の鍵となる組織 | 上腕動脈，正中神経 → 烏口腕筋，上腕二頭筋，上腕筋 |

腋窩で正中神経の外側・筋肉内に走行する筋皮神経を見つける

　上腕部において腋窩から走査を開始すると，筋皮神経は比較的描出しやすい。上腕動脈の外側に接して正中神経が存在しており，筋皮神経は，この正中神経から分岐するように見える。筋皮神経と正中神経がどの辺りで外側神経束から分岐するかについては個人差がある。腋窩部で正中神経に接している場合もあれば，すでに正中神経から離れた場所を走行している場合もあるが，一般的には正中神経の外側にある烏口腕筋を内側深層から外側浅層へかけて貫く特徴的な紡錘形をした高エコー性の領域として描出できる。

　短軸走査のまま末梢に進めると，末梢に進むに従って，正中神経・上腕動脈より離れていく動きをする。描出に迷ったときは，腋窩から末梢にかけて5cm程の領域をプローブ短軸走査で往復すると，正中神経・上腕動脈に近づいたり離れたりするのでわかりやすい。

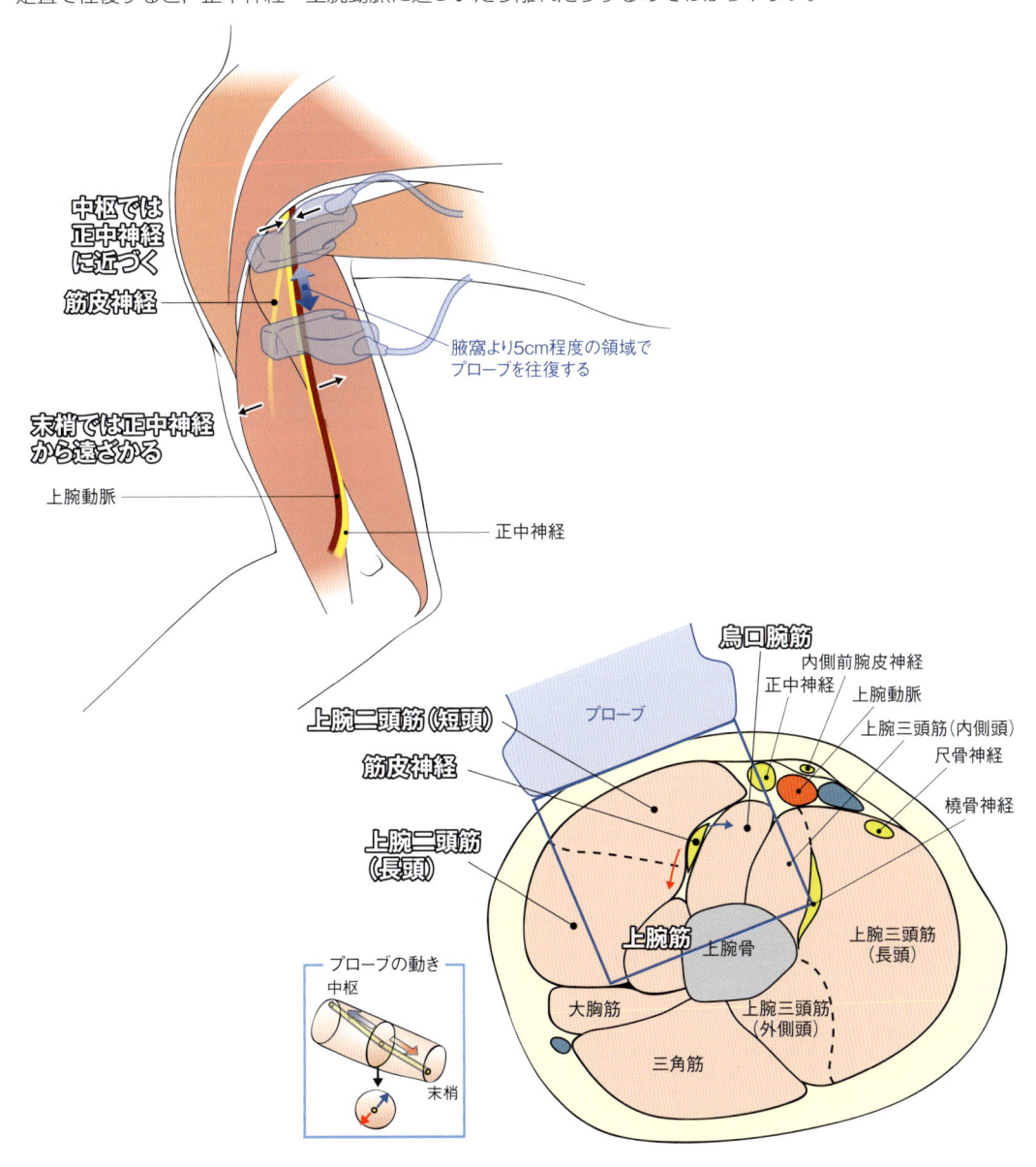

107

描出の鍵となる組織　上腕動脈，正中神経 → 烏口腕筋，上腕二頭筋，上腕筋

上腕中央から遠位部での筋皮神経本幹を見つけるには

　腋窩を離れた後，筋皮神経は烏口腕筋，上腕二頭筋，上腕筋の3つの筋肉に筋枝を分岐するため，どれが本幹か超音波でわかりにくくなる。筋皮神経は，烏口腕筋と上腕二頭筋，そして上腕二頭筋と上腕筋との境目を走行するため，外側前腕皮神経まで連続する本幹を同定する際には，これらの筋肉の間を同定することが必要になる。

　この3つの筋肉のなかで，最も中枢側に位置しているのは烏口腕筋の筋腹である。烏口腕筋は烏口突起から起始し，上腕骨の近位内側にかけて停止するため，腋窩部では比較的大きな筋腹の断面積をもつ。対照的に上腕二頭筋の短頭は烏口腕筋の上に乗り上げているが，さほど断面積のある組織としては描出されない。上腕二頭筋の短頭のさらに外側に上腕二頭筋の長頭が走行する。上腕二頭筋の長頭は，肩関節において上腕骨頭の大結節と小結節の間（結節間溝）を通過する長頭腱を追いかけるように走査を行うと，容易に同定が可能である。

上腕二頭筋の長頭は，上腕骨頚部で結節間溝を通過する。

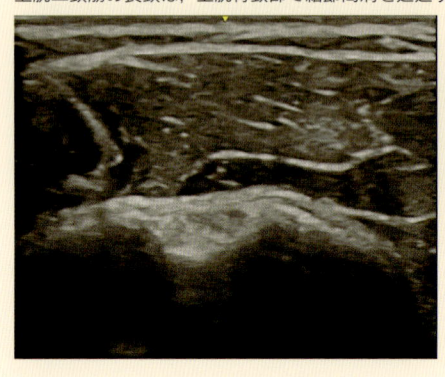

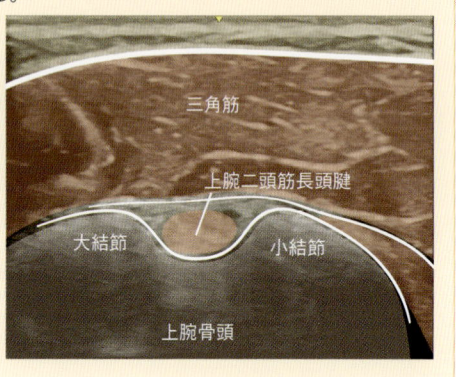

上腕筋・上腕二頭筋同定のコツ

　上腕筋と上腕二頭筋の間を同定する簡単な方法は，前腕の回内・外を行うことである。上腕二頭筋は橈骨粗面に停止し，回外の作用を働く筋肉なので，前腕を回内・外すると，上腕筋は動かず，上腕二頭筋だけが動く。従って，超音波短軸像で観察した際，この筋肉の動く部分と動かない部分の間が上腕筋と上腕二頭筋の境目である。この境目を走行する細い紡錘形の高エコー像が，筋皮神経である。

　上腕遠位部では，筋皮神経は上腕二頭筋と上腕筋の間から皮下に至り，外側前腕皮神経となる。

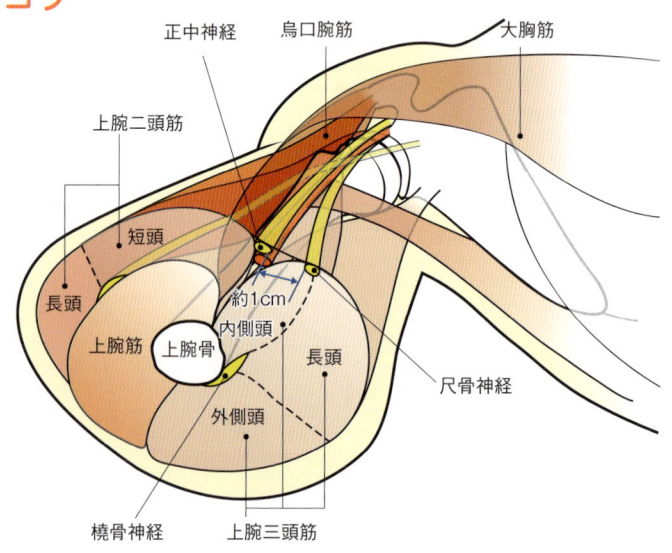

描出の鍵となる組織　上腕動脈，正中神経 → 烏口腕筋，上腕二頭筋，上腕筋

ブロック

筋皮神経のブロック

　腋窩部において，烏口腕筋内部を走行する筋皮神経の同定はさほど難しくない。筋皮神経はほかの腋窩部での腕神経叢を構成する末梢神経とは異なり，筋実質内を走行するため，神経に沿って薬液を注入した際に，典型的なドーナツサインとはなりにくい。

　筋皮神経が正中神経と分岐する部位には個人差が多く，いったん分岐した後で正中神経に再合流するパターンも比較的よくみられる。このため，正中神経領域を対象としてブロックを行う場合は，筋皮神経もブロックの対象に含めるか，筋皮神経の正中神経への再合流後にブロックする必要がある。

参照
p.21
「筋肉内に存在する末梢神経」

動画でCheck!
腋窩ブロック

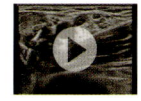

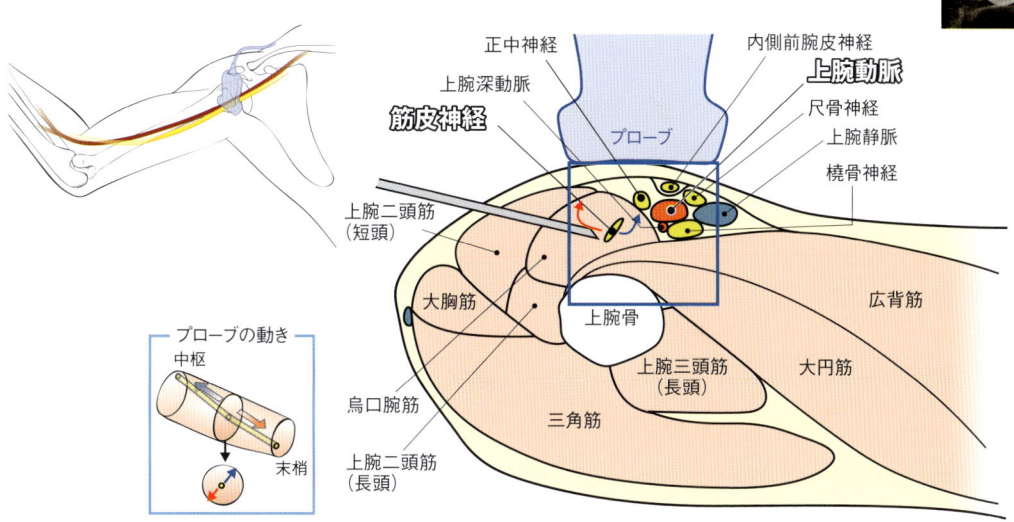

Ⅱ 上肢　筋皮神経

［イラスト：プローブの位置と断面図。ラベル：正中神経，上腕深動脈，筋皮神経，プローブ，内側前腕皮神経，**上腕動脈**，尺骨神経，上腕静脈，橈骨神経，上腕二頭筋（短頭），大胸筋，上腕骨，広背筋，上腕三頭筋（長頭），大円筋，三角筋，烏口腕筋，上腕二頭筋（長頭）］

［プローブの動き：中枢／末梢］

　筋皮神経の分岐は個人差があり，正中神経との交通枝などの変異も多い。ブロックは比較的容易であるが，腋窩でほかの神経と離れて走行する場合は，針の刺入位置から近くなりすぎるために，穿刺がやや難しい場合がある。

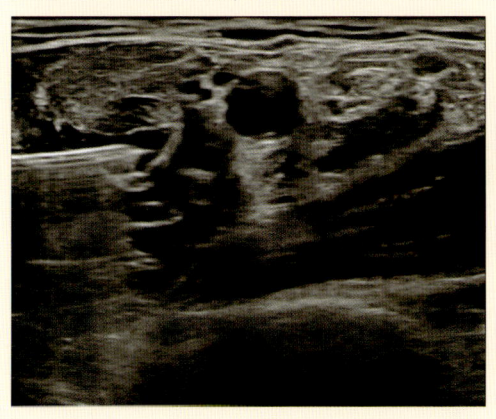

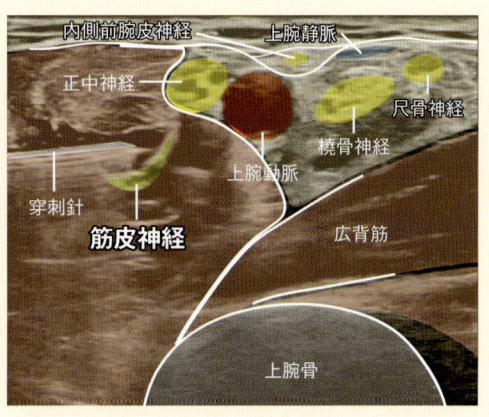

［超音波画像。ラベル：内側前腕皮神経，上腕静脈，正中神経，尺骨神経，橈骨神経，上腕動脈，穿刺針，**筋皮神経**，広背筋，上腕骨］

109

描出の鍵となる組織／橈側皮静脈

前腕での外側前腕皮神経

　前腕での外側前腕皮神経は橈側皮静脈に伴走する。橈側皮静脈は比較的大きい皮静脈であり，筋肉質な人であれば，手関節の橈側から肘関節前面やや外側まで容易に視認できる。短軸走査で橈側皮静脈にプローブを当てると，静脈に沿う小さな高エコー像として外側前腕皮神経を同定できる。強くプローブを押し当てると，静脈は内圧が低いので潰れてしまうので，軽くプローブを当てるとよい。

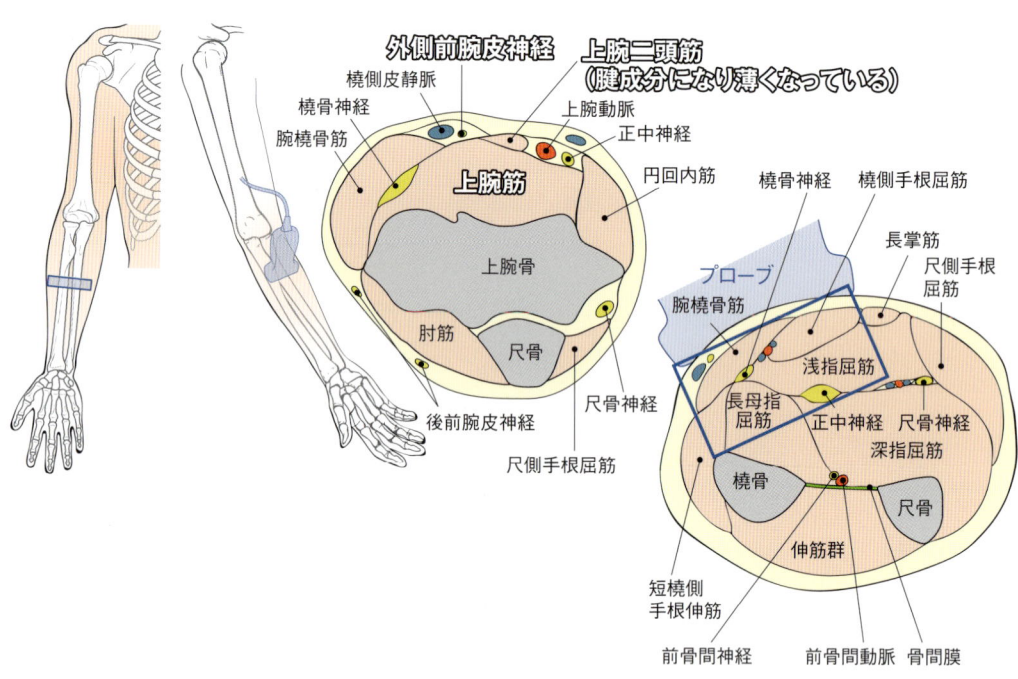

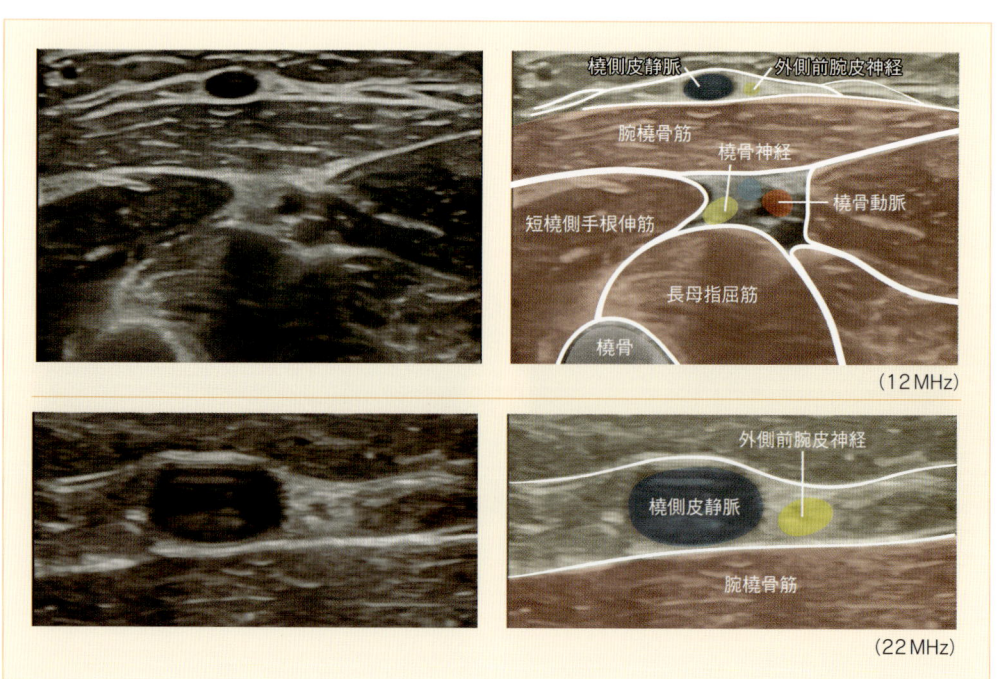

描出の鍵となる組織／橈側皮静脈

　高周波リニアプローブでは手関節まで外側前腕皮神経を追跡することができ，橈骨動脈よりも浅い領域において，筋膜をはさんだ位置に神経を同定できる。

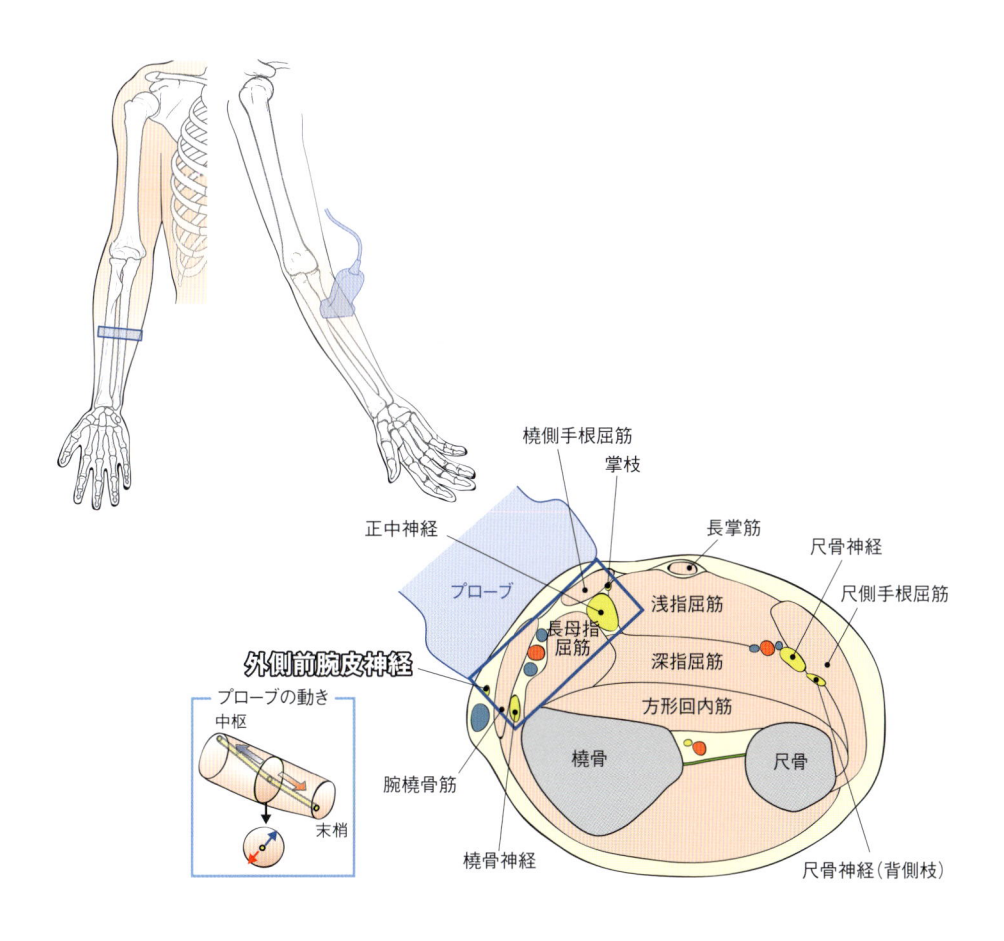

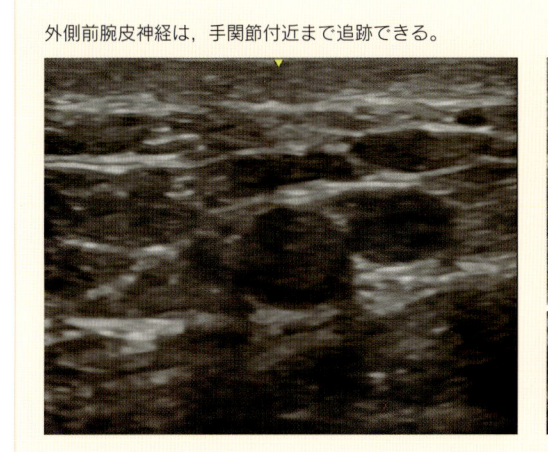

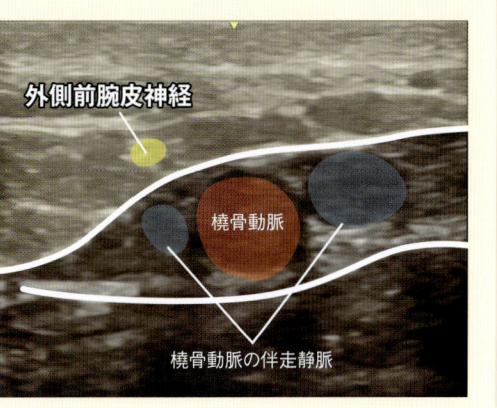

外側前腕皮神経は，手関節付近まで追跡できる。

II章 実践　末梢神経のさがし方

上肢

内側前腕皮神経
（内側上腕皮神経）

はじめに

　内側前腕皮神経は，主に前腕内側の皮膚を支配している知覚神経である．前腕では，分岐し細くなるために個別にブロックするのは難しいが，上腕中央付近までは上腕動静脈の浅層を1本の神経として走行し，超音波ガイド下に選択的にブロックすることができる．

　内側上腕皮神経は上腕内側の皮膚を支配する知覚神経で，腋窩近くでは肋間神経からの枝も肋間上腕神経として上腕内側の皮膚知覚の支配領域が重なる．内側上腕皮神経や肋間上腕神経は皮下組織層に分布する複数の細い神経であり，超音波診断装置で確実に同定することは難しい．

解剖

　内側前腕皮神経は，C8，T1の神経根より由来し，腕神経叢の下神経幹，内側神経束を経由して腋窩に至る．腋窩から肘関節にかけて内側上腕皮神経の本幹は，上腕動静脈や正中神経の表層を走行するが，これらの血管・神経を内包するスペースとは筋膜により隔てられた，独自のコンパートメント内に存在することが多い．このコンパートメント内には尺側皮静脈も走行する．また，リンパ節もこの場所に位置し，観察できることがある．内側前腕皮神経は上腕中央より末梢で分岐し，前腕皮下へ複数の枝を送る．

　内側上腕皮神経はC8からT2の神経根に由来する．肋間上腕神経として，肋間神経より由来する線維は腕神経叢を通過しない．

　上腕・腋窩部では，すでに複数の枝に分かれており，腋窩部を支配するものは皮下の浅い位置を走行し，上腕内側の遠位知覚を支配するものは皮下の深層を走行する．細い神経であり，内側上腕皮神経の各枝を正確に超音波で描出・同定することは難しいように思われる．

内側前腕皮神経（内側上腕皮神経）の走行と知覚支配

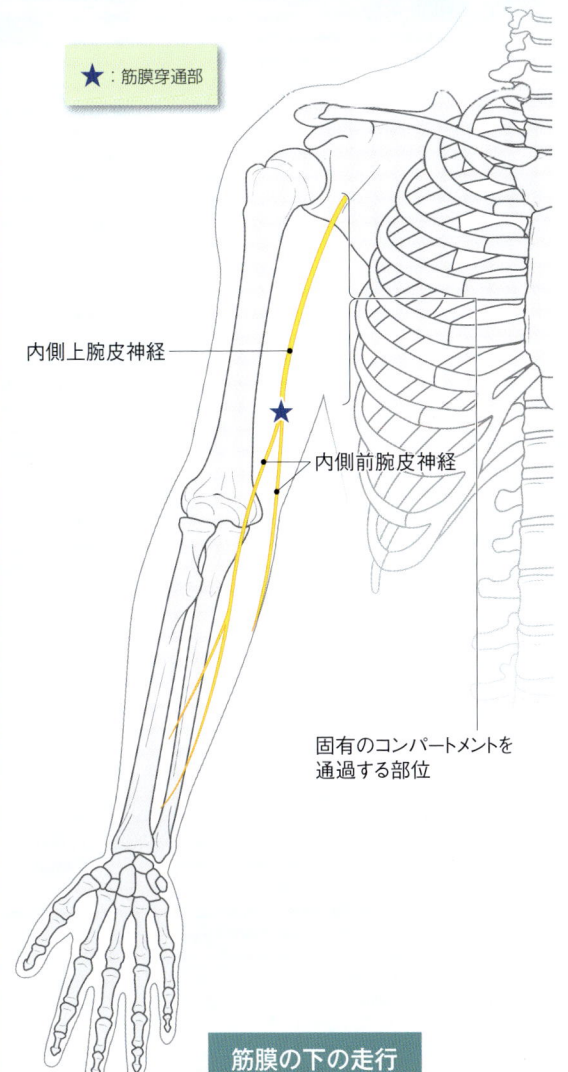

★：筋膜穿通部

内側上腕皮神経

内側前腕皮神経

固有のコンパートメントを通過する部位

筋膜の下の走行

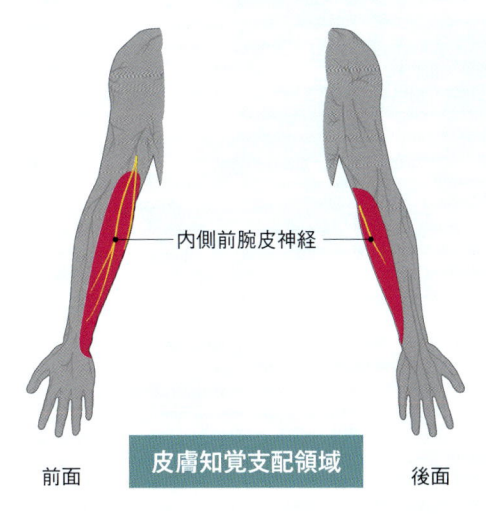

皮膚知覚支配領域（前面／後面）
内側前腕皮神経

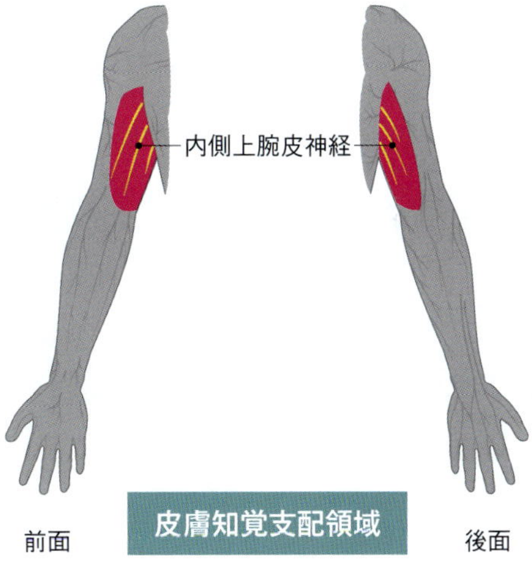

皮膚知覚支配領域（前面／後面）
内側上腕皮神経

内側前腕皮神経は，上腕皮下のsuperficial fasciaに囲まれる小さいコンパートメントを尺側皮静脈とともに通過する。皮下組織には2～3層のsuperficial fasciaが存在し，内側前腕皮神経は末梢にいくに従って徐々に浅い層へと移行する

| 描出の鍵となる組織 | 上腕動脈 → 尺側皮静脈 → 内側前腕皮神経 |

超音波での描出テクニック

上腕中央で尺側皮静脈を同定する

　体位は，正中神経や尺骨神経と同様に仰臥位，肩関節外転・外旋位で行う。超音波短軸像で観察し，上腕中央部で上腕屈筋群と上腕三頭筋筋腹との間に上腕動静脈を同定したら，超音波ゼリーを多めにして少しプローブの圧迫を解除する。すると，皮下に尺側皮静脈が同定できる。プローブで皮膚を強く圧迫すると，静脈内腔が潰れるために同定できない。

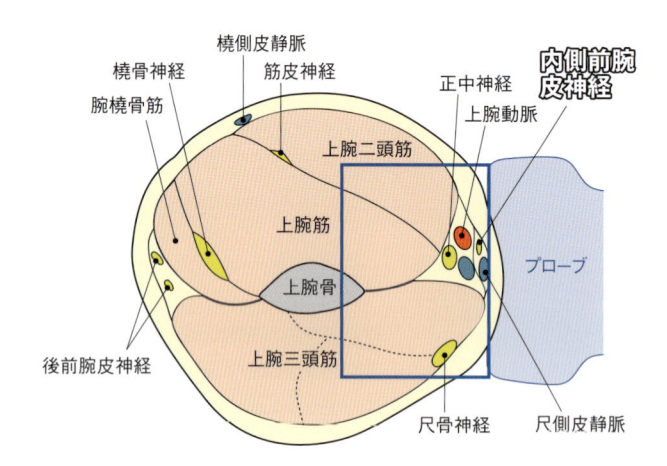

尺側皮静脈を同定したら，それを中枢↔末梢へと追跡してプローブを往復させることで，伴走する内側前腕皮神経がみえてくる。

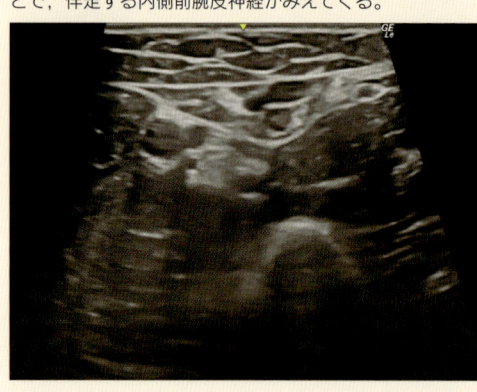

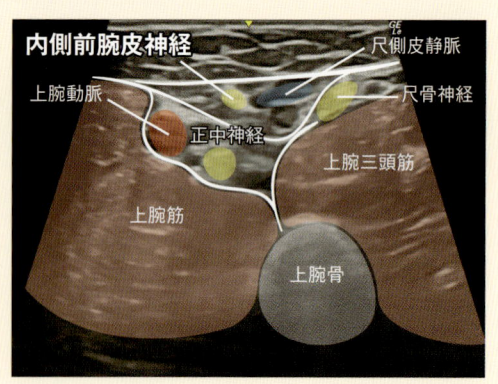

描出の鍵となる組織 上腕動脈 → 尺側皮静脈 → 内側前腕皮神経

尺側皮静脈に伴走する内側前腕皮神経を同定する

　尺側皮静脈は，上腕動静脈や正中神経が含まれるスペースと筋膜で隔てられた，独自の狭いスペースに存在することが確認できる。尺側皮静脈を確認しつつ，プローブを中枢↔末梢方向に短軸走査で往復させると，尺側皮静脈に伴走する小さな高エコー像が観察できる。この高エコー像が内側前腕皮神経であり，20MHz以上の高周波プローブでは内部に3〜4本の神経束を確認できる。内側前腕皮神経の直径は，筋膜をはさんで深層を走行する正中神経や尺骨神経の1/2程度であることが多い。

超高周波プローブを使用すると，内側前腕皮神経内の神経束も観察できる。

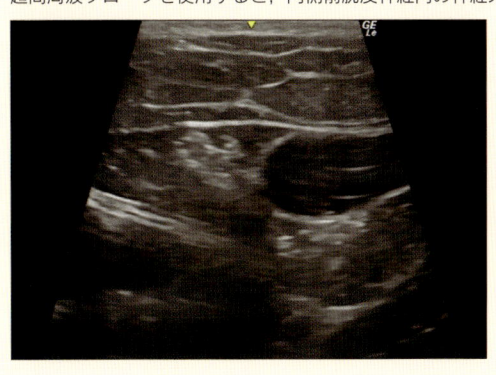

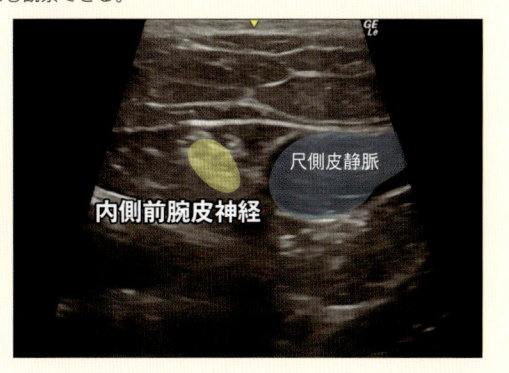

腋窩から上腕中央部でブロックを行う

　腋窩から上腕中央にかけて内側前腕皮神経と尺側皮静脈が走行する小さなコンパートメント内に局所麻酔薬を注入すると，少量の薬液でブロックが効きやすい。個別にブロックを行わなくても腋窩部で腕神経叢ブロックを行った場合に，正中神経や尺骨神経周囲に浸潤した薬液が拡散・浸透することでブロックできることもある（動画参照）。

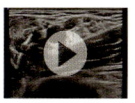

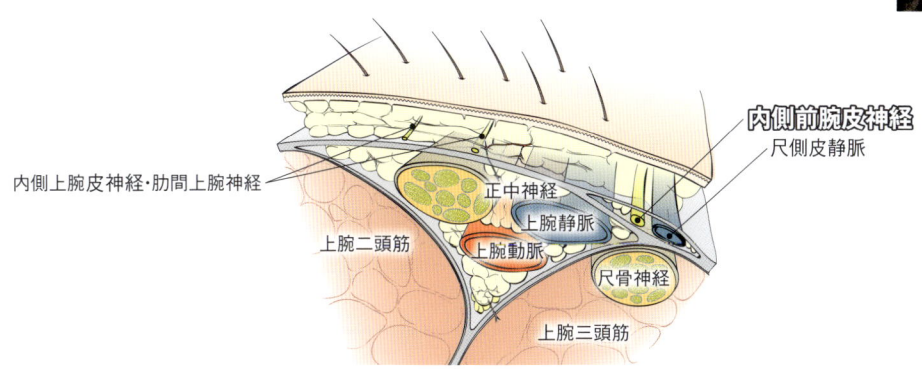

動画でCheck! 腋窩ブロック

肘関節から前腕まで同定する

　内側前腕皮神経は上腕中央より末梢で分岐し，肘関節では上腕骨内側上顆の前方，後方を走行する枝を送る。肘部管の手術では実際に内側前腕皮神経を確認することができる。高周波リニアプローブを用いると，手関節の付近まで皮下を走行する枝を追うことができるが，前腕では分岐が多く次第にそれぞれの枝も細くなる。

II 上肢　内側前腕皮神経（内側上腕皮神経）

115

II章　実践　末梢神経のさがし方

上肢
腕神経叢（斜角筋間・鎖骨上）

はじめに

　腕神経叢は，主に第5頚神経（C5）から第1胸神経（T1）までの5つの神経根より起始する。これらの神経が頚部から腋窩にかけて腕神経叢というネットワークで分岐・吻合し，最終的には上肢を支配する正中神経，尺骨神経，橈骨神経，筋皮神経などの各末梢神経へと移行する。比較的狭い領域を通過する腕神経叢の全体をブロックすることにより，肩関節から腕の手術をする方法は比較的古くから報告されてきた。

　斜角筋間・鎖骨上でのブロックは，超音波ガイド下での穿刺自体は難しくないが，気胸や横隔神経麻痺，頚部の血管の誤穿刺などの合併症には十分に注意する必要があり，また上肢尺側のブロック効果については不確実になりやすい。

　肩甲上神経や腋窩神経，肩の皮膚の知覚をブロックする必要のある肩関節の手術の鎮痛目的には斜角筋間ブロックが必要となるが，筆者らはほかの上肢の手術ではもっぱら腋窩での腕神経叢ブロックを好んで行っている。

　腋窩アプローチでは，鎖骨上や斜角筋間ブロックに比べて，頚部まで薬液が浸潤しにくいと考えられ，頚部の横隔神経や迷走神経をブロックすることによる影響を避けやすく，気胸や頚部の血管への血管内誤注入のリスクを避けられることなどから，ブロックを行う際に上肢の手術を目的として行う麻酔方法として術中の不安要素が少ないように考えている。また，腋窩部で確実に1本ずつ神経を同定してブロックすることにより，少ない薬液量で確実な効果をもたらすことを期待している。

解剖

　第一肋骨と前斜角筋と中斜角筋，鎖骨下動脈と腕神経叢との解剖での位置関係を理解することが重要となる。斜角筋間・鎖骨上で腕神経叢は，前斜角筋と中斜角筋の筋間に存在する。C5からT1の神経根が，鎖骨上の位置では上・中・下の各神経幹へと吻合し，鎖骨下において外側・内側・後方の各神経束へと分岐・吻合する。

　斜角筋間では，神経はそれぞれの頚椎の椎間孔から出て，頚椎の横突起より起始する前斜角筋と中斜角筋の間にはさまれて縦に並んでいる。前斜角筋と中斜角筋はいずれも第1肋骨に停止する。第一肋骨の表面には鎖骨下動脈が走行するが，鎖骨の部位では各神経幹は動脈の外側に接し，胸郭の表面を通過する。

腕神経叢の走行と知覚支配

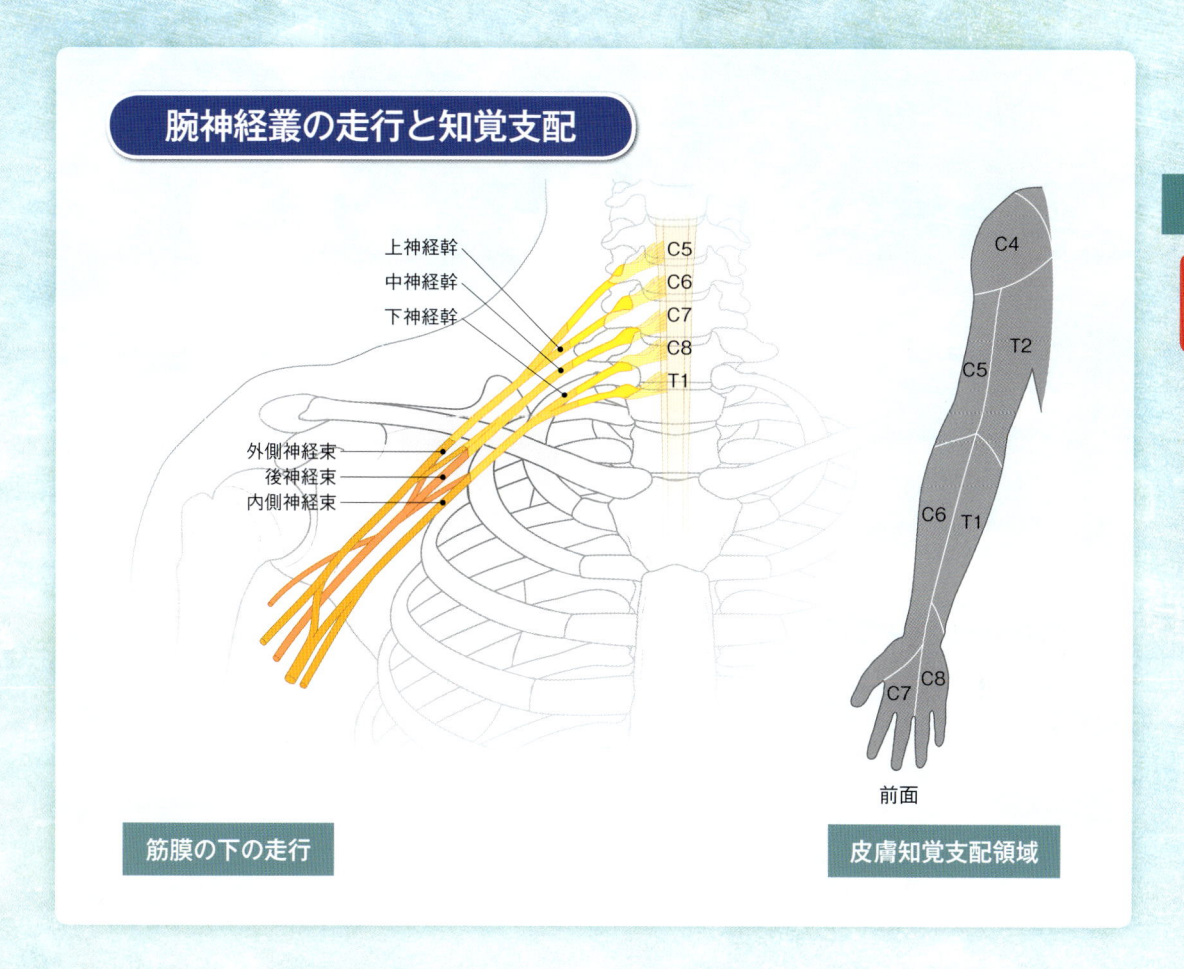

上神経幹
中神経幹
下神経幹

C5
C6
C7
C8
T1

外側神経束
後神経束
内側神経束

筋膜の下の走行

C4
T2
C5
C6
T1
C7
C8

前面

皮膚知覚支配領域

II 上肢　腕神経叢（斜角筋間・鎖骨上）

側臥位のほうが仰臥位よりも容易にブロックできる

　仰臥位でも観察は可能だが，肥満など皮下組織の分厚い症例や首が短い症例では特に描出が難しい場合がある。可能であれば，側臥位でブロックする。低い枕を使うと，肥満症例でも描出がやさしくなる場合がある。

　穿刺は後方（あるいは側方）から行うため，穿刺針のワーキングスペースを広く確保できる側臥位とするのがよい。

ブロック時の体位

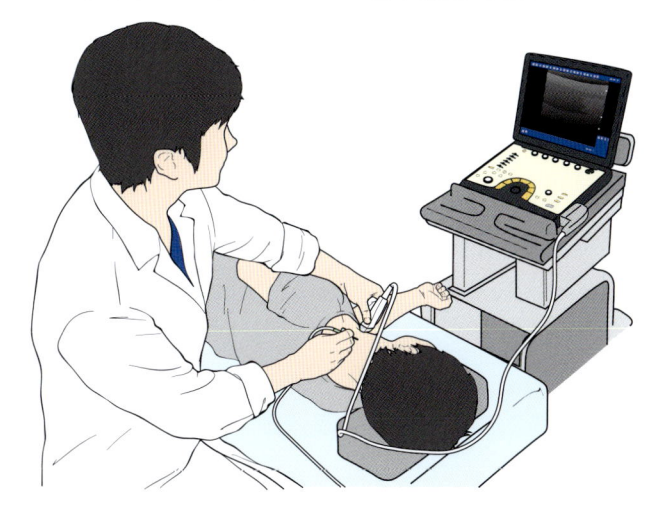

| 描出の鍵となる組織 | 鎖骨 → 鎖骨下動脈 → 第1肋骨 → 腕神経叢（鎖骨上・神経幹） |

超音波での描出テクニック

鎖骨上ブロック

鎖骨上ブロックでは，鎖骨の下を覗き込むようにプローブを当てる

　鎖骨の上縁中央部にプローブを当てると，拍動する鎖骨下動脈が観察でき，鎖骨下動脈の深層に第1肋骨，第1肋骨の両側さらに深層には呼吸に従って動く胸膜を観察することができる。

　鎖骨の下を覗き込むように超音波ビームを第1肋骨に向けて当てることを意識する。第1肋骨の直上を鎖骨下動脈や腕神経叢の神経幹が走行する位置で平行法での穿刺を行うと，第1肋骨が穿刺針を胸膜に刺さることを防いでくれる。

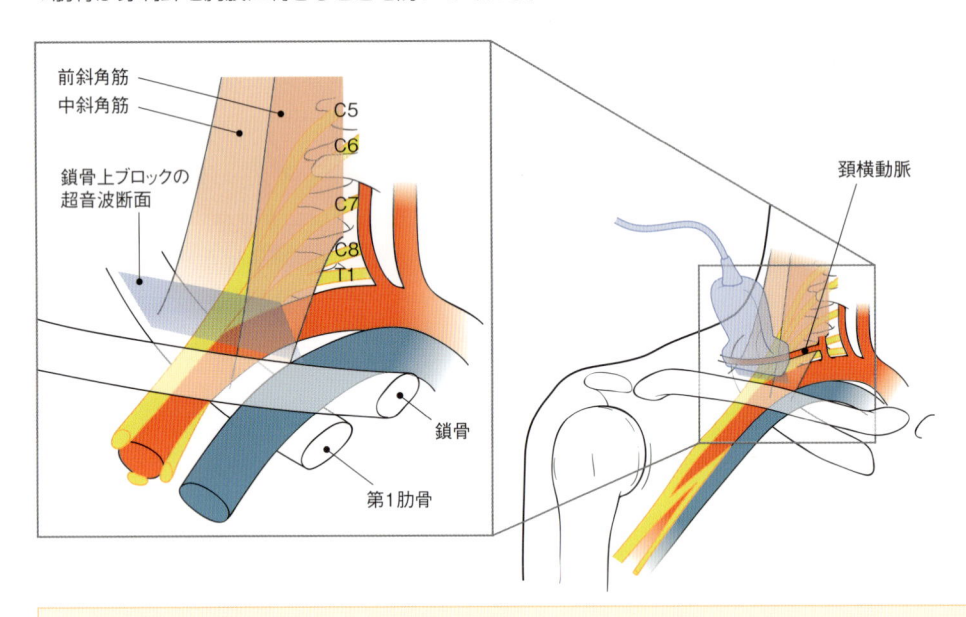

　鎖骨上では，腕神経叢の上・中・下神経幹レベルに相当する。各神経幹の正確な境界は薬液注入前には明らかでない。よく観察すると，上・中神経幹はC5，C6，C7神経根に連続している。下神経幹を構成するC8，T1の神経根は，中枢部へ追跡していくことが難しい。

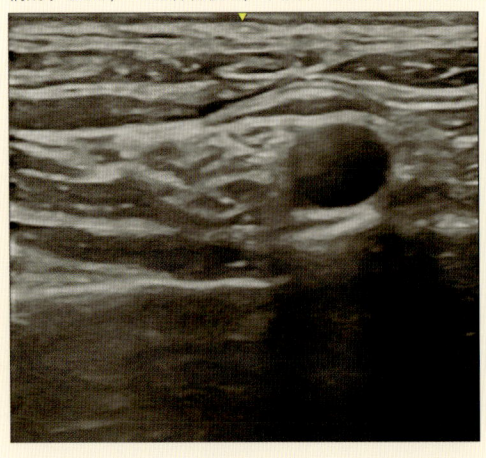

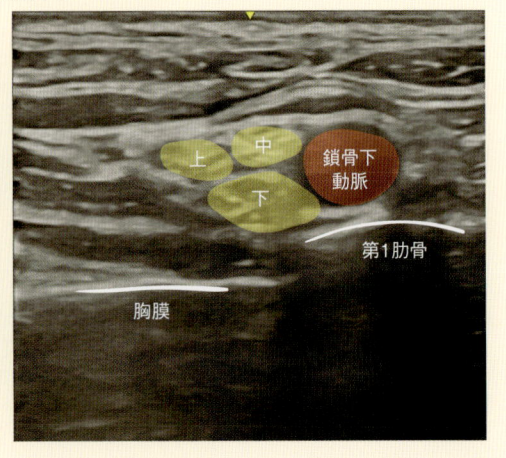

描出の鍵となる組織　鎖骨 → 鎖骨下動脈 → 第1肋骨 → 腕神経叢（鎖骨上・神経幹）　[ブロック]

鎖骨上ブロックでは，鎖骨下動脈と第1肋骨の間のコーナーを狙う

　鎖骨上でプローブを当てた際に，鎖骨下動脈の外側に見える高エコー領域が腕神経叢である。この場所では神経幹（上神経幹，中神経幹，下神経幹）が観察される。これら神経は寄り添っているため，それぞれの神経幹を境界明瞭に観察することは難しいが，薬液注入に従って3つの神経幹がはっきりと観察できるようになる場合もある。

　最も深層には下神経幹が位置している。動脈から見て外側下方まで腕神経叢が存在するため，ブロックする際はこの下神経幹をブロックしないと前腕あるいは手の尺側の除痛が十分できない。

下神経幹にしっかりと局所麻酔薬を浸潤させるために，鎖骨下動脈・第1肋骨でのコーナーを狙うことが重要である。平行法で針先を常にとらえながら，第1肋骨に当たるように針を刺入すると，胸膜を誤って穿刺することもない。

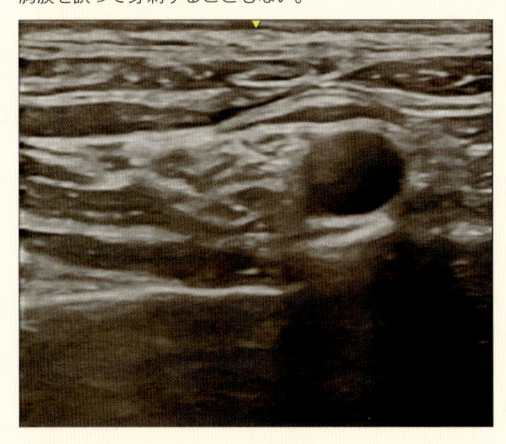

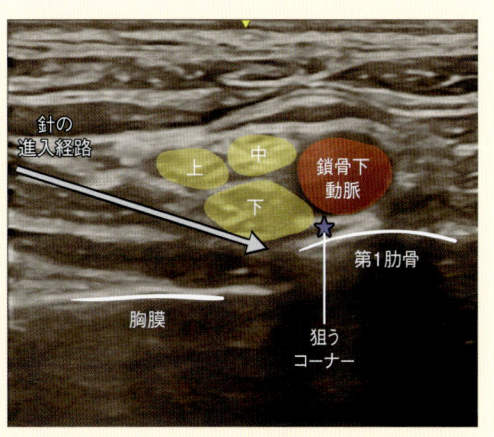

頚横動脈に注意して穿刺する

　鎖骨上で，斜角筋の表層を鎖骨にほぼ平行に頚横動脈が横走する。この動脈は，蛇行する低エコー像として描出できることが多い。穿刺の際は，この動脈が針の経路に来ることを避ける。

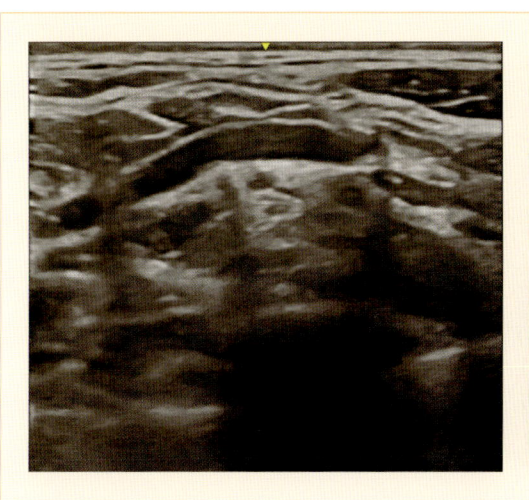

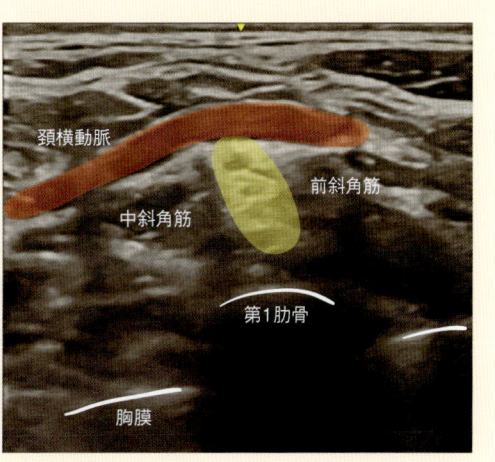

II 上肢　腕神経叢（斜角筋間・鎖骨上）

描出の鍵となる組織　鎖骨 → 前斜角筋・中斜角筋 → 神経根（C5〜C7）
　　　　　　　　　→ 第6頸椎横突起 → レベル同定

斜角筋間ブロック

斜角筋間ブロックの際も，鎖骨上から走査を始め中枢に向かう

　鎖骨上ブロックを行う際とは異なり，プローブは頚部前外側で頚部に垂直に当てながら短軸で走査を行う。鎖骨上から頭側に向け，腕神経叢を画像の中央にとらえながら連続して走査する。

　前斜角筋，中斜角筋は頚椎横突起に起始し第1肋骨に停止するこの2つの斜角筋に囲まれた狭い間隙を腕神経叢と鎖骨下動脈が通過するため，斜角筋間で中枢方向に走査していくと，神経束は縦に並び始める。直列する円形の3つの低エコー像としてC5〜C7頸神経根が描出できることが多い。

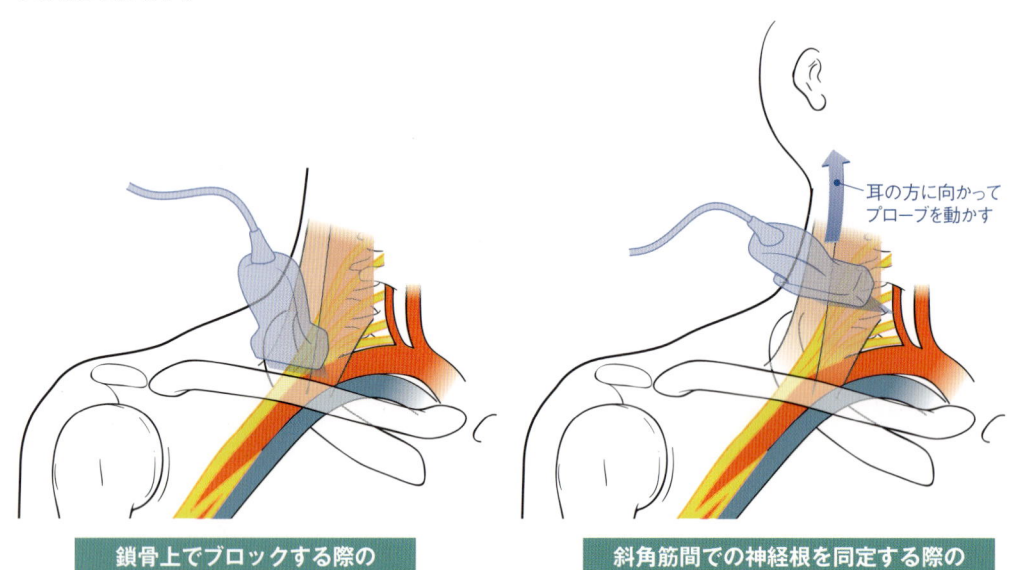

耳の方に向かってプローブを動かす

鎖骨上でブロックする際のプローブの位置と角度

斜角筋間での神経根を同定する際のプローブの位置と角度

斜角筋間で3つ縦に並んだ円形の断面を同時に描出できれば，ほぼそれらがC5，C6，C7である。

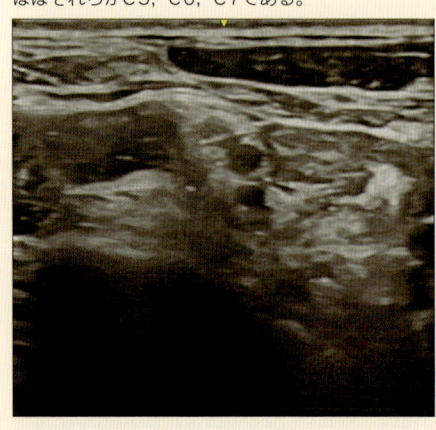

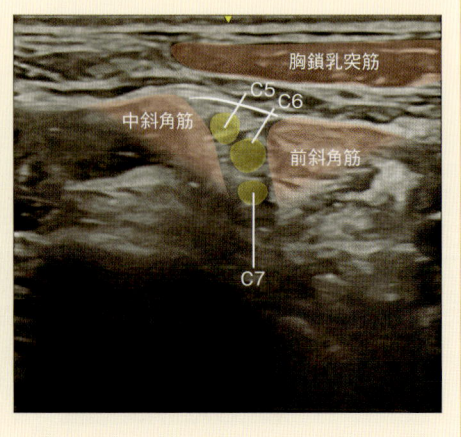

胸鎖乳突筋
中斜角筋　C5 C6
前斜角筋
C7

描出の鍵となる組織 鎖骨 → 前斜角筋・中斜角筋 → 神経根（C5〜C7）→ 第6頚椎横突起 → レベル同定

神経根の高位確認は，第6頚椎横突起を基準とする

　頚椎のうち，第2頚椎から第6頚椎までは横突起に前結節と後結節をもち，第7頚椎は前結節をもたず後結節のみをもつ。後結節と前結節の間に横突孔があり，椎骨動脈が通過する。第6頚椎横突起の前結節はほかの頚椎よりも大きく目立つので，超音波で容易に描出が可能で，重要なメルクマールとなる。超音波像でみると，頚椎の前結節と後結節が，蟹の爪状に突出しており，この第6頚椎横突起の前結節と後結節の間に入っていく神経が，第6頚神経（C6）である。C6の1つ上の結節の間に入っていくのが第5頚神経（C5）であり，このようにしてC5，C6が同定できる。

　今度は末梢に向けて走査すると，第7頚神経（C7）が観察できる。C7は，結節間溝には入らず，比較的後方になだらかで大きい第7頚椎横突起の前方に向かって入っていくのが観察でき，そのさらに前方には椎骨動脈が観察できる。この椎骨動脈を穿刺しないように注意する。

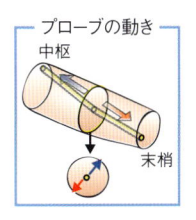

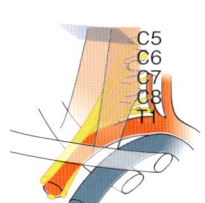

C5 C5の前結節・後結節は通常C6よりも小さい。さらに中枢ではC4神経根も描出できるが，C4神経根の直径はC5よりも小さい。また，C4の前結節・後結節はさらに小さく，通常その間隙も浅く描出される。

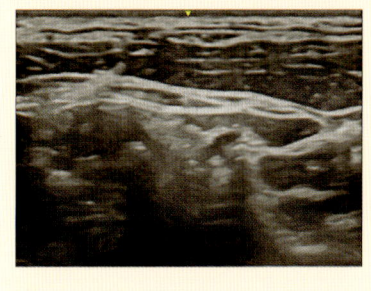

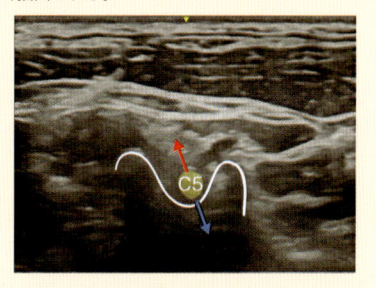

C6 C6の前結節は通常最も大きいが，多くの症例では側面の輪郭まで正確に描出されることはなく，わずか数mm中枢↔末梢にプローブを動かすだけで，見失う場合もある。鎖骨上から神経根を中枢方向へ追いつつ，前結節・後結節の音響陰影を見逃さないように，慎重にプローブを操作する。

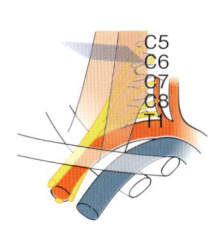

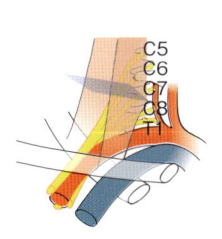

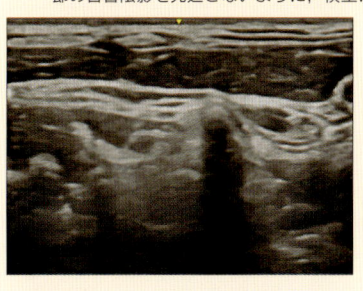

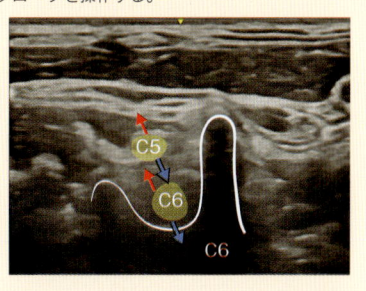

C7 プローブをやや頚椎前方から当てるとC7神経根・横突起を観察しやすい。

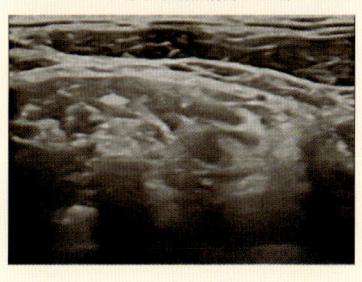

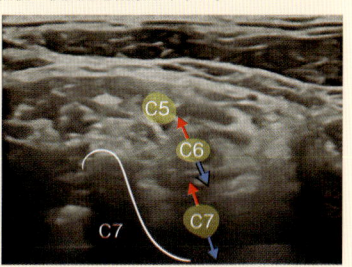

II　上肢　腕神経叢（斜角筋間・鎖骨上）

| 描出の鍵となる組織 | 鎖骨 → 前斜角筋・中斜角筋 → 神経根（C5〜C7） → 第6頚椎横突起 → レベル同定 | ブロック |

椎骨動脈の変異に注意する

　90％以上の例では，この椎骨動脈は第6横突起から横突孔に向かうが，数％の症例では第5頚椎の横突起から入る場合もあるため，パワードプラあるいはカラードプラを用いて，椎骨動脈の拍動を確認することが必要である．

神経根の高位確認

第6頚椎横突起をメルクマールとする．第6頚椎横突起の特徴的な前・後結節をまず同定し，この結節の間を走行するC6を同定する．このC6の1つ上の結節間を走行する神経がC5，1つ下の結節間を走行する神経がC7である．

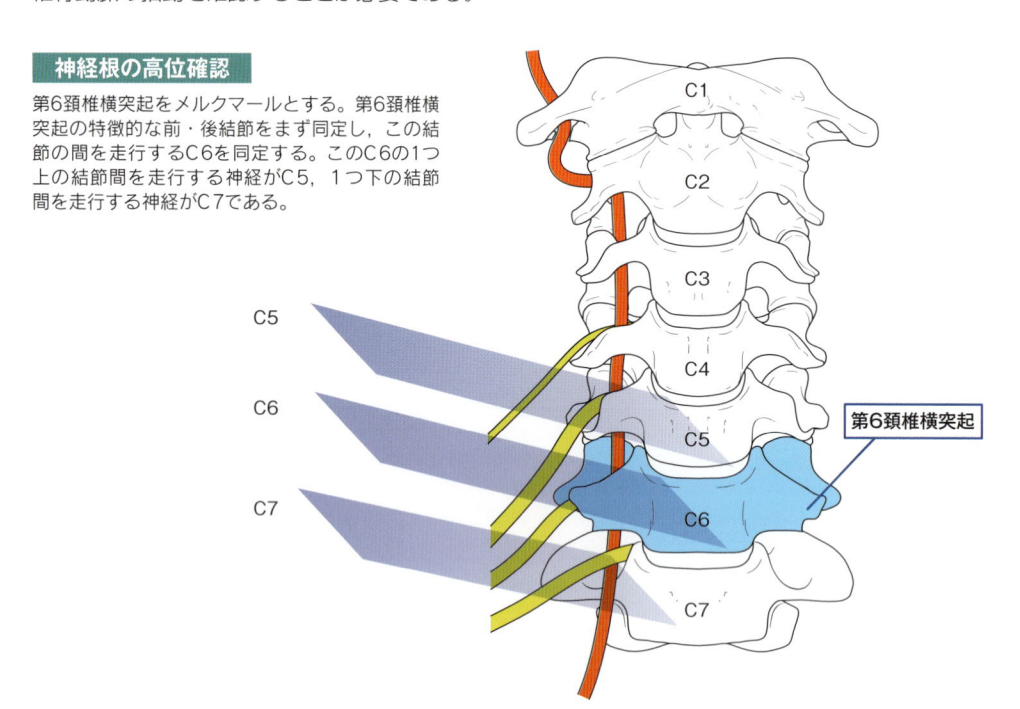

肩関節手術の際のターゲットはC5，C6

　主に肩の手術の際の除痛は，C5，C6などのブロックが主なターゲットとなる．外側・後方より平行法で中斜角筋を貫いて針を進める．C5，C6神経根ブロックは，椎間板ヘルニアなどの頚椎神経根症状にも臨床上有用であり，通常1％リドカイン2mL程度の少量の局所麻酔薬を神経に接して注入することで，選択的にブロックが可能である．

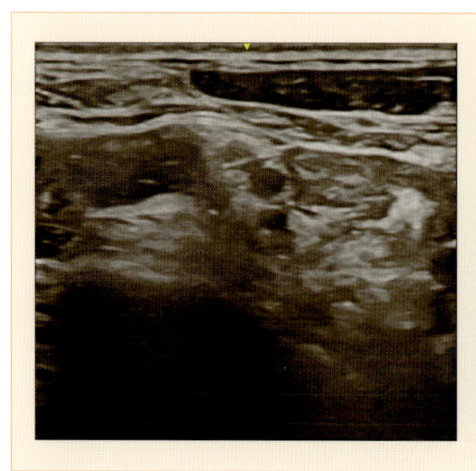

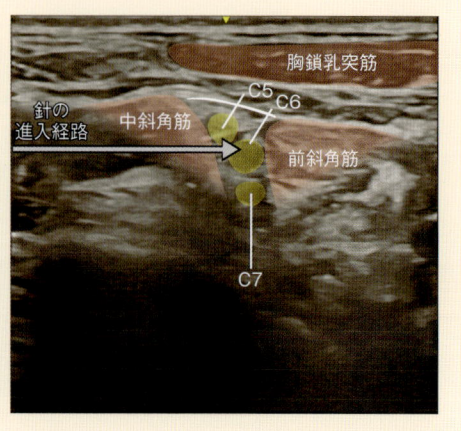

| 描出の鍵となる組織 | 鎖骨 → 前斜角筋・中斜角筋 → 神経根(C5〜C7) → 第6頚椎横突起 → レベル同定 |

浅神経叢ブロック

　第5頚椎よりさらに中枢では，第4頚椎横突起も観察が可能である。中枢に向かうに従い，横突起の前結節および後結節は小さくなり，結節同士の間も浅くなる。第4頚椎の神経根は，第5〜第7頚椎よりもかなり細い。この第4頚神経(C4)を外側に追っていくと，胸鎖乳突筋の外側から皮下に出て胸鎖乳突筋の表面などを通過し，鎖骨上神経など頚部前方の皮膚を支配する。肩関節手術の際，皮切部の痛みをカバーするためにはC4のブロックが必要である。

　また同時に，第3，第4頚神経からは横隔神経も分岐し，これらは前斜角筋の前方を走行する。

コラム
鋭針？　鈍針？

　従来，神経ブロックには針先のカット面の角度が大きい鈍針が用いられてきた。鈍針は神経実質に刺さりにくいが，一方で筋膜を穿孔する際には比較的大きな力が必要となり，穿孔した瞬間に筋膜の対側にある静脈などを傷つけやすいようにも思われる。一方で，鋭針は神経実質に刺さりやすく，刺さった際に針の角度によっては神経線維の物理的な損傷を招く可能性があり，針先が捉えにくいような状況では，特に使用に注意が必要である。

　筆者は神経と針先を超音波で捉えながら操作することを前提として，先の鋭な23Gカテラン針(70mm)を用いて穿刺を行っている。

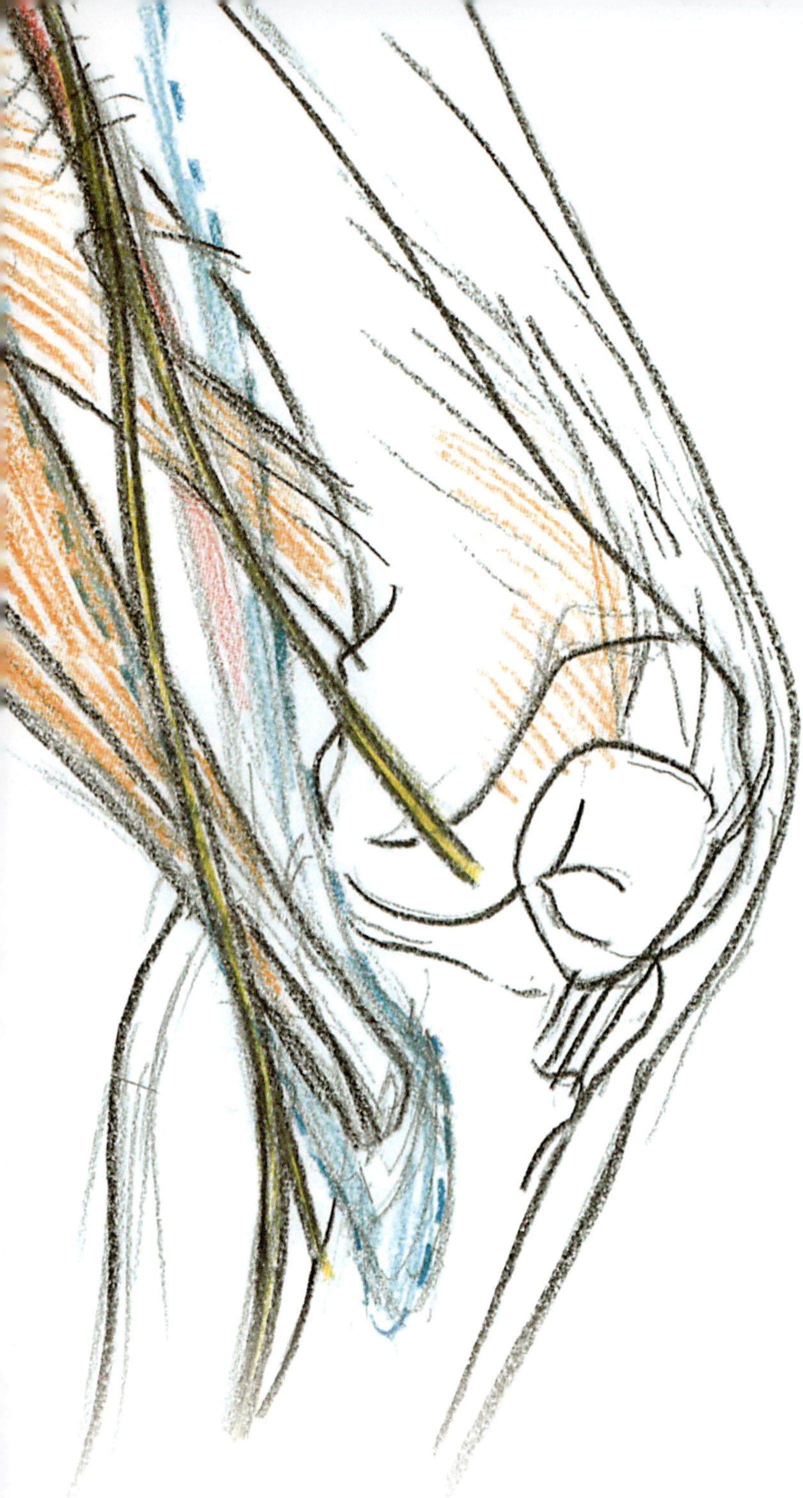

II章
実践
末梢神経のさがし方

下肢

大腿神経・外側大腿皮神経 …………………… 126
伏在神経（大腿神経の枝）…………………… 132
閉鎖神経 ………………………………………… 138
坐骨神経（脛骨神経・総腓骨神経）………… 142

II章 実践 末梢神経のさがし方

下肢
大腿神経・外側大腿皮神経

はじめに

大腿神経

　大腿神経は，大腿前方の皮膚の知覚および膝関節の伸筋群の運動を支配する．大腿神経の枝である伏在神経は，膝を越えて足関節付近の皮膚まで支配する知覚神経であり，この伏在神経のブロックは別項で後述する（p.132「伏在神経」参照）．大腿神経ブロックは膝関節の前方の痛みを抑えることができ，特に人工膝関節置換術（total knee arthroplasty；TKA）の術後鎮痛などには効果が高く，臨床上用いる頻度も多いブロックである．

　比較的浅層のプローブの当てやすい位置に神経が位置し，ブロック自体の難易度も高くなく，よほど操作を間違えなければ局所麻酔薬の血管内誤注入も起こしにくいため，初心者が最初に試みるブロックとしては適している．

外側大腿皮神経

　外側大腿皮神経は知覚神経であり，主に大腿の前面外側・大転子付近の皮膚知覚を支配する．大腿外側の皮膚に侵襲が加わる場合，この外側大腿皮神経のブロックも必要である．

解剖

　大腿神経はL2からL4の神経根に由来する．腰神経叢から，腸腰筋を構成する大腰筋と腸骨筋の2つの筋肉の間の溝に沿うように骨盤内を下降し，鼠径靱帯を越えて，大腿前面に至る．鼠径靱帯の下では，大腿動静脈の外側に位置するが直接動静脈とは接しておらず，筋裂孔を通過する腸腰筋の表面を走行し，血管裂孔を通過する大腿動静脈とは腸骨筋膜で明確に隔てられている．

　鼠径靱帯を通過したあと，大腿神経は分岐して膝関節の各伸筋群に運動枝を送り，併せて大腿前面の皮膚に知覚枝を送る．大腿神経の最も内側に位置する神経線維は，大腿動脈とともに下降し，伏在神経となる．

　大腿外側皮神経は，上前腸骨棘の内側から大腿外側の皮下へと走行する．一部の線維は上前腸骨棘部を通過後，後方へ向かい大転子付近の皮膚を支配する．

大腿神経の走行と知覚支配

L2
L3
L4

股関節前方にも
知覚枝を送る

大腿神経

伏在神経

筋膜の下の走行

大腿神経

伏在神経

前面

皮膚知覚支配領域

外側大腿皮神経の走行と知覚支配

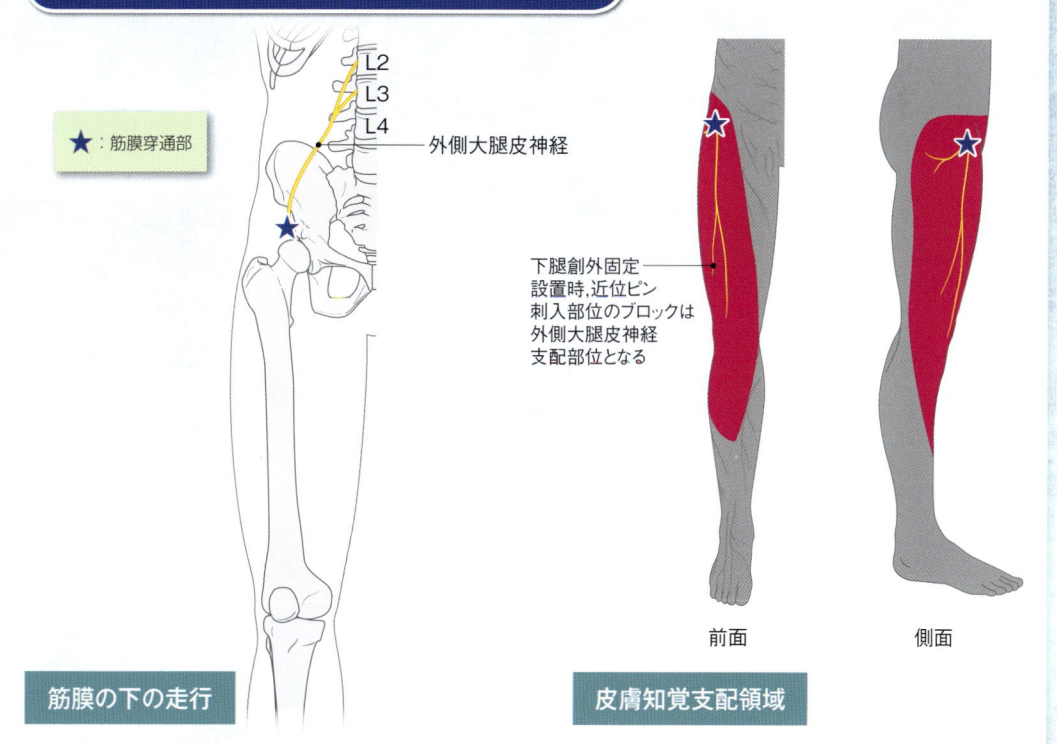

L2
L3
L4

★：筋膜穿通部

外側大腿皮神経

筋膜の下の走行

下腿創外固定
設置時，近位ピン
刺入部位のブロックは
外側大腿皮神経
支配部位となる

前面　　側面

皮膚知覚支配領域

Ⅱ 下肢 大腿神経・外側大腿皮神経

描出の鍵となる組織 大腿動脈→腸腰筋→大腿神経

超音波での描出テクニック

大腿神経ブロック

大腿動脈の外側・深層で腸腰筋筋膜の輪郭をイメージする

仰臥位で，下肢は特別な肢位をとる必要はない。プローブは短軸走査で，まず大腿動脈を触知し，直上に当てる。大腿動脈の内側には大腿静脈が伴走し，この2つの太い動静脈はカラードプラでも容易に観察できる。大腿動脈の外側にプローブを移動させると，大腿動脈の外側に接して高エコー像の小さな三角形の領域が観察できるが，ここには大腿神経ではなく陰部大腿神経が走行している。大腿神経は，大腿動静脈の深層に存在する腸腰筋の表面を走行する，長楕円形の高エコー像として観察でき，腸腰筋筋膜の腸腰筋側に含まれる。

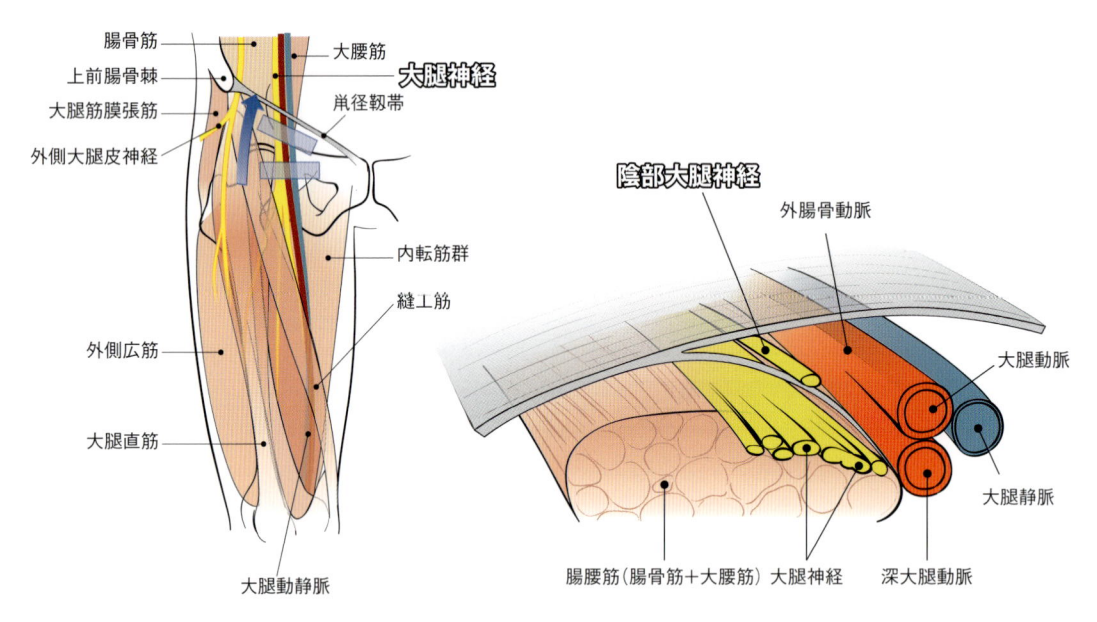

大腿動静脈の外側に隣接する扁平な高エコー像を探す。同時に，二重の筋膜構造も意識して大腿神経の輪郭を推測する。

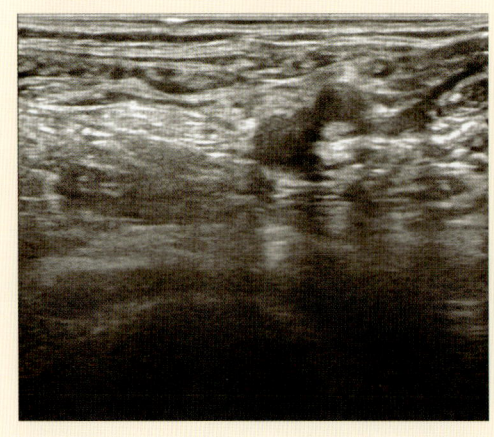

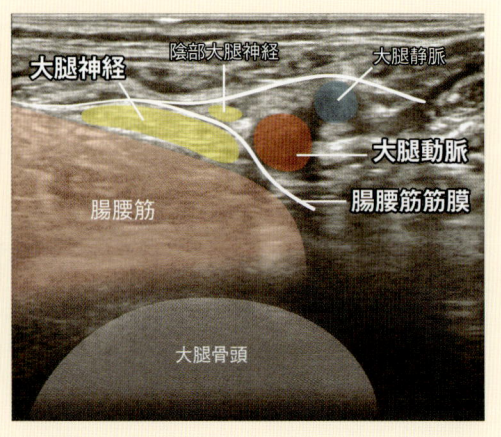

描出の鍵となる組織　大腿動脈→腸腰筋→大腿神経　［ブロック］

大腿神経ブロック

　外側から平行法による穿刺アプローチが容易である．楕円形をした大腿神経の輪郭の外側の端まで針を進め，大腿神経の輪郭に沿って外側から内側にかけて液性剥離を進めると，大腿神経の構造が薬液中に浮かび上がってくる．この部分では，1本のsheathに囲まれた神経として描出されるよりも，多数の神経線維の集合として描出できることが多い．

　約30 mL以上と比較的多量の局所麻酔薬を注入し骨盤腔内での薬液浸潤から，外側大腿皮神経と閉鎖神経ブロックを狙う3-in-1 blockも報告されているが，筆者らは外側大腿皮神経や閉鎖神経をブロックする際には，それらを個別に超音波で同定しブロックしたほうが確実と考えている．

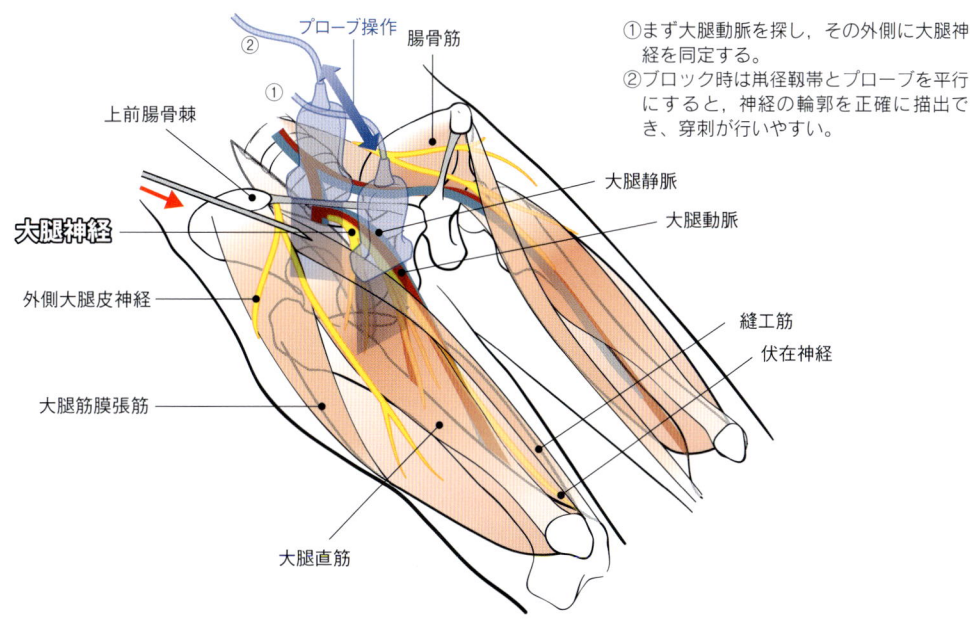

プローブ操作　②　腸骨筋　①まず大腿動脈を探し，その外側に大腿神経を同定する．
①　　　　　　　　　　②ブロック時は鼠径靱帯とプローブを平行にすると，神経の輪郭を正確に描出でき，穿刺が行いやすい．

上前腸骨棘
大腿静脈
大腿神経
大腿動脈
外側大腿皮神経
縫工筋
伏在神経
大腿筋膜張筋
大腿直筋

Ⅱ　下肢　大腿神経・外側大腿皮神経

① 外側より穿刺を開始する
穿刺針　陰部大腿神経　大腿動脈　大腿静脈
皮下組織
大腿神経
腸腰筋

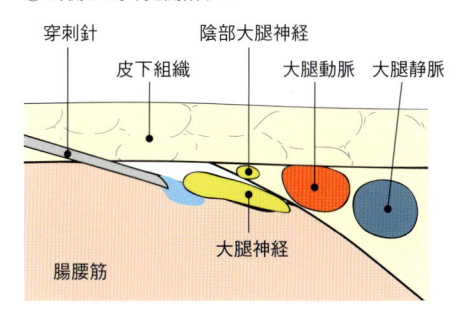

② まず大腿神経の下に沿って腸腰筋表面を液性剥離する
針の先端は上向き

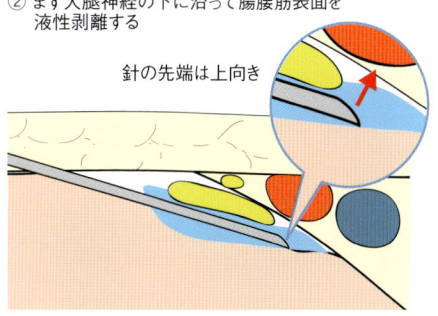

③ 内側まで薬液が注入できたら，いったん針先を大腿神経の外側まで戻す

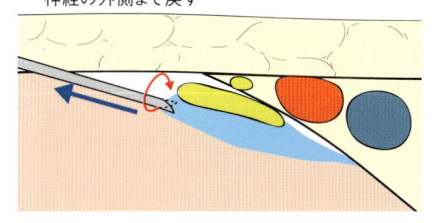

④ 大腿神経と腸骨筋膜の間を液性剥離する
針の先端は下向き

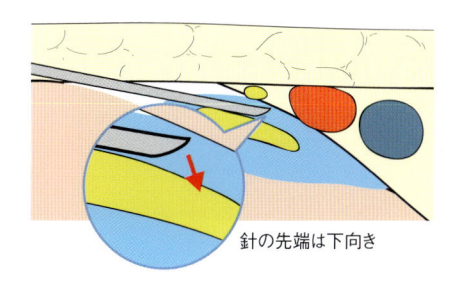

描出の**鍵**となる**組織** 縫工筋・大腿筋膜張筋

外側大腿皮神経ブロック

大腿近位1/3で同定すると簡単

　上前腸骨棘付近で直接外側大腿皮神経を超音波で同定するのは難しい。上前腸骨棘からは，縫工筋と大腿筋膜張筋の2つの筋肉が起始している。この縫工筋と大腿筋膜張筋の筋間を，大腿近位1/3で同定すると，その筋間にはさまれる形で，皮下との間の狭いコンパートメント内に，1～2本の神経線維が同定できる。これが外側大腿皮神経であり，その位置から中枢側に向けて辿るように走査することによって，上前腸骨棘付近での同定も可能となる。ブロックは，大腿神経と同様に外側から行う。

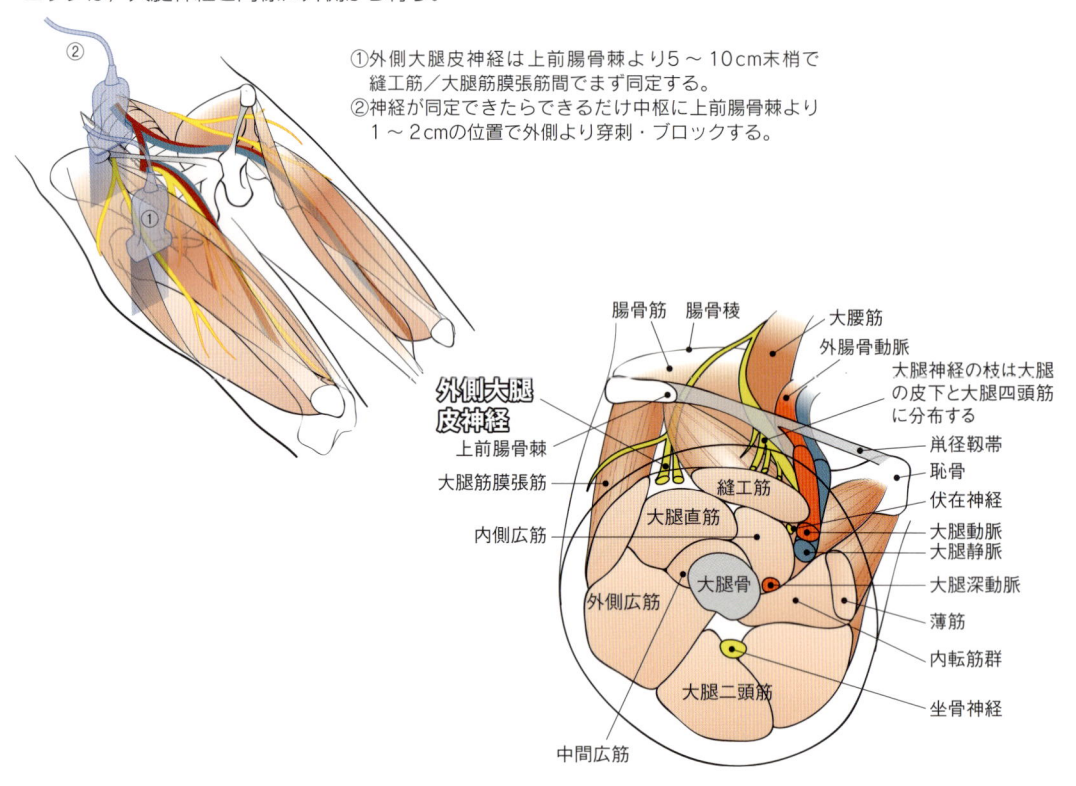

①外側大腿皮神経は上前腸骨棘より5～10cm末梢で縫工筋／大腿筋膜張筋間でまず同定する。
②神経が同定できたらできるだけ中枢に上前腸骨棘より1～2cmの位置で外側より穿刺・ブロックする。

外側大腿皮神経は，狭い固有のコンパートメント内に1～2個の高エコーな索状物として同定できる。

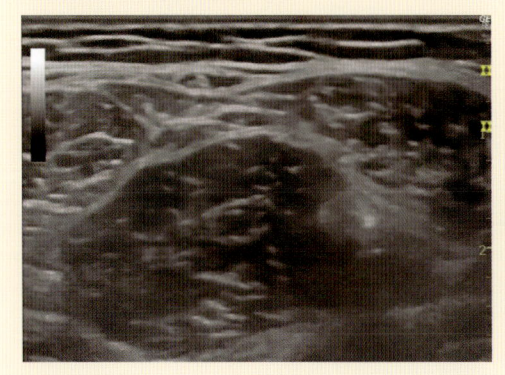

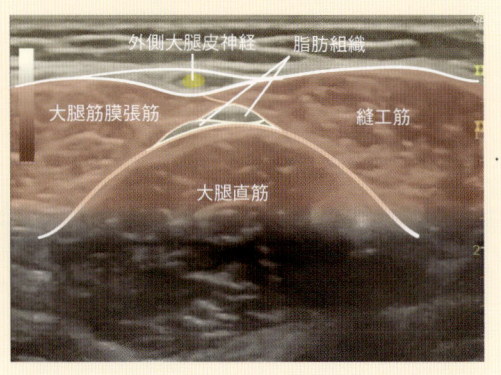

130

描出の鍵となる組織 縫工筋・大腿筋膜張筋

カテーテル留置

筆者らはTKA後などを対象として，硬膜外留置用カテーテルを術後鎮痛のために大腿神経近傍に留置している。

生理食塩水もしくは0.25％リドカイン（キシロカイン®）を約20mL，平行法で大腿神経近傍に注入し，神経周囲を液性剥離することにより十分なスペースを確保する。続いて，交差法で末梢方向より中枢に向けてTuohy針を液性剥離したスペースに進め，18G硬膜外用カテーテルを留置する。

転倒に注意する

大腿神経ブロックの後は，大腿四頭筋筋力が低下するために，転倒のリスクが増加する。局所麻酔薬の効果が切れて大腿四頭筋の筋力が十分回復するまでは，杖歩行も含めて控える必要がある。

II 下肢 大腿神経・外側大腿皮神経

II章 実践　末梢神経のさがし方

下肢

伏在神経（大腿神経の枝）

はじめに

　下腿や足部の知覚支配は，その大部分の領域を坐骨神経とその枝が占めている。しかし，膝関節内側から下腿を経て，足関節内側までの領域は，大腿神経の枝である伏在神経が支配しているため，坐骨神経単独のブロックでは下腿や足部の手術に必要な除痛を得ることができない。

　坐骨神経ブロックに伏在神経ブロックを併用することによって，下腿や足部の手術が可能である。伏在神経は大腿神経の枝であり，鼠径部で行う大腿神経ブロックよりも少量の局所麻酔薬で可能である。

　超音波ガイド下伏在神経ブロックに適した場所として，大腿中央部，下腿近位部の2カ所がある。大腿部でのブロックは，大腿動脈が描出上の指標となる。膝関節内側から前面にかけての麻酔効果も期待できるが，大腿中央部では大腿神経の内側広筋枝も近接しており，ブロック後は膝関節伸展筋力が低下する危険性がある。下腿近位部での伏在神経ブロックは，浅い部位で筋膜の間の狭い領域に神経が走行している。近年の高周波リニアプローブで容易に描出可能であり，足関節より末梢の手術に適している。

解剖

　大腿動静脈と伏在神経は内側広筋，内転筋（長内転筋と大内転筋）の2つの筋肉の谷間にはさまれて走行しており，上から縫工筋が天井を形成するような構造になっている。内側広筋と内転筋の間には広筋内転筋膜があり，伏在神経や大腿動静脈を包み込む内転筋管を形成している。超音波ガイド下に内転筋管内に局所麻酔薬を注入すると，広筋内転筋膜によって薬液の広がりが制限され，筋間に薬液が漏れにくい。

　大腿動静脈は大腿の遠位約1/3で内転筋間を通過して背側へ向かうが，伏在神経は縫工筋の裏側に沿ったまま膝関節内側を通過して下腿に至る。縫工筋，薄筋，半腱様筋が膜状の鵞足として脛骨の近位内側に停止している。このうち，縫工筋の筋膜が最も表層に存在するが，伏在神経は縫工筋筋膜の裏側に沿ったまま下行し，縫工筋筋膜と薄筋筋膜の間にはさまれる形で膝関節内側を通過する。大伏在静脈は縫工筋筋膜よりも表層の皮下組織内に存在するが，下腿中央より末梢では伏在神経は大伏在静脈に伴走して足関節内果部の皮下を通過し，足部内側に知覚枝を送る。

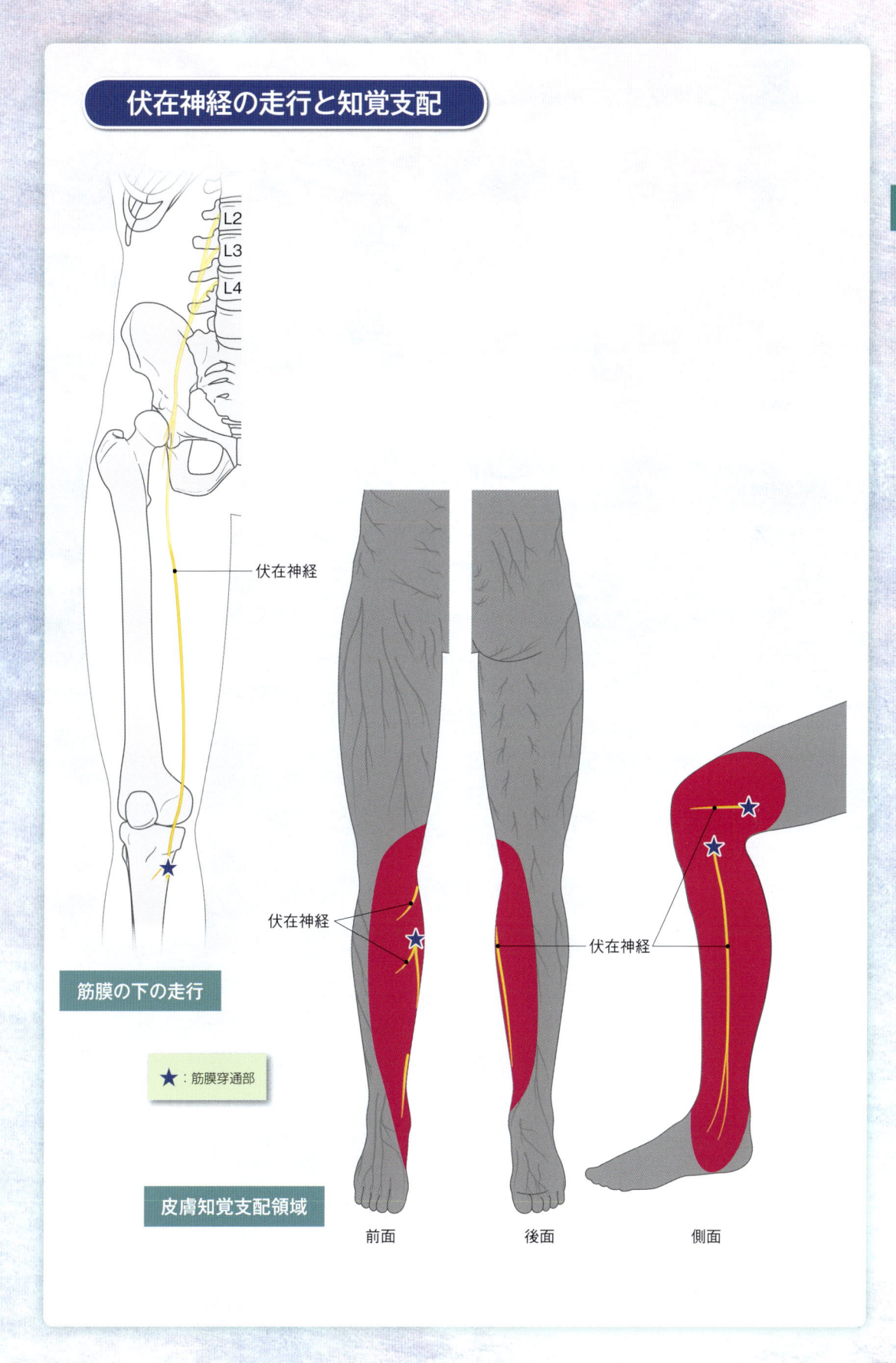

伏在神経の走行と知覚支配

伏在神経

筋膜の下の走行

★：筋膜穿通部

皮膚知覚支配領域

伏在神経

伏在神経

前面　　後面　　側面

Ⅱ 下肢　伏在神経（大腿神経の枝）

描出の鍵となる組織　縫工筋→大腿動脈→伏在神経

超音波での描出テクニック

大腿中央部

縫工筋の走行が鍵

　体位は仰臥位とする。股関節外旋位・膝関節軽度屈曲位にすると伏在神経の走行をとらえやすい。患者には「片方の膝を少し曲げて，あぐらをかくような感じで」と説明している。膝がベッドから浮くことになるので，不安定であれば膝の下に枕を入れてもよいが，大抵はこのまま観察可能である。この肢位をとることで，自然に大腿動脈が大腿骨に対して上に位置し，重力によって邪魔な軟部組織が後方へ避けられる。

　上前腸骨棘から膝関節内果後方を通って鵞足へ向かう縫工筋の走行ラインをイメージし，短軸走査でプローブを往復しながら操作すると，大腿動静脈が自然と描出できる。

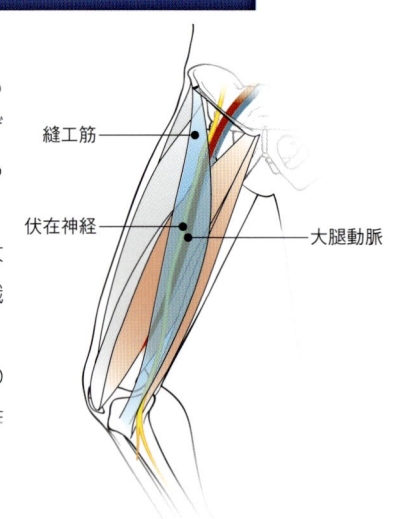

大腿動静脈が観察しにくくなる理由

　初心者の陥りやすい失敗として，大腿動脈の走行を前方からそのまま末梢方向に追いかけていくと，大腿部の近位では大腿動脈の観察は可能であるものの，大腿部中央付近に向かうに従って動脈が深くなり，超音波が届きにくくなってしまう。股関節および膝関節伸展位でも手技は一応可能であるが，同じ組織であっても肢位によっては，重力の影響やベッドによる圧迫で軟部組織と骨の位置関係が多少変化し，観察のしやすさが変わってしまう。何より，プローブを往復させるラインがイメージしにくい。

参照
p.28
「神経描出のテクニック（総論）
神経が見つからないときは？
5）体位を見直す」

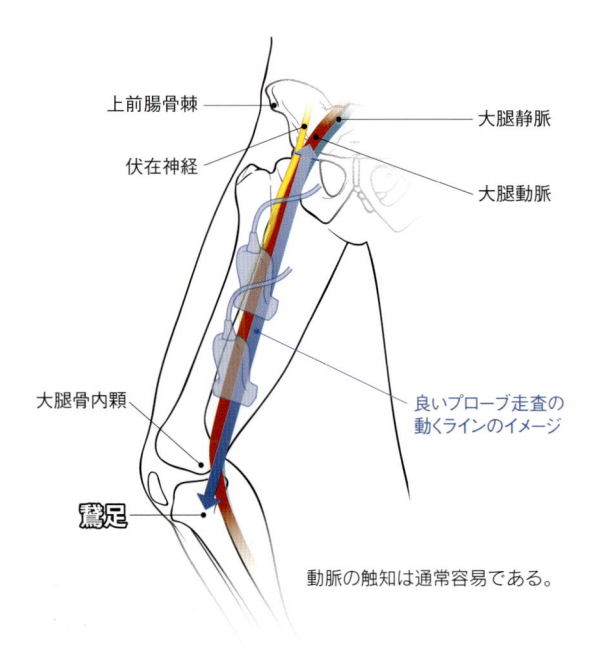

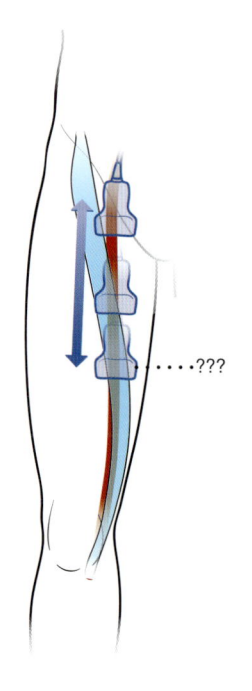

縫工筋
伏在神経
大腿動脈

上前腸骨棘
伏在神経
大腿静脈
大腿動脈
大腿骨内顆
鵞足

良いプローブ走査の動くラインのイメージ

動脈の触知は通常容易である。

……???

描出の鍵となる組織　縫工筋→大腿動脈→伏在神経　ブロック

大腿動脈・縫工筋・内側広筋で囲まれた領域を探す

　大腿動脈は短軸での超音波像上，拍動する低エコーな円形を示し描出は難しくない。縫工筋は大腿動脈の表層にあり，比較的狭くて薄い筋肉で，断面は平べったい楕円形に近い。内側広筋は動脈の内側に接しており，通常その断面は縫工筋よりもかなり大きい。大腿中央部では，伏在神経は大腿動脈，縫工筋，内側広筋に囲まれた三角形の高エコーな領域のなかに存在する。この高エコー領域のなかには内側広筋枝（筋膜の内側広筋側に走行）や下行膝動脈，脂肪組織なども存在し，薬液の注入によって伏在神経の正確な輪郭がはっきりすることも多い。

　穿刺は，平行法で前方より内側広筋を貫いて行う。

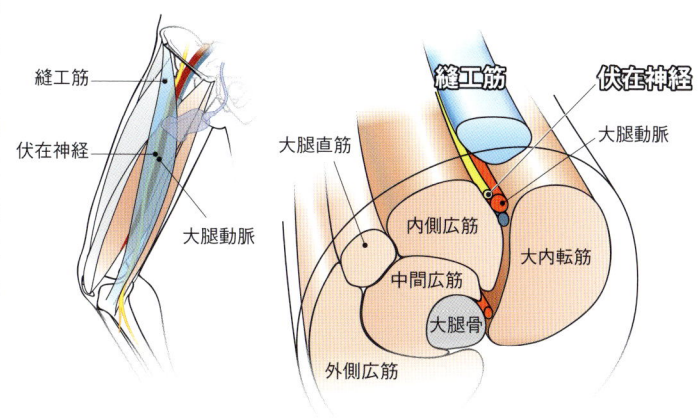

下肢　伏在神経（大腿神経の枝）

扁平な縫工筋の輪郭と，その深層に隣接する大腿動脈が伏在神経同定の鍵となる。

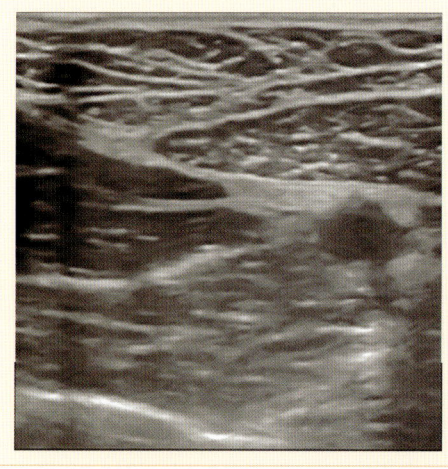

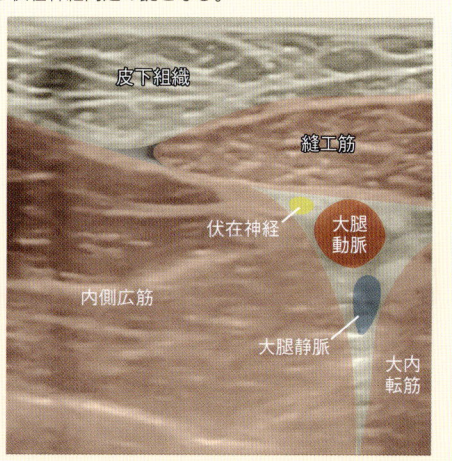

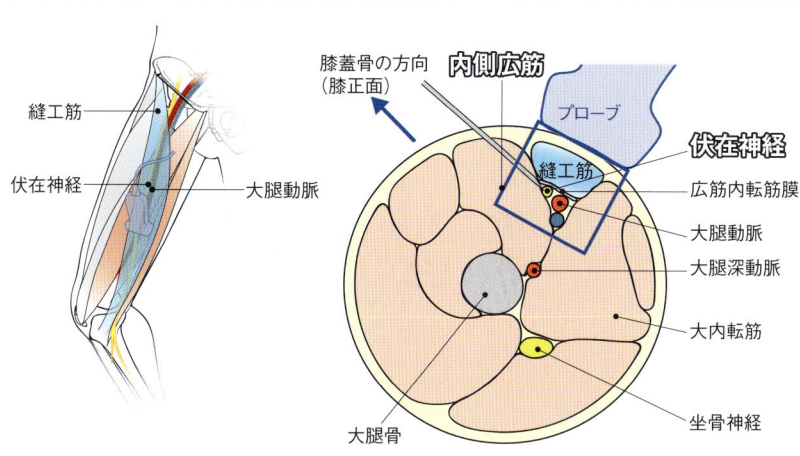

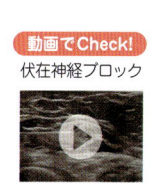

動画でCheck!
伏在神経ブロック

| 描出の鍵となる組織 | 脛骨後縁→ヒラメ筋・腓腹筋内側頭→縫工筋筋膜→伏在神経 |

下腿近位部

膝関節内側，脛骨後縁が最初の目印

　大腿での走査と同様，股関節軽度屈曲・外旋位で走査を行う。膝関節内側の関節裂隙より約5cm末梢で脛骨の後縁を触知し，短軸走査でプローブを当てる。脛骨の後縁の後方に存在するのがヒラメ筋，そのさらに後方に存在する筋肉が腓腹筋の内側頭である。

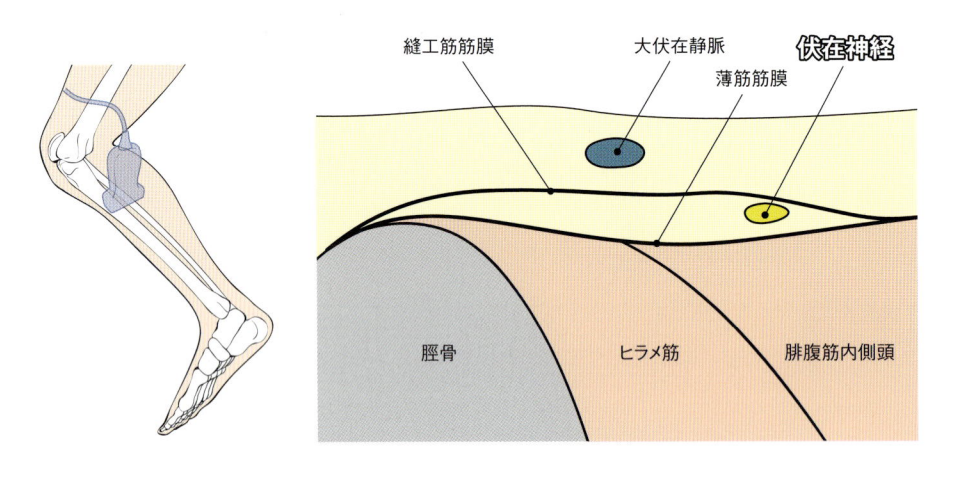

脛骨後縁にプローブを当て，ヒラメ筋・腓腹筋内側頭の輪郭を把握する。

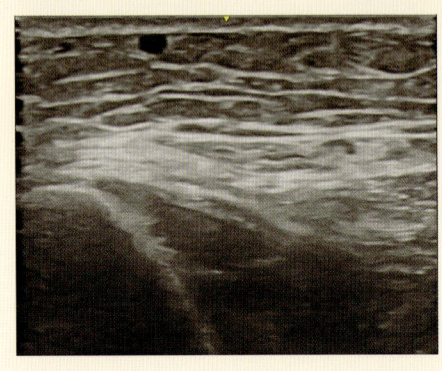

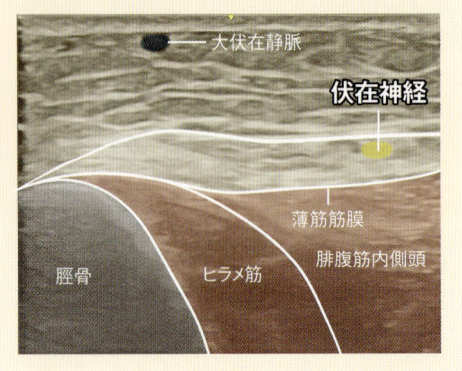

描出の鍵となる組織: 脛骨後縁→ヒラメ筋・腓腹筋内側頭→縫工筋筋膜→伏在神経

ブロック

伏在神経と大伏在静脈は，縫工筋筋膜で隔てられている

脛骨後縁から腓腹筋内側頭にかけて，皮下と筋層との間に2枚の筋膜が存在することが確認できる。表層の筋膜が縫工筋筋膜であり，深層側は薄筋の筋膜が連続している。伏在神経は縫工筋筋膜と薄筋筋膜の間を走行する，小さな高エコー像として同定することができる。大伏在静脈は，縫工筋筋膜より表層の皮下に走行するため，伏在神経とは異なる層に存在する。

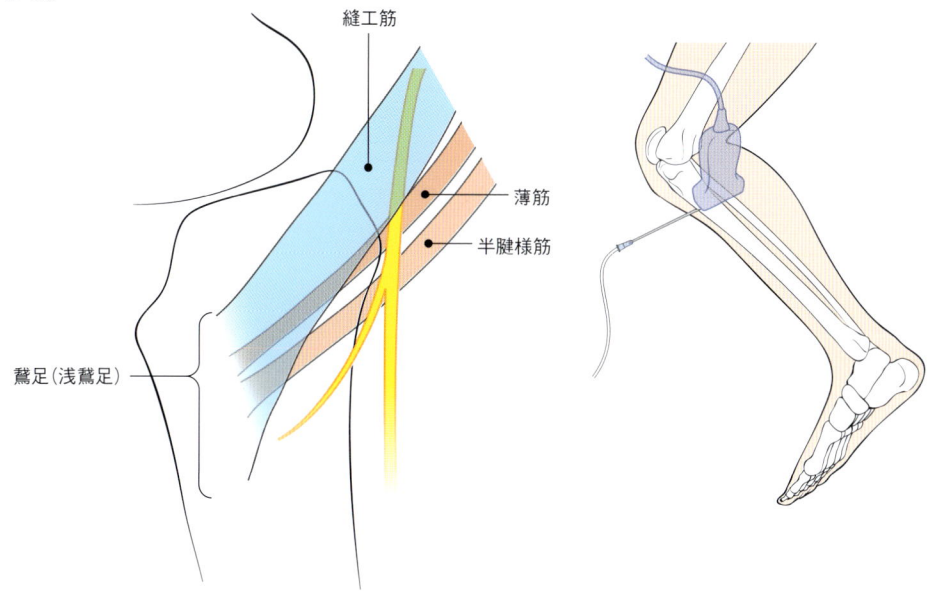

鵞足付近の筋膜は層状構造になっており，縫工筋から連続する筋膜が薄筋筋膜と二重構造を構成している。伏在神経はこの二層の比較的後方で高エコーの索状物として同定できる。体脂肪率の低いアスリートなどでは，この二層が近接しすぎており，層状構造がはっきりしないこともある。

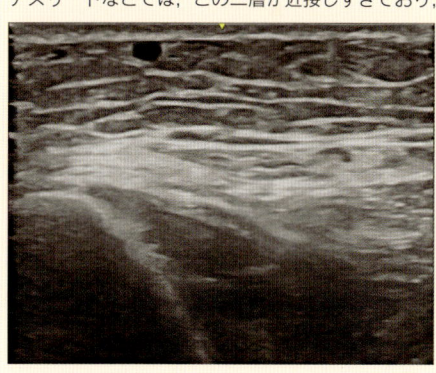

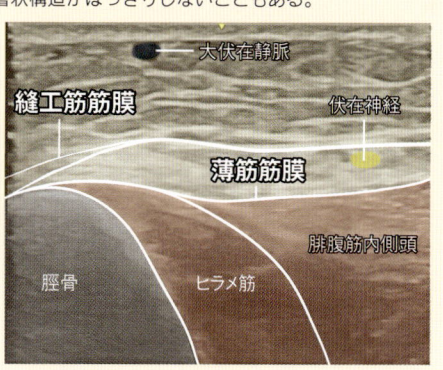

下腿近位部での伏在神経ブロック

伏在神経のブロックは，前方より穿刺し平行法で行う。伏在神経は，縫工筋筋膜と薄筋筋膜で構成される小さなコンパートメント内の比較的後方に存在する。容積の小さなコンパートメントであり，比較的少量の薬液量で十分な効果を得られやすい。

II 下肢 伏在神経（大腿神経の枝）

II章　実践　末梢神経のさがし方

下肢
閉鎖神経

はじめに

　閉鎖神経は大腿内側の皮膚知覚を支配し，支配領域は大腿神経や後大腿皮神経とも重複している．整形外科手術において，閉鎖神経ブロックが必要となる頻度は少ないが，半腱様筋薄筋腱を採取する手術後の疼痛や，股関節部位における手術，大腿切断術での鎮痛目的，あるいは大腿部でのターニケットペインを抑制する際には有用なブロックである．

　内転筋群（大内転筋，長内転筋，短内転筋）および薄筋，外閉鎖筋の運動を支配する．

解剖

　閉鎖神経は，L2からL4の神経根より由来し，腰神経叢を通って骨盤の内側を通過し，閉鎖孔を通って骨盤外に現れる．

　閉鎖神経は閉鎖孔の付近で同定すると，ブロックが容易となる．

　この部分における特徴として，閉鎖神経は前枝と後枝の2つに分かれ，短内転筋の腹側と背側を走行する．ブロックする際は，この2つの枝をブロックするか，あるいはこの2つの神経が分岐する前にブロックする必要がある．

閉鎖神経の走行と知覚支配

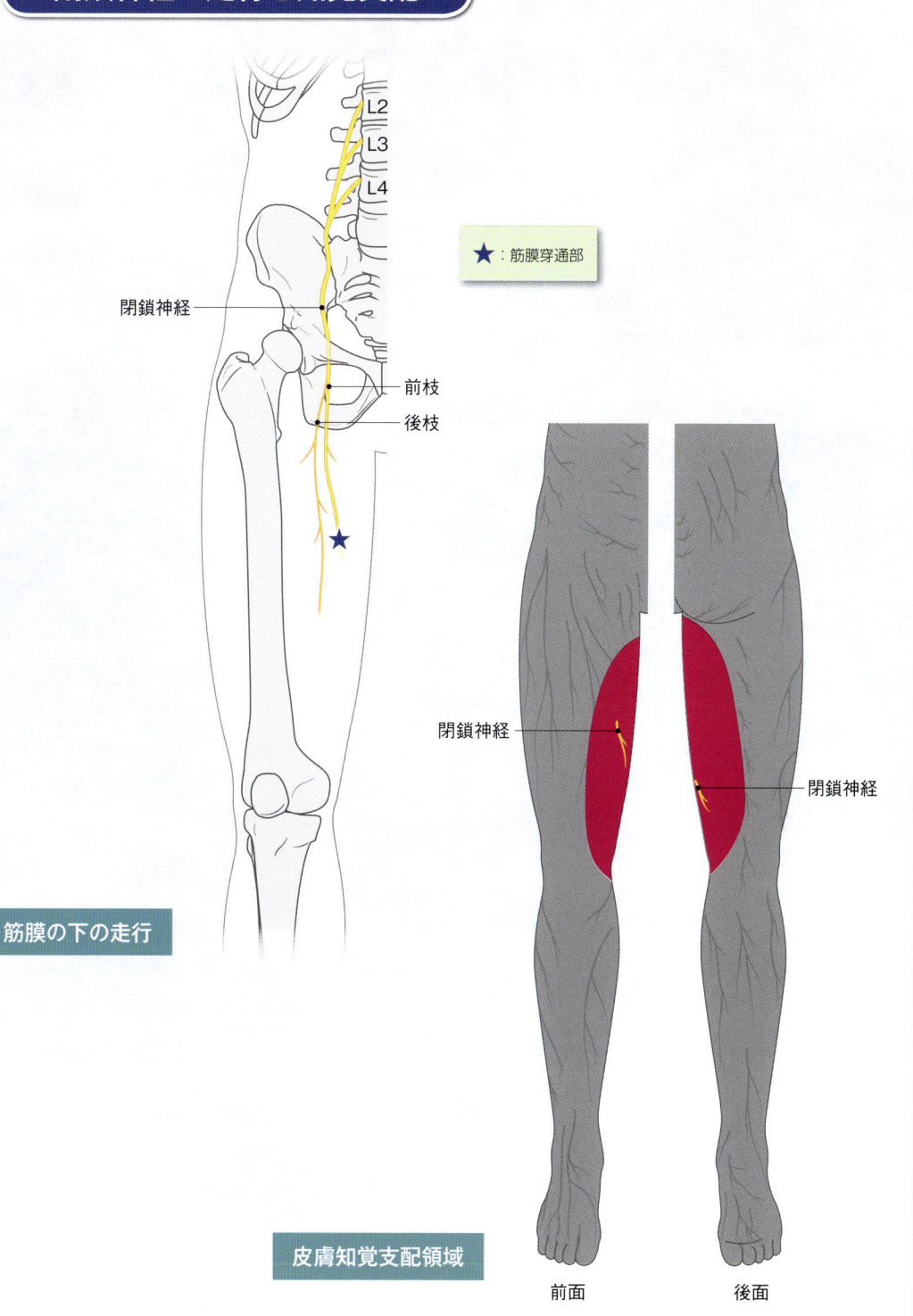

★：筋膜穿通部

L2
L3
L4

閉鎖神経
前枝
後枝

筋膜の下の走行

閉鎖神経
閉鎖神経

皮膚知覚支配領域

前面　　後面

Ⅱ 下肢　閉鎖神経

描出の鍵となる組織：大腿動脈・恥骨

超音波での描出テクニック

筋肉をはさんで2つの層で走行する高エコー像を探す

大腿動脈の内側から短内転筋を同定し，そこから閉鎖神経を同定する。

仰臥位，股関節外転・外旋位で，恥骨の遠位で内転筋群の起始部にプローブを当て，短軸操作を行う。末梢方向に向けて約5～10cmの範囲で往復させると，短内転筋の前方および後方に，筋肉の表層に沿って移動する2つの小さな高エコー像が観察できる。このうち，表層にあるものが閉鎖神経の前枝，深層にあるものが閉鎖神経の後枝である。

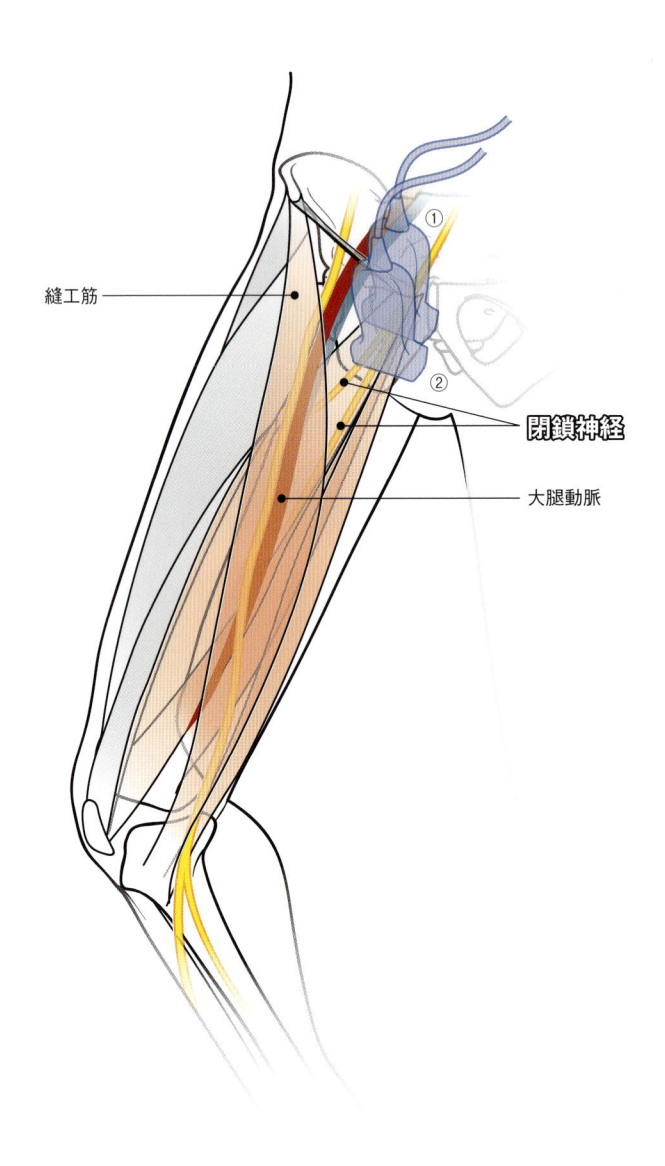

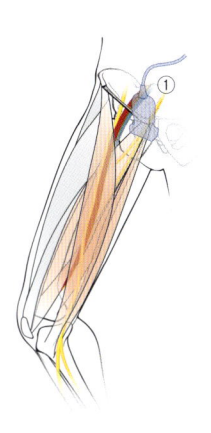

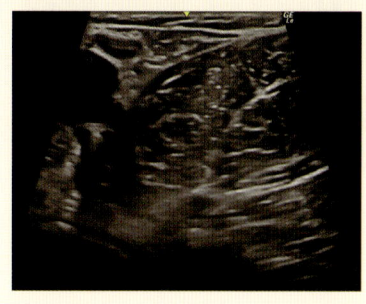

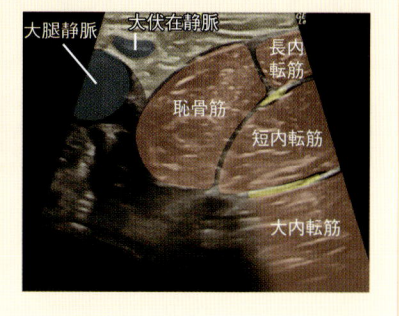

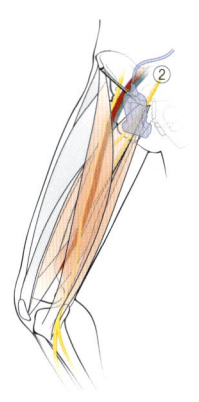

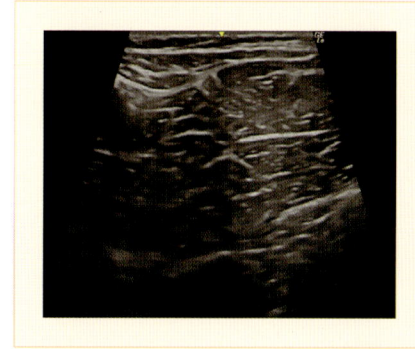

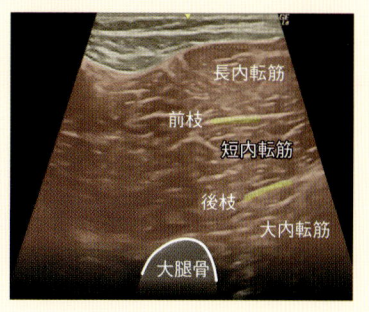

描出の鍵となる組織　大腿動脈・恥骨　ブロック

閉鎖神経の前枝と後枝は，筋間を走行する扁平な索状物として同定できることが多い。中枢でこの2つの枝が合流するのが観察できることもあるが，プローブを恥骨にかなり押し当てるような形になる。

閉鎖神経ブロック

　平行法でのブロックはworking spaceの問題から難しく，交差法で実施する。恥骨の遠位に短軸でプローブを置き，末梢から中枢に向けて穿刺を行う。筋間に針を進め薬液を注入すると，比較的容易に神経周囲の液性剥離が可能である。

Ⅱ章　実践　末梢神経のさがし方

下肢

坐骨神経（脛骨神経・総腓骨神経）

はじめに

　坐骨神経は，長く太い末梢神経であり，人体のなかで最も広い支配領域をもつ．膝関節より末梢では，伏在神経が支配する下腿・足部の内側を除くすべての領域の皮膚知覚を支配し，大腿後面にある屈筋群（いわゆるハムストリングス）の運動と，下腿より末梢のすべての筋肉の運動を支配する．

解剖

骨盤部

　坐骨神経は，脛骨神経と総腓骨神経から構成される．脛骨神経が内側，腓骨神経が外側を走行しており，共通のsheathに覆われるが，線維自体は骨盤部から分かれていることが多い．坐骨神経は，大坐骨切痕から骨盤外に出る部位において，梨状筋の前方を通過することが最も多い．梨状筋は仙骨の前面に起始し，大腿骨大結節梨状筋窩に停止する．例外的に坐骨神経が梨状筋のなかを通過する例や，あるいは脛骨神経，総腓骨神経が分かれて，それぞれ別々に梨状筋のなかを通過して骨盤外に出てくるパターンも散見される．

骨盤部から大腿

　梨状筋の前方を通過し，骨盤外に出たあと，坐骨神経は外旋筋群（梨状筋，上双子筋，下双子筋，内閉鎖筋）に接して，その表層（後面）をちょうど外旋筋群と大殿筋の間にはさまれるようにして走行し，その後大腿に向かう．坐骨神経の内側には後大腿皮神経が走行し，坐骨結節の付近で皮下へ移行して大腿後面の知覚を支配する．

大腿部

　大腿部では，坐骨神経はハムストリングスの深層に沿って走行する．ハムストリングスは，坐骨結節および大腿骨から起始する筋肉であり，半膜様筋，半腱様筋は，坐骨結節から起始して，それぞれ脛骨の内側後面および鵞足に停止する．一方，大腿二頭筋は，坐骨結節より起始する長頭と，大腿骨より起始する短頭から始まり，腓骨頭に停止する．

　坐骨神経は，大腿後面で半腱様筋，半膜様筋，そして外側に存在する大腿二頭筋の深層の筋間を通過し，末梢へと向かう．

膝窩部での分岐

　膝窩部より中枢部約5～10cmにおいて，坐骨神経は1本の坐骨神経から脛骨神経と総腓骨神経に分岐する．この付近には，それぞれの神経から分岐し浅層へ向かう腓腹神経や，膝関節後方の知覚を支配する脛骨神経の枝も存在している．

●脛骨神経

　脛骨神経は膝窩動脈と伴走し，下腿へ向かう．膝窩動静脈，脛骨神経の位置関係は，表層からみて，脛骨神経，膝下静脈，膝下動脈の順でほぼ直列している．

●総腓骨神経

　総腓骨神経は，脛骨神経との分岐部から外側に向かい，大腿二頭筋の裏面に接したまま走行し，腓骨頭を越えてから腓骨をまわるように前方へと向かい，浅腓骨神経，深腓骨神経に分岐する．

脛骨神経の走行と知覚支配

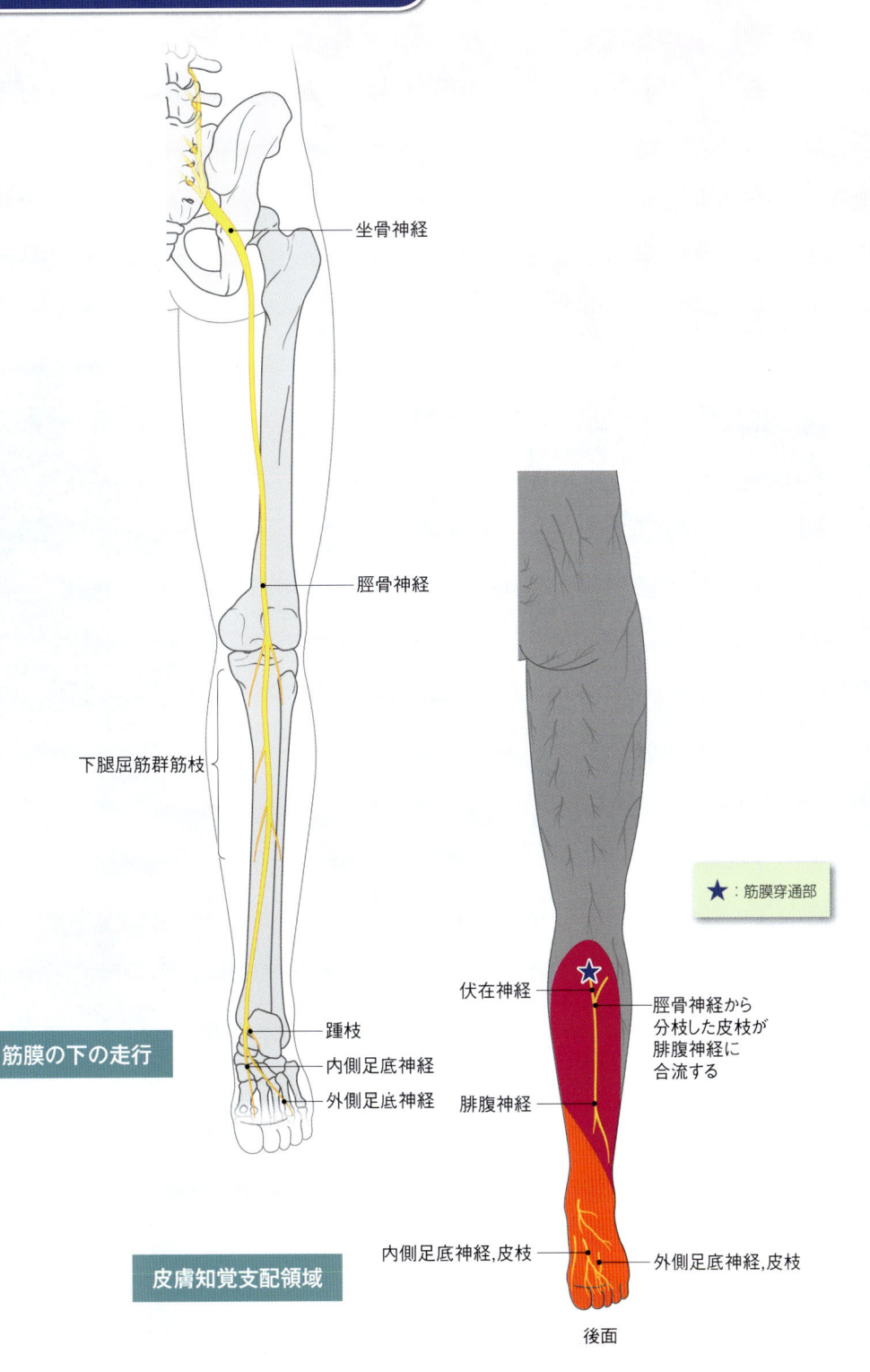

坐骨神経

脛骨神経

下腿屈筋群筋枝

踵枝
内側足底神経
外側足底神経

筋膜の下の走行

★：筋膜穿通部

伏在神経
脛骨神経から分枝した皮枝が腓腹神経に合流する
腓腹神経

内側足底神経, 皮枝
外側足底神経, 皮枝

後面

皮膚知覚支配領域

Ⅱ 下肢　坐骨神経（脛骨神経・総腓骨神経）

総腓骨神経の走行と知覚支配

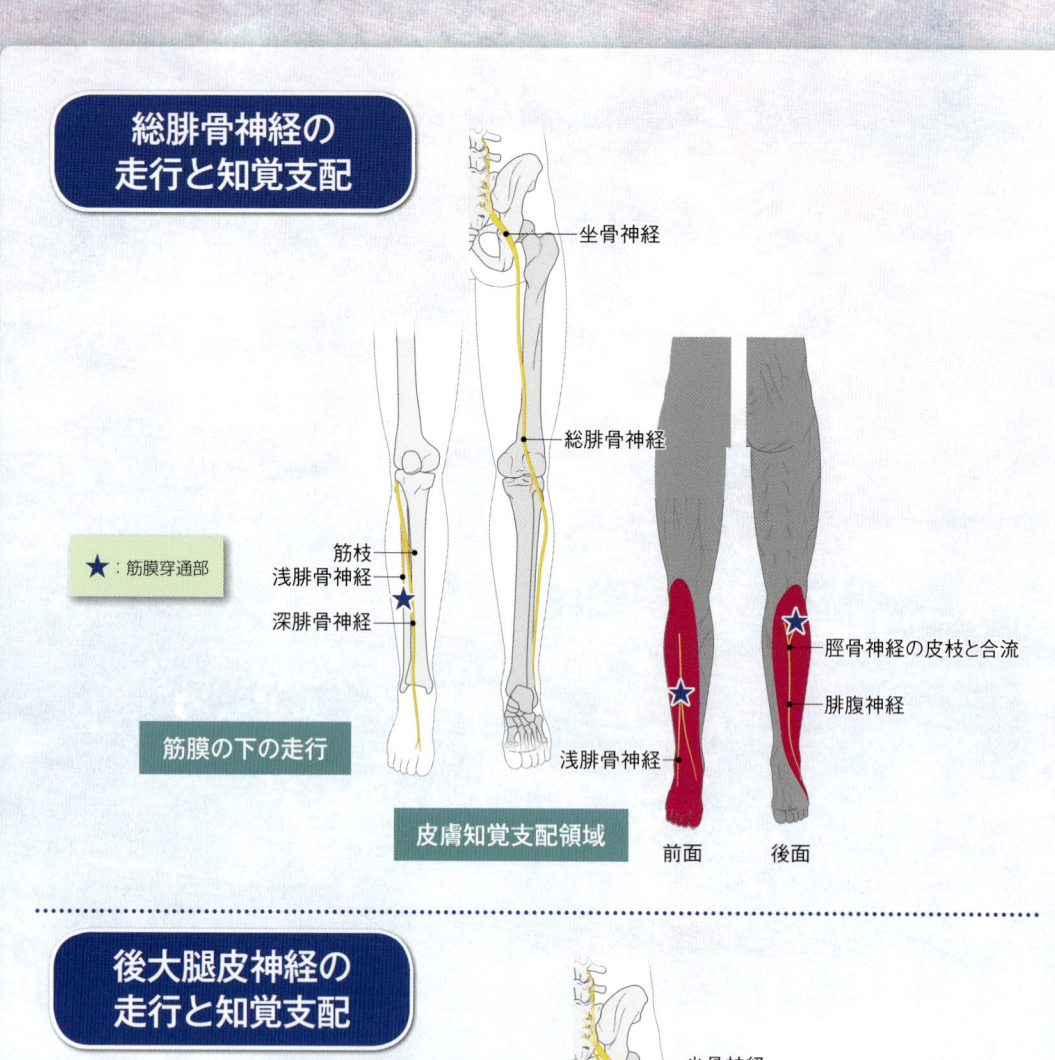

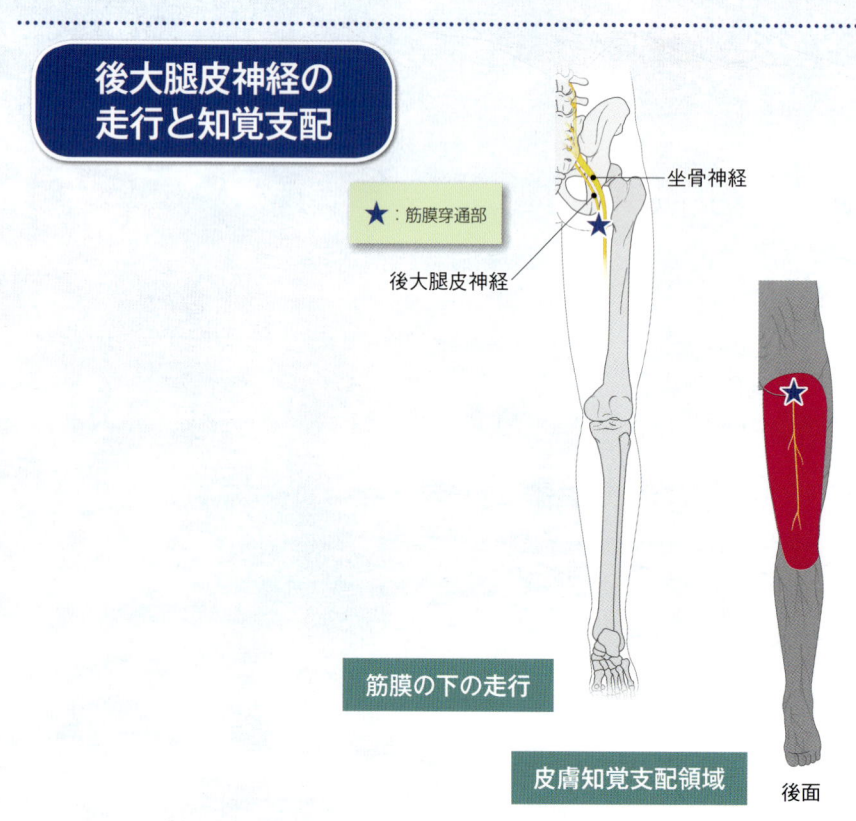

坐骨神経
総腓骨神経

★：筋膜穿通部

筋枝
浅腓骨神経
深腓骨神経

筋膜の下の走行

浅腓骨神経

脛骨神経の皮枝と合流
腓腹神経

皮膚知覚支配領域

前面　後面

後大腿皮神経の走行と知覚支配

坐骨神経

★：筋膜穿通部

後大腿皮神経

筋膜の下の走行

皮膚知覚支配領域　後面

| 描出の鍵となる組織 | 坐骨結節・大転子 → 大殿筋・外旋筋群 → 坐骨神経 |

坐骨神経への異なるアプローチ

　坐骨神経のブロックについては，中枢側より，「傍仙骨アプローチ（parasacral approach）」，「殿下部アプローチ」，「膝窩アプローチ」の大きく3つのアプローチが一般的に報告されている。足関節や足部の手術目的には膝窩アプローチが簡便である。特に傍仙骨アプローチは，股関節や大腿を含めたブロックが可能であるが，ほかの末梢神経ブロックと比較してもかなり深い場所であり，描出・穿刺とも難易度が増す。殿下部アプローチは，傍仙骨アプローチよりは浅い位置で坐骨神経をブロック可能であるが，股関節のブロックの効果は弱いと考えられる。

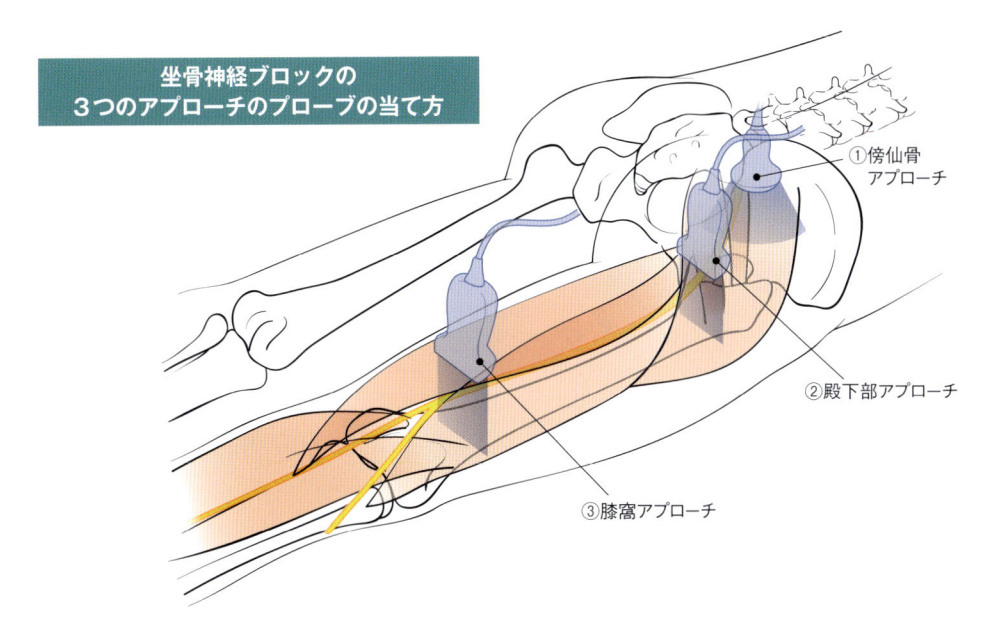

坐骨神経ブロックの3つのアプローチのプローブの当て方

①傍仙骨アプローチ
②殿下部アプローチ
③膝窩アプローチ

II 下肢　坐骨神経（脛骨神経・総腓骨神経）

| 描出の鍵となる組織 | 坐骨結節・大転子 → 大殿筋・外旋筋群 → 坐骨神経 |

超音波での描出テクニック

傍仙骨アプローチ

坐骨神経は傍仙骨部ではかなり深い

傍仙骨部で坐骨神経をブロックする際，描出自体は後述する殿下部アプローチから中枢に向かって走査を行うが，坐骨神経の深度が，梨状筋付近において急激に深くなる点に注意しなければならない。坐骨神経は中枢前方・内側に向かうため，プローブを皮膚に垂直に当てても，坐骨神経にはビームが垂直には当たらず，また深いために描出が不鮮明となりやすい。

傍仙骨アプローチ

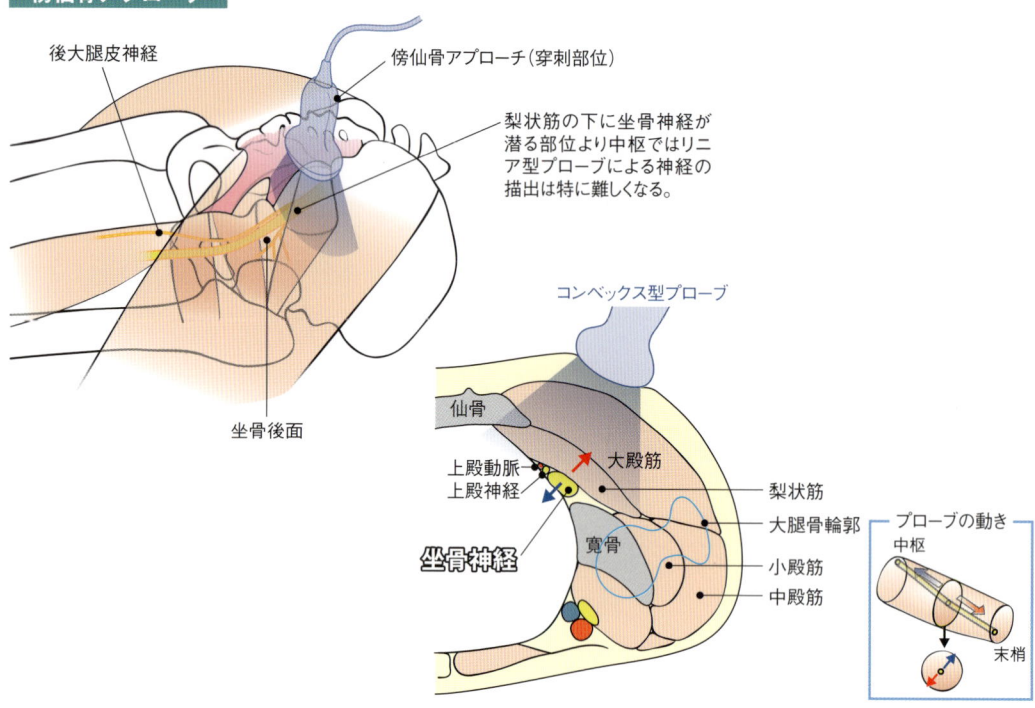

- 後大腿皮神経
- 傍仙骨アプローチ（穿刺部位）
- 梨状筋の下に坐骨神経が潜る部位より中枢ではリニア型プローブによる神経の描出は特に難しくなる。
- 坐骨後面
- コンベックス型プローブ
- 仙骨
- 大殿筋
- 上殿動脈
- 上殿神経
- 梨状筋
- 坐骨神経
- 寛骨
- 大腿骨輪郭
- 小殿筋
- 中殿筋
- プローブの動き（中枢／末梢）

コンベックスプローブ（5 MHz）を用いた傍仙骨部での坐骨神経の描出。深い位置を走行するため，通常のリニアプローブではさらに輪郭は不鮮明になりやすい。

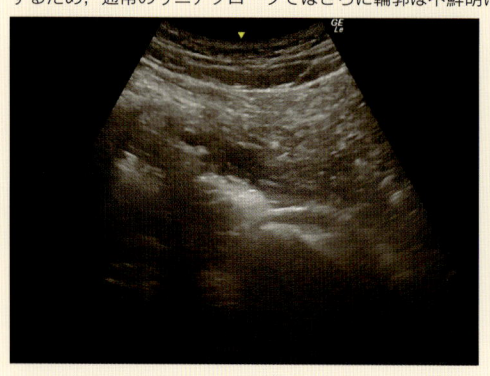

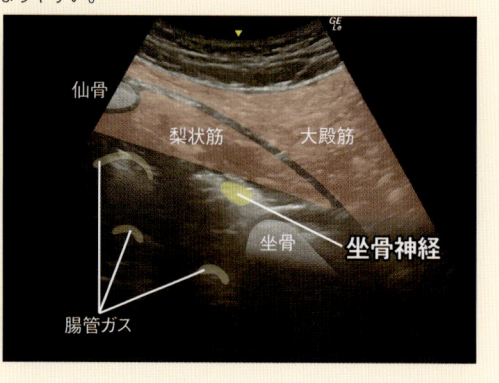

- 仙骨
- 梨状筋
- 大殿筋
- 坐骨
- 坐骨神経
- 腸管ガス

| 描出の鍵となる組織 | 坐骨結節・大転子 → 大殿筋・外旋筋群 → 坐骨神経 |

傍仙骨アプローチの利点と欠点

傍仙骨アプローチは，最も中枢で坐骨神経をブロックする方法であり，梨状筋の深層を通過して骨盤外に出てくる場所で行う。本アプローチの利点は，より近位でブロックすることにより，股関節の関節枝ならびに隣接する後大腿皮神経も一緒にブロックできる点にある。欠点は，本部位では坐骨神経は大殿筋と梨状筋を越えたところに存在し，かなり深度が深いため，通常のリニアプローブでは描出が難しい点である。描出には，コンベックスタイプのプローブが適しているが，輪郭の鮮明な描出は難しいことが多い。

参照
p.7
「末梢神経のための装置選択」

坐骨後面アプローチ

Ⓐ傍仙骨アプローチ。梨状筋の下にもぐりこむ位置で坐骨神経は急に深くなり描出が難しくなる。

Ⓑこの部位では坐骨神経は坐骨の表面（後壁）に沿っており，坐骨が描出できれば高周波リニアプローブでもなんとか神経の同定は可能である。

Ⓒ殿下部アプローチでのプローブ位置。

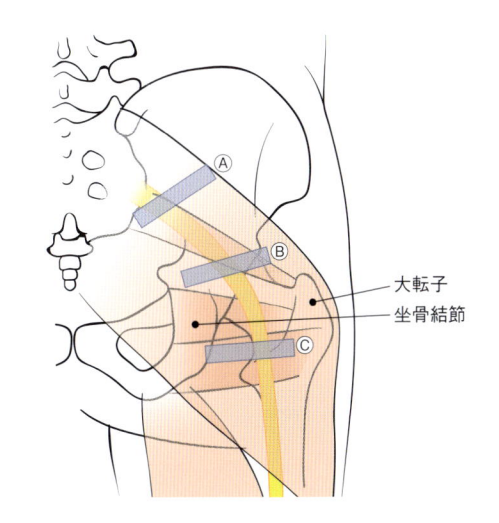

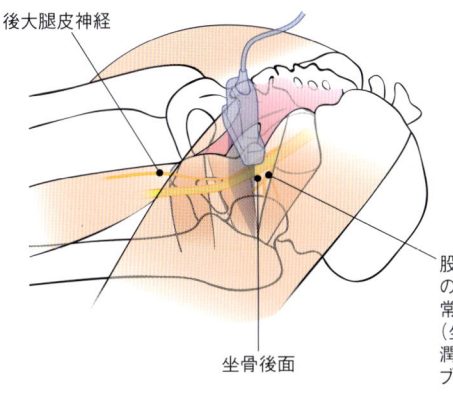

股関節後方に分布する坐骨神経の枝を描出することは困難だが，通常の殿下部アプローチよりも近位（坐骨後面）で坐骨神経周囲に浸潤することで，関節枝を少しでも近くブロックすることが期待できる。

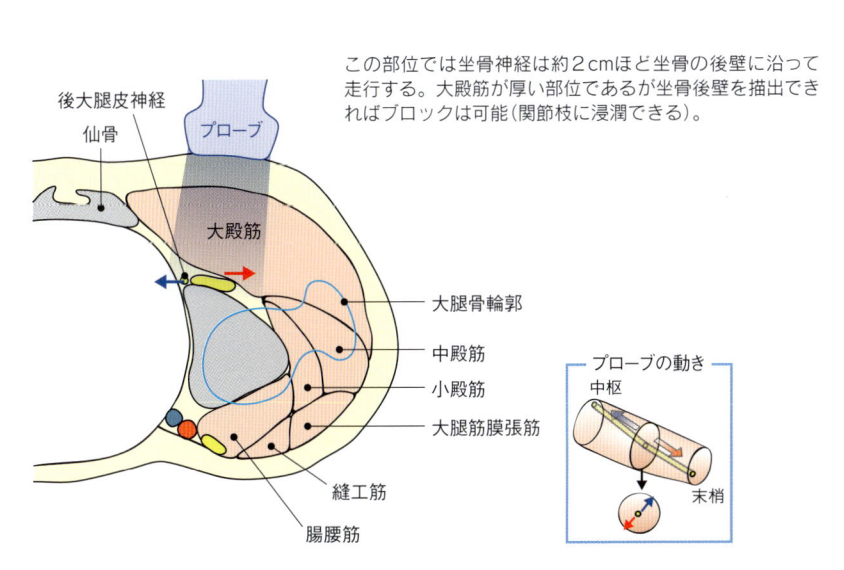

この部位では坐骨神経は約2cmほど坐骨の後壁に沿って走行する。大殿筋が厚い部位であるが坐骨後壁を描出できればブロックは可能（関節枝に浸潤できる）。

Ⅱ 下肢　坐骨神経（脛骨神経・総腓骨神経）

147

| 描出の鍵となる組織 | 坐骨結節・大転子 → 大殿筋・外旋筋群 → 坐骨神経 |

殿下部アプローチ

坐骨結節と大転子が目印

　殿下部アプローチは，大殿筋の下縁付近，あるいはそれよりもやや中枢においてブロックする方法である。この付近で特徴的な構造物は，大結節と坐骨結節であり，この2つの体表から触知可能な骨性ランドマークが超音波上でも認識しやすい。大結節と坐骨結節を結ぶ形で，短軸走査でプローブを当てた際に，坐骨神経はこの2つの骨の表面を結んだ線の中央付近に存在している。

　殿下部アプローチでは，平行法による穿刺が可能な場合もあるが，殿部での坐骨神経は深い部位を走行するため，特に傍仙骨部や坐骨後面では交差法での刺入に限られることも多い。

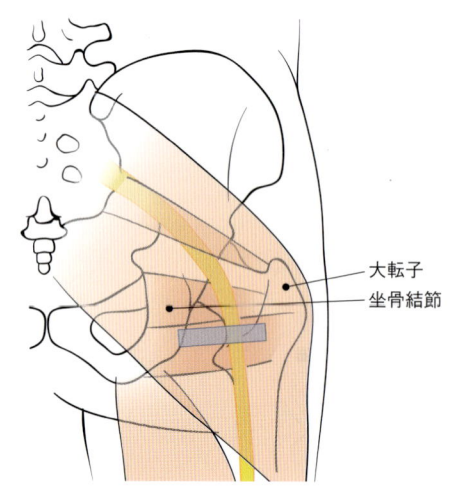

大転子
坐骨結節

殿下部アプローチ

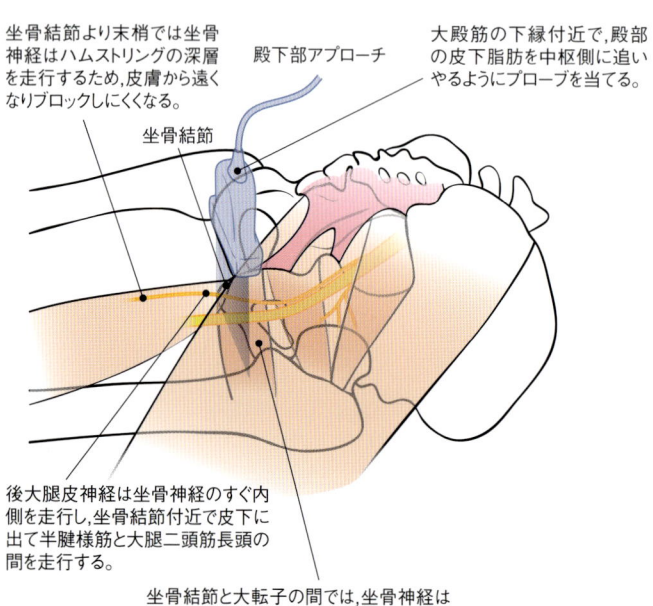

坐骨結節より末梢では坐骨神経はハムストリングの深層を走行するため，皮膚から遠くなりブロックしにくくなる。

殿下部アプローチ

大殿筋の下縁付近で，殿部の皮下脂肪を中枢側に追いやるようにプローブを当てる。

坐骨結節

後大腿皮神経は坐骨神経のすぐ内側を走行し，坐骨結節付近で皮下に出て半腱様筋と大腿二頭筋長頭の間を走行する。

坐骨結節と大転子の間では，坐骨神経は大殿筋と坐骨結節の2つの筋肉の間に挟まれている比較的単純な解剖であり，同定しやすい。

描出の鍵となる組織　坐骨結節・大転子 → 大殿筋・外旋筋群 → 坐骨神経

坐骨神経は大殿筋の裏側に沿っている

　坐骨結節周辺ではまだハムストリングは起始しておらず，坐骨神経より表層にあるのは大殿筋のみである．つまり坐骨神経は大殿筋の裏側に張り付いて走行する．この坐骨結節・大転子の2つの骨を結んだ中間付近で大殿筋線維の裏側に存在する，扁平な高エコー領域を同定すると坐骨神経を同定できる．

　この部位より中枢方向に向けて走査を進めると，股関節の外旋筋群を描出することができる．大殿筋の筋線維が中枢から末梢外側方向に向けて斜めに走行するのに対し，外旋筋群はほぼ横方向に走行するため，この横方向に走行する筋線維（外旋筋群）の深層に坐骨の表面が描出でき，さらに深層には大腿骨頭が描出できる．坐骨神経は外旋筋群と大殿筋の間に存在する．坐骨神経の内側に後大腿皮神経が存在しているが，超音波で明瞭に解像することは難しい．

　殿下部より末梢では，ハムストリングの筋腹の断面積が大きくなるため，体格によっては坐骨神経は描出が難しくなるため，通常，大腿中央部でブロックを行うことは少なく，膝窩部でのブロックを選択する．

大殿筋と外旋筋群は筋の走行方向が異なる．図のようにプローブを当てると，大殿筋の筋線維は短い線の集まりのようにみえる．

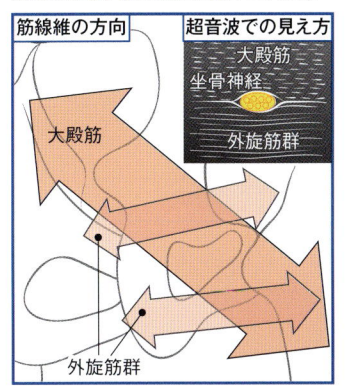

坐骨結節と大転子の中央付近で大殿筋と外旋筋群の間に坐骨神経が走行する．外旋筋群に比べて大殿筋は線維が直行しないので線維が短くみえる．

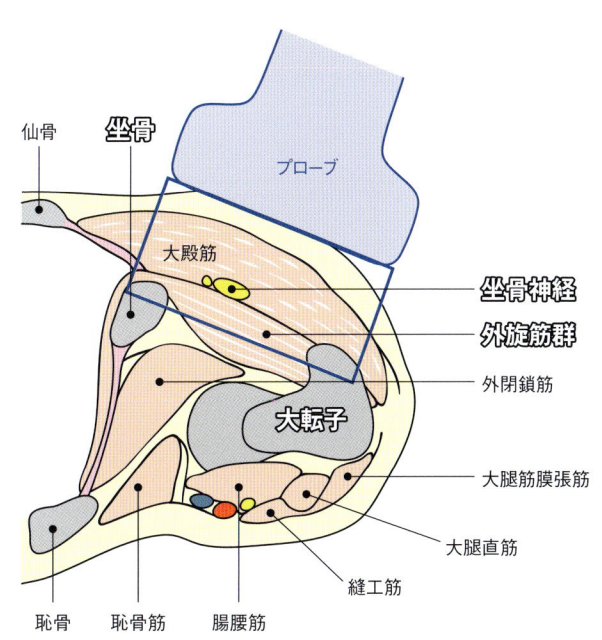

特に筋肉質であったり肥満体型の患者では，坐骨神経の正確な輪郭は描出しにくい．しかし，梨状筋の遠位から坐骨結節までは，大殿筋の裏側に接して坐骨神経は走行することが，同定の鍵となる．坐骨結節と大転子，そして大殿筋の境界が描出できれば，坐骨神経の存在する部位を推測できる．

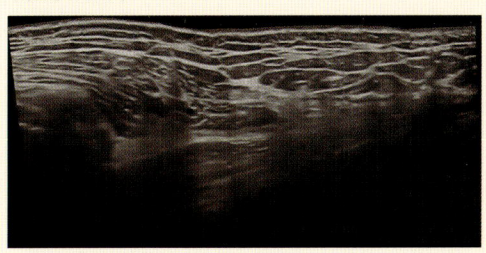

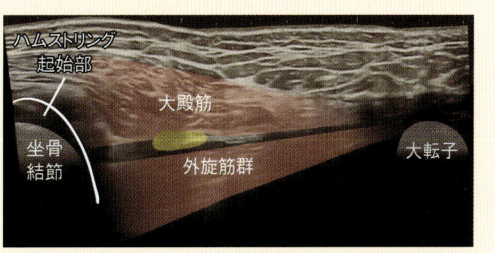

II 下肢　坐骨神経（脛骨神経・総腓骨神経）

| 描出の鍵となる組織 | 膝窩動脈・膝窩静脈 → 脛骨神経 → 大腿二頭筋 → 総腓骨神経 |

膝窩アプローチ

　膝窩部で坐骨神経を描出するコツは，いきなり坐骨神経を描出しようとせず，鍵となる組織を順に追いかけていくことである．

膝窩動静脈の表層に走行する脛骨神経を同定する

- 浅層から，脛骨神経－膝窩静脈－膝窩動脈の順に並んでいる

　まず膝窩動静脈を描出する．膝窩動静脈は，膝関節を後方から観察した際，膝窩正中を走行している太い血管であり，描出は容易である．膝窩動静脈は縦に並んでおり，膝窩動脈より浅層に膝窩静脈が存在する．膝窩動脈は超音波Bモードで拍動が確認できる．膝窩静脈はプローブによる圧迫で容易に変形し，内腔が潰れる特徴をもつことから，この2つの血管を同定することができる．

　脛骨神経は，膝窩静脈の浅層に接して膝窩部に豊富に存在する脂肪組織のなかに埋もれて走行している．

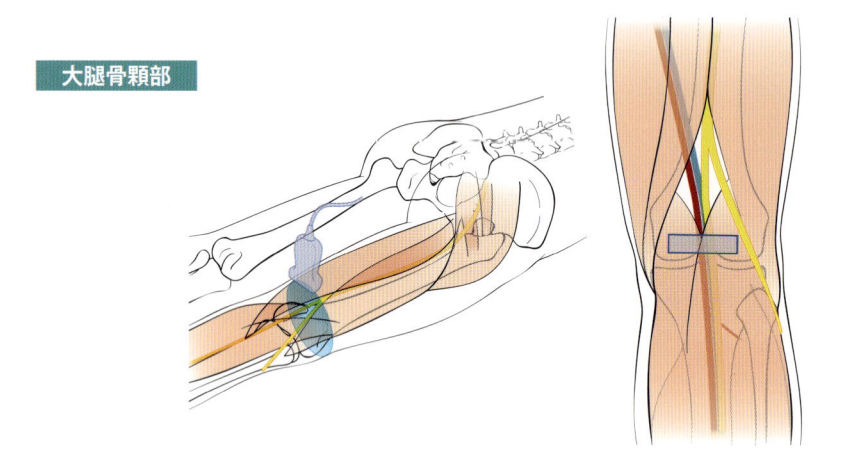

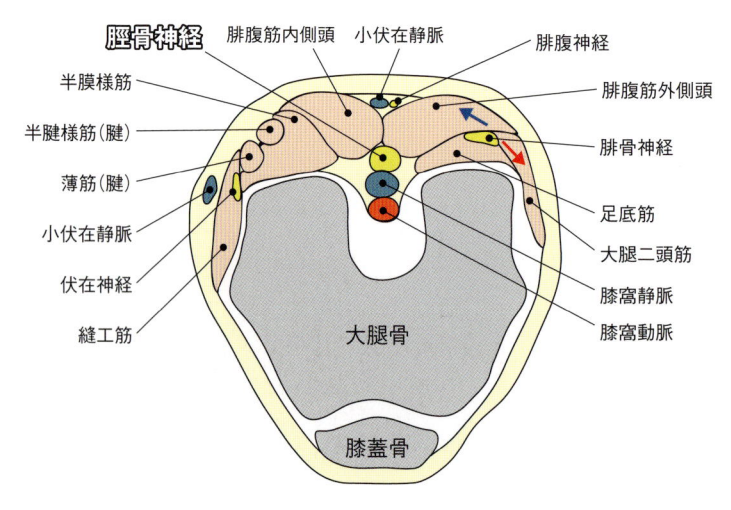

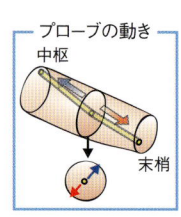

大腿骨顆部

150

| 描出の鍵となる組織 | 膝窩動脈・膝窩静脈 → 脛骨神経 → 大腿二頭筋 → 総腓骨神経 |

大腿骨顆部より少し中枢

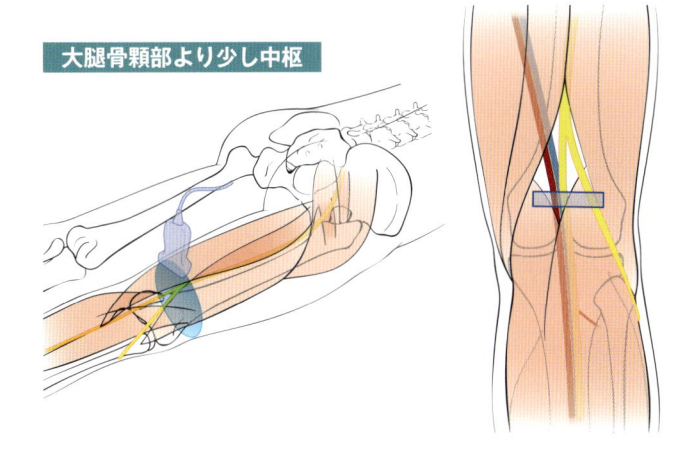

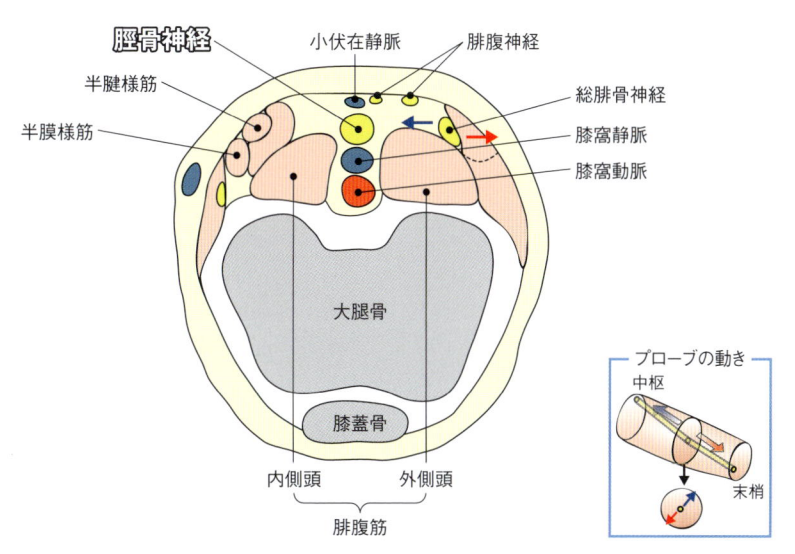

図中ラベル：
- 脛骨神経
- 小伏在静脈
- 腓腹神経
- 半腱様筋
- 半膜様筋
- 総腓骨神経
- 膝窩静脈
- 膝窩動脈
- 大腿骨
- 膝蓋骨
- 内側頭／外側頭
- 腓腹筋

プローブの動き：中枢／末梢

膝窩動静脈を描出することは，決して難しくないはずである。うまく描出できないときは，一度，超音波のモニターディスプレイから目を離して，膝の形とプローブを直接見直してみる。

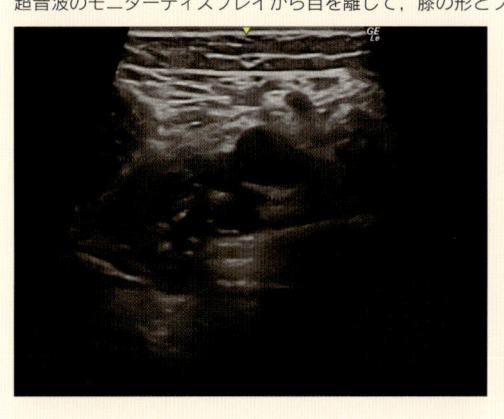

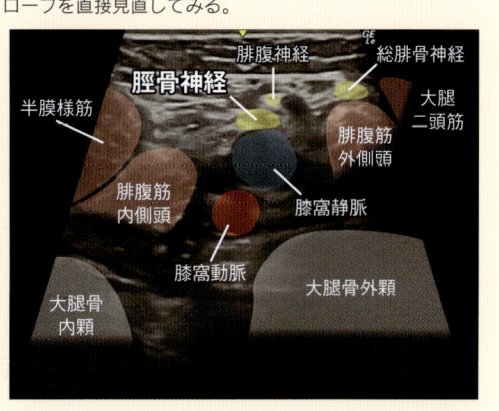

超音波画像ラベル：
- 半膜様筋
- 脛骨神経
- 腓腹神経
- 総腓骨神経
- 大腿二頭筋
- 腓腹筋外側頭
- 腓腹筋内側頭
- 膝窩静脈
- 膝窩動脈
- 大腿骨内顆
- 大腿骨外顆

Ⅱ 下肢　坐骨神経（脛骨神経・総腓骨神経）

| 描出の鍵となる組織 | 膝窩動脈・膝窩静脈 → 脛骨神経 → 大腿二頭筋 → 総腓骨神経 |

総腓骨神経を同定する

● 総腓骨神経は大腿二頭筋の裏に接して走行する

　脛骨神経を同定することができたら，そのまま短軸走査でプローブを中枢に追っていく．この周辺を注意深く見ると，中枢にプローブを動かすにつれ，大腿二頭筋の裏側に沿っていたブドウの房状の内部構造をもつ楕円形の腓骨神経が，脛骨神経に寄り添っていく像として描出できる．腓骨神経は，脛骨神経よりもやや断面積が小さく，腓骨神経あるいは脛骨神経の表層側には分岐する腓腹神経も描出できることが多い．

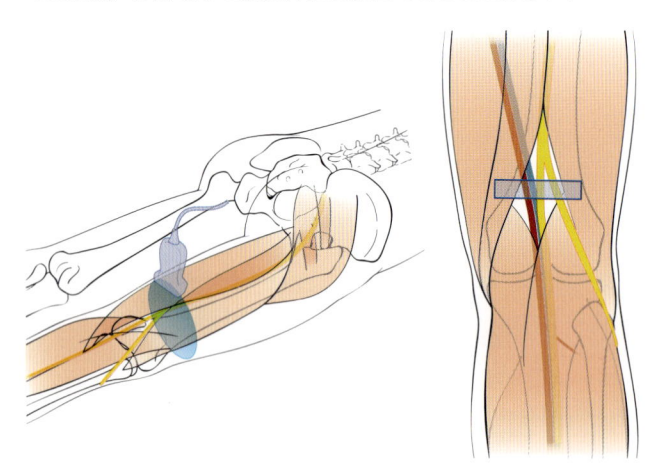

総腓骨神経は，分岐部より末梢では大腿二頭筋の裏に沿って外側へ向けて走行する．

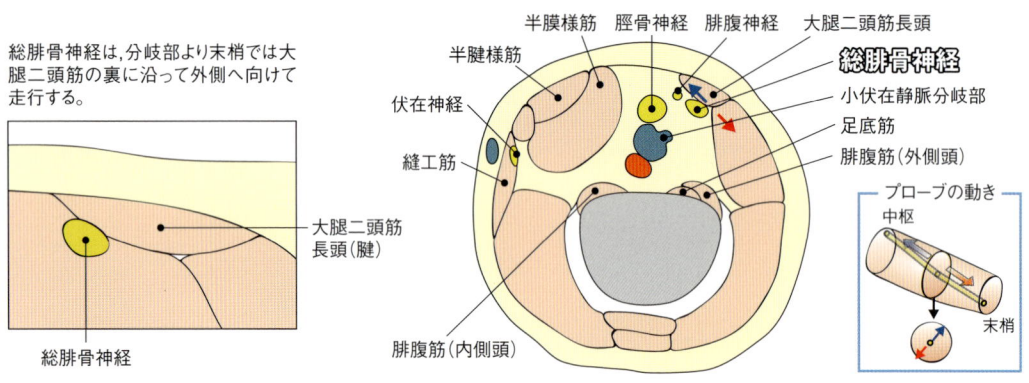

腓腹神経は脛骨神経と総腓骨神経の間で，筋膜の裏側に沿って走行する高エコーの索状物として描出される．坐骨神経が分岐前に深い位置を走行するために穿刺しにくいなどの理由で，脛骨神経と総腓骨神経に分岐した後ブロックすることがある．この場合，手術侵襲が腓腹神経領域に及ぶかどうか考慮しなければならない．

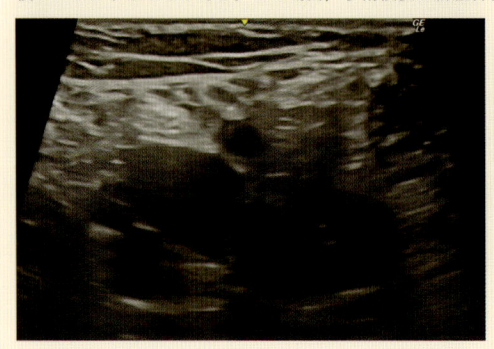

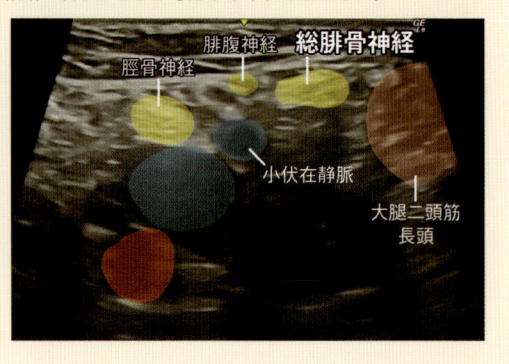

| 描出の鍵となる組織 | 膝窩動脈・膝窩静脈 → 脛骨神経 → 大腿二頭筋 → 総腓骨神経 |

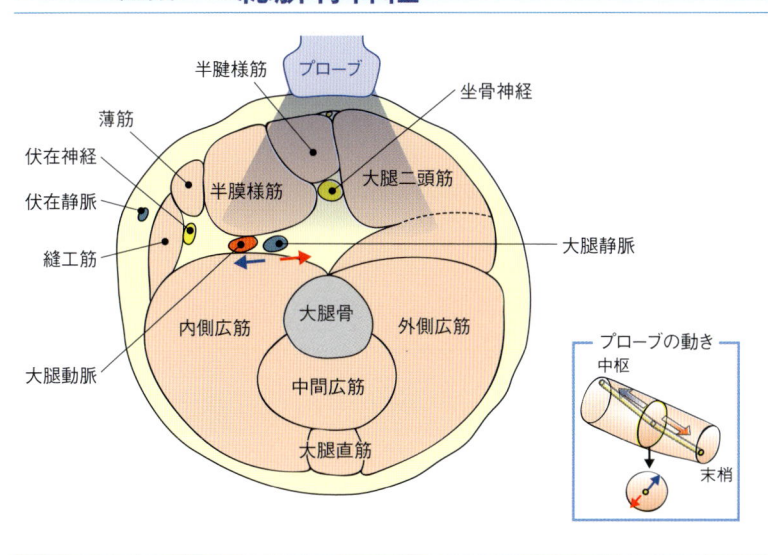

(図：プローブ位置と大腿断面の解剖)
- 半腱様筋
- 薄筋
- 伏在神経
- 伏在静脈
- 縫工筋
- 大腿動脈
- プローブ
- 半膜様筋
- 坐骨神経
- 大腿二頭筋
- 大腿静脈
- 内側広筋
- 大腿骨
- 外側広筋
- 中間広筋
- 大腿直筋

プローブの動き：中枢 ↔ 末梢

走査を中枢に進め，半腱様筋と大腿二頭筋が接する部位になると，坐骨神経の深さは徐々に深くなり，描出は膝窩部の筋肉がない部分に比べて難しくなってくる。

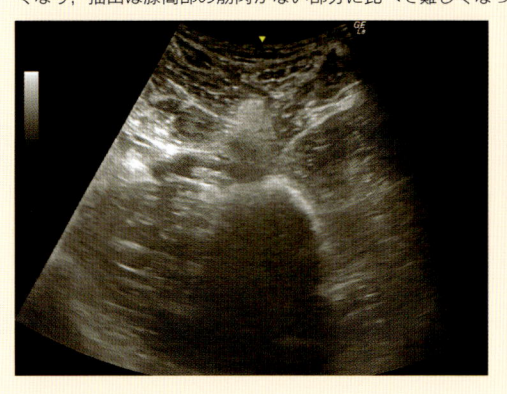

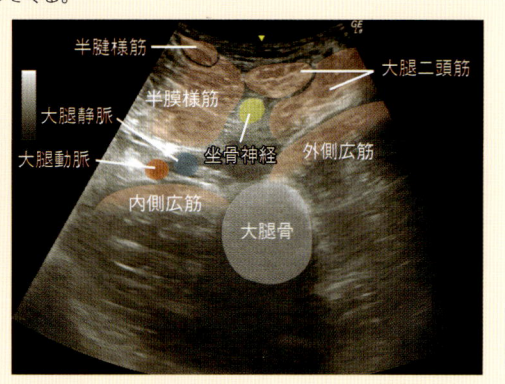

(超音波画像ラベル)
- 半腱様筋
- 半膜様筋
- 大腿二頭筋
- 大腿静脈
- 大腿動脈
- 坐骨神経
- 外側広筋
- 内側広筋
- 大腿骨

● プローブを中枢↔末梢方向に往復させることによって脛骨神経と総腓骨神経との分岐部を確認する

　総腓骨神経は，脛骨神経と平行に走行していないため，超音波像上で写りにくいことがある。脛骨神経が皮膚と平行に走行しているのに対し，総腓骨神経は浅層で腓骨頭を越えて前方に向かい，この2つの神経は平行には走行しない。総腓骨神経を描出する際は，脛骨神経に合わせて描出するよりも，プローブをやや頭側に倒して，下腿の軸に垂直に近い形で観察すると描出できることが多い。

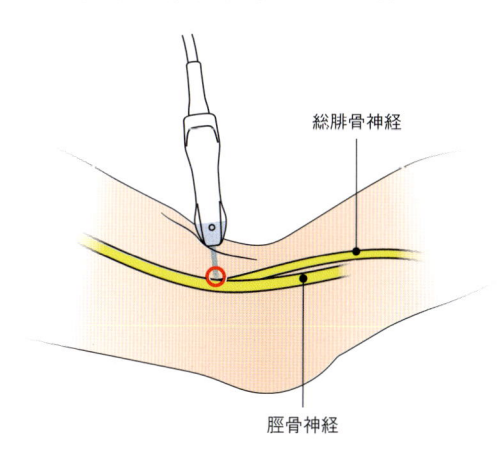

(図：総腓骨神経・脛骨神経とプローブの向き)

II 下肢　坐骨神経（脛骨神経・総腓骨神経）

| 描出の鍵となる組織 | 膝窩動脈・膝窩静脈 → 脛骨神経 → 大腿二頭筋 → 総腓骨神経 | ブロック |

脛骨神経・総腓骨神経の分岐部でブロックする

● 膝窩ブロックは腹臥位もしくは側臥位が容易

　膝窩ブロックは側臥位あるいは腹臥位で行うと容易である。外側から穿刺を行う際、大腿二頭筋の腱に注意する。この硬い腱を針が貫くと、穿刺針の操作性がかなり悪くなる。穿刺する際は神経の深さを考慮したうえで、大腿二頭筋腱を避け、腱の表面もしくは深層で筋腹を貫いてアプローチする。

動画でCheck!
坐骨神経ブロック
（膝窩アプローチ）

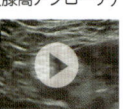

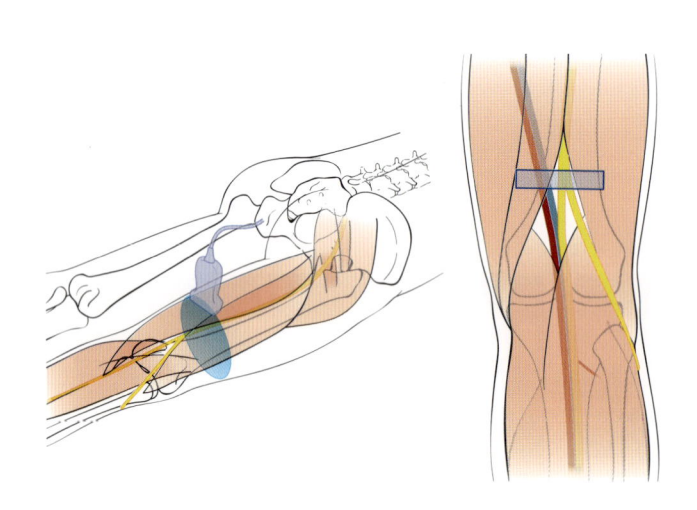

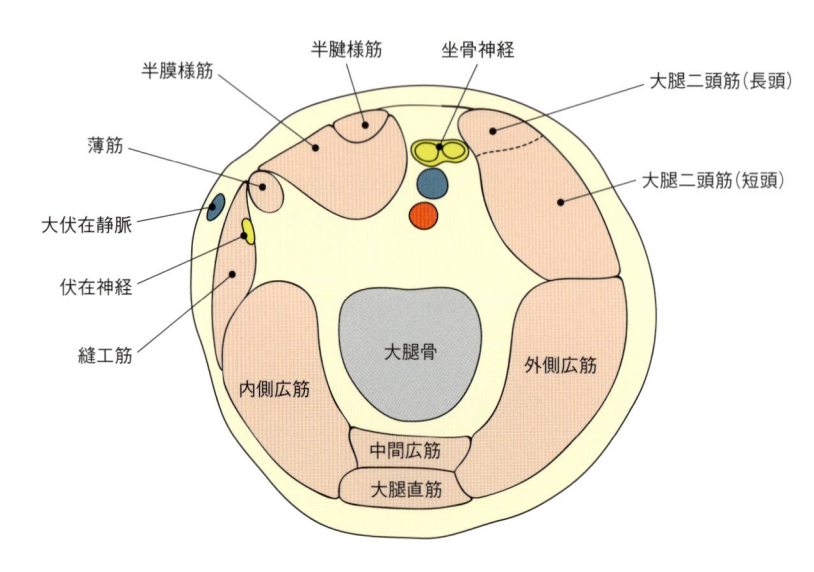

描出の鍵となる組織： 膝窩動脈・膝窩静脈 → 脛骨神経 → 大腿二頭筋 → 総腓骨神経

ブロック

ブロックを行う部位での超音波像。実際は神経の輪郭がはっきりと描出できる12MHzプローブを使用してブロックを行う。

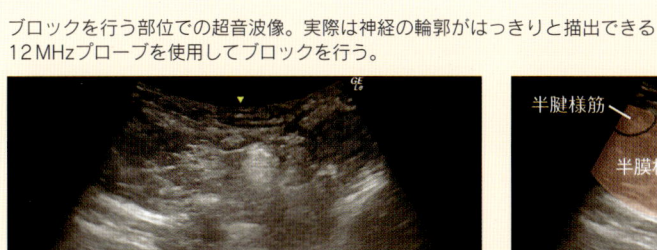

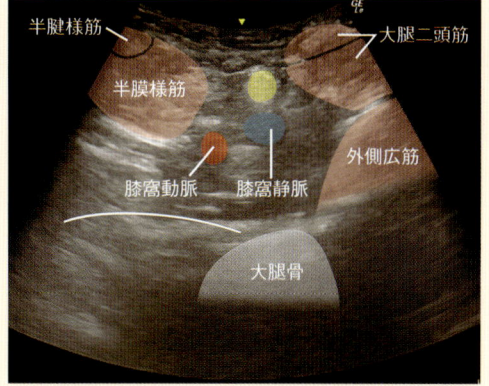

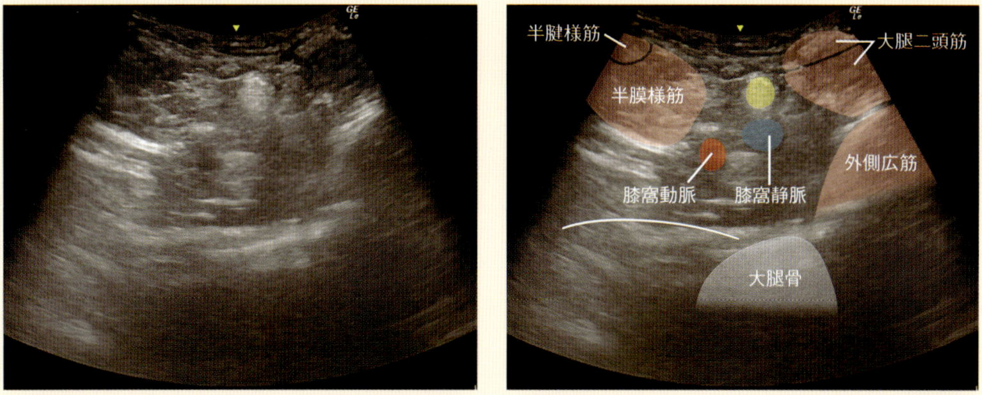

半腱様筋　大腿二頭筋
半膜様筋
外側広筋
膝窩動脈　膝窩静脈
大腿骨

（5MHz）

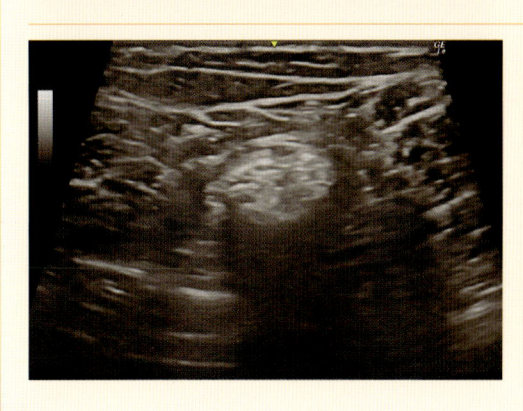

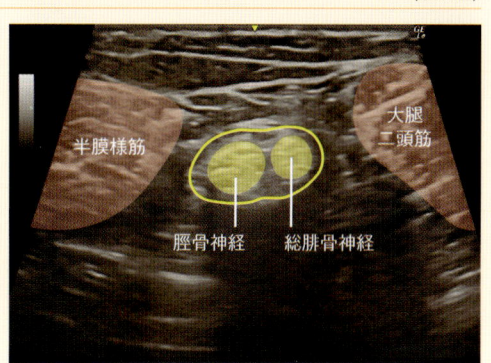

半膜様筋　大腿二頭筋
脛骨神経　総腓骨神経

（12MHz）

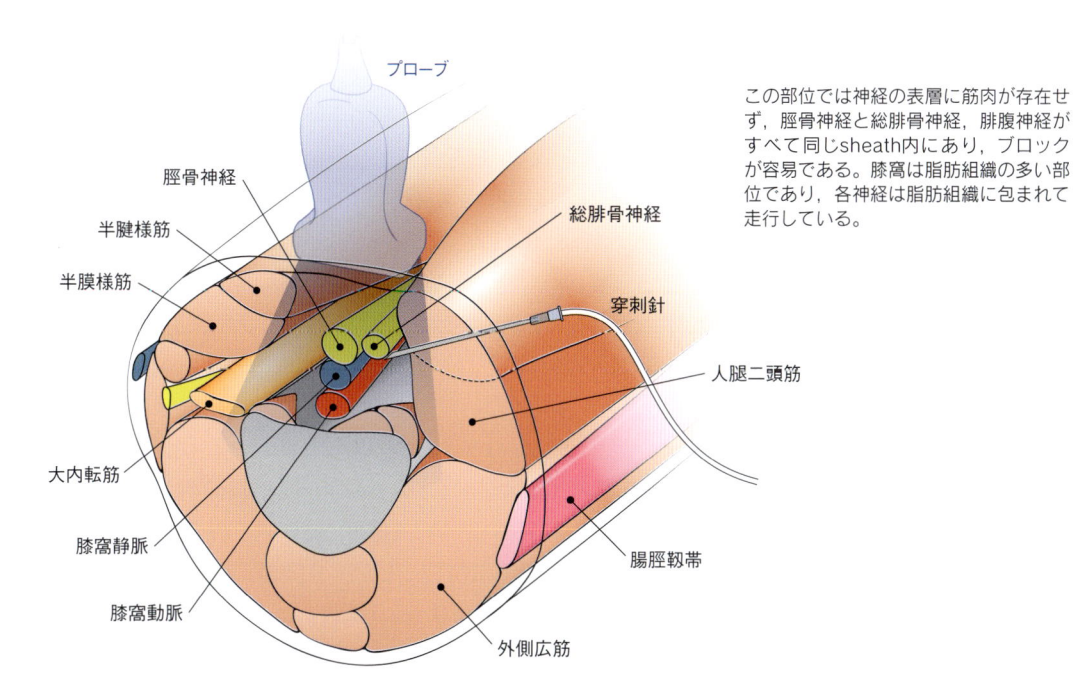

II 下肢　坐骨神経（脛骨神経・総腓骨神経）

プローブ
脛骨神経
半腱様筋
半膜様筋
総腓骨神経
穿刺針
大腿二頭筋
大内転筋
膝窩静脈
膝窩動脈
腸脛靱帯
外側広筋

この部位では神経の表層に筋肉が存在せず，脛骨神経と総腓骨神経，腓腹神経がすべて同じsheath内にあり，ブロックが容易である。膝窩は脂肪組織の多い部位であり，各神経は脂肪組織に包まれて走行している。

描出の鍵となる組織　膝窩動脈・膝窩静脈 → 脛骨神経 → 大腿二頭筋 → 総腓骨神経

総腓骨神経

総腓骨神経の本幹は，腓骨頭の末梢で後方から腓骨筋の外側コンパートメントを通過して前方コンパートメントに入り，深腓骨神経・浅腓骨神経に分岐する。

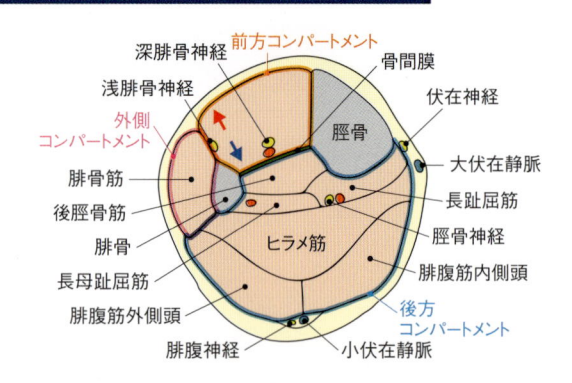

深腓骨神経は，前脛骨動脈を下腿遠位でまず探し，伴走する高エコーの索状物を中枢↔末梢にたどっていくのがみつけやすい。浅腓骨神経は腓骨筋コンパートメントと前方コンパートメントの中隔の，前方コンパートメント側を走行する。下腿遠位1/3から1/4付近の皮下組織への筋膜穿通部が特徴的であり，みつけるための目印となる。

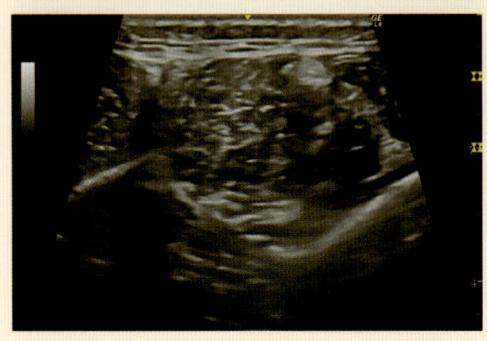

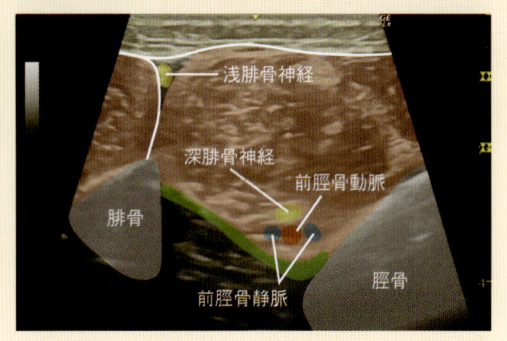

深腓骨神経は，前脛骨動脈に伴走する

　深腓骨神経は，足関節・足趾伸筋群に運動枝を送る。前方コンパートメントで長趾伸筋や長母指伸筋の起始部に埋もれながら，骨間膜前方を前脛骨動脈に伴走して下降する。超音波像上，下腿の中央部では深部を走行するために輪郭が明瞭に判別しにくい。前脛骨動脈はカラードプラ像でも確認でき，円形の低エコー像として骨間膜表層を走行するが，この前脛骨神経に沿っている高エコー像として深腓骨神経は観察できる。深腓骨神経は通常前脛骨動脈と隣接するが，骨間膜には必ずしも接していない。

　足関節部では，前脛骨筋と長母指伸筋の間で前脛骨動脈に伴走し，伸筋支帯の深層を通過して母趾・第2趾背側へ伸びる神経を追うことができる。

浅腓骨神経は，下腿約1/3で筋膜を貫いて皮下に出る

　浅腓骨神経は，深腓骨神経と前方コンパートメントに入って分かれた後，腓骨筋と伸筋群の間の筋間中隔の前方コンパートメント側に沿って下降する。徐々に浅層へと向かい，下腿約1/3で筋膜を貫いて皮下に出る。この部位では，比較的強靭な筋膜に孔が空いており，浅腓骨神経は筋膜を貫いた後，分岐して下腿遠位から足背の知覚を支配する。足関節では，深腓骨神経が伸筋支帯の深層を走行するのに対し，浅腓骨神経は伸筋支帯の浅層を走行している。

描出の鍵となる組織　膝窩動脈・膝窩静脈 → 脛骨神経 → 大腿二頭筋 → 総腓骨神経

脛骨神経

脛骨神経は後脛骨動静脈に沿う

　脛骨神経の下腿での走行は，正中神経の前腕での走行に似ており，骨間膜に沿わず筋肉と筋肉の間を走行する。ヒラメ筋の深層，後脛骨筋や長母趾屈筋・長趾屈筋の浅層に存在し，骨間膜とは接していない。下腿中央では皮膚からの距離が大きく，超音波で輪郭を鮮明に描出しにくい。超音波像上は，後脛骨動脈に伴走する高エコー像として描出される。

足根管での描出は比較的容易

　足根管では，長母趾屈筋の表層，後脛骨筋・長趾屈筋の後方を後脛骨動脈に伴走して走行する。踵部外側への知覚枝を分岐した後，足底にまわり内側足底神経と外側足底神経に分かれて足部内在筋の運動枝や足底・足趾の知覚枝へと分岐する。

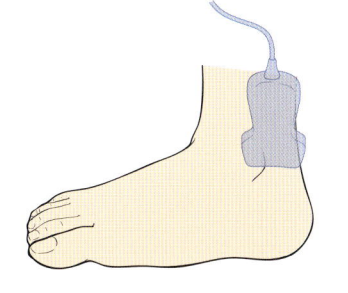

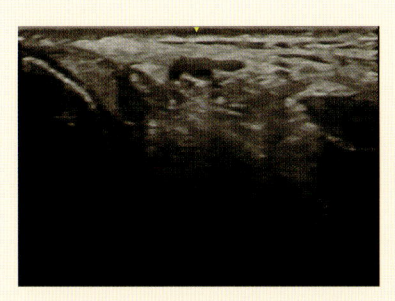

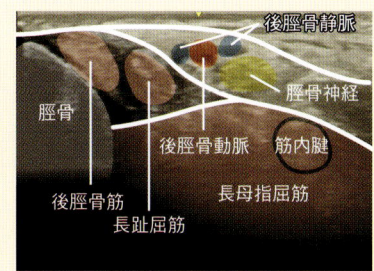

脛骨神経は，下腿中央ではかなり深い位置を走行するために描出は難しく，足関節内果後方で同定するのが容易である。この部位ではほぼ図の超音波像と同じ配置をしており，神経血管束の後方・深層の索状物として同定しやすい。

腓腹神経

小伏在静脈に伴走する

　腓腹神経は，脛骨神経や総腓骨神経から分岐した細い枝に由来し，下腿の後面正中で小伏在静脈に伴走する。小伏在静脈は，腓腹筋の内側頭と外側頭の境界のほぼ直上の皮下に容易に描出できる。小伏在静脈に伴走する小さな高エコー像として腓腹神経は描出できる。下腿遠位部では外側に向かい，踵部から足部の外側の知覚を支配する。

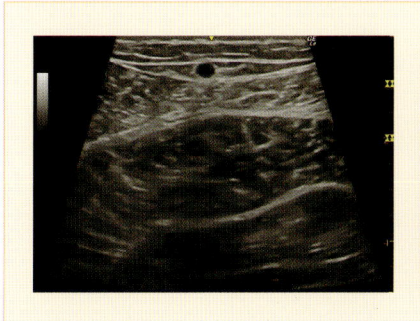

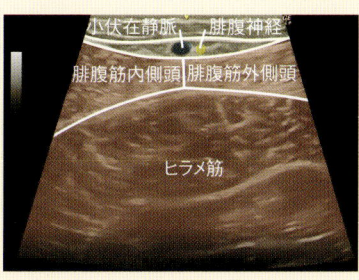

小伏在静脈は，プローブを強く押し当てると容易に内腔がつぶれるため，注意する。下腿後面の中央部で，腓腹筋内側頭と外側頭の境界上を走行する。

Ⅱ 下肢　坐骨神経（脛骨神経・総腓骨神経）

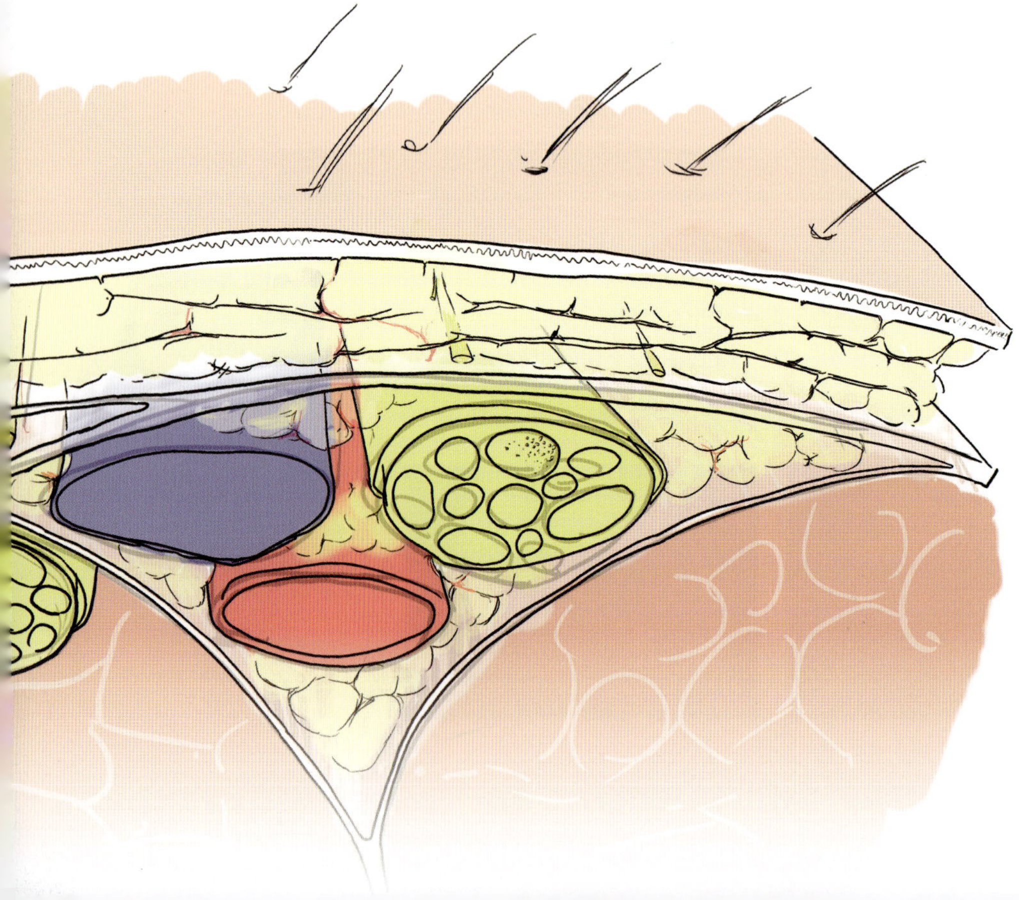

索引

索 引

あ

アキレス腱断裂	42
アナフィラキシー	53
異方性	10, 12, 74
インピーダンス	10
陰部大腿神経	128
烏口腕筋	106, 107, 108, 109
鋭針	123
腋窩	106, 114
── アプローチ	4, 56
── 部	65, 66, 88, 109
── 部での正中神経カテーテル留置	67
── ブロック	3, 66, 81, 90, 106, 114
液性剥離	18, 20, 39, 90, 129, 141
エピネフリン	45, 103
円回内筋	68, 69
延長チューブ	30, 51
音響特性	10

か

回外筋	98, 99
外旋筋群	145, 146, 147, 148, 149
外側コンパートメント	156
外側神経束	117
外側前腕皮神経	110
外側足底神経	143
外側大腿皮神経	126, 127
── ブロック	130
外反母趾	42
下肢壊死	42
下肢手術	5
下肢切断	42
下神経幹	117, 119
鵞足	134, 137
下腿近位部	136
下腿屈筋群筋枝	143
下腿両骨骨折	42
──（骨幹部）	42
肩関節手術	122
肩関節脱臼整復	2
カット面	38
合併症	41, 46
カテーテル留置	131
カテコラミン投与	51
肝機能障害	41
関節鏡	42
関節枝	87
肝代謝	43
気胸	42
胸骨圧迫	51
胸鎖乳突筋	123
矯正骨切り術	42
胸膜	118
局所静脈内麻酔	2, 6
局所麻酔薬	30, 75
── 中毒	46
── 中毒時の対処	47
── 中毒対応マニュアル	48
── 中毒の症状	46
── の種類	45
── の浸潤の動態	75
極量	46
筋間中隔	17, 19
禁忌	41
筋周膜	17

筋皮神経	20, 104
── 本幹	108
筋腹間の末梢神経	20, 21
筋膜	38
── の構造	17
頚横動脈	118, 119
脛骨後縁	136, 137
脛骨神経	142, 143, 150, 151, 152
	153, 154, 155, 156, 157
経皮的鋼線固定	42
頚部神経根	15
ゲイン	9, 29
血中濃度	45
減張切開	42, 44
腱縫合術	42
抗痙攣剤	30
後骨間神経	21, 87, 98
交差法	22, 32
高周波型リニアプローブ	8
後上腕皮神経	87
後神経束	117
後大腿皮神経	24, 87, 95, 144
後方コンパートメント	156
骨間膜	22
固定術	42
コンパートメント症候群	42, 44
コンパウンド法	9
コンベックスプローブ	8

さ

鎖骨	118, 119, 120, 121, 122, 123
── 下動脈	118, 119
── 骨折	42
── 上	116
── 上ブロック	118
坐骨結節	145, 146, 147, 148, 149
坐骨後面アプローチ	147
坐骨神経	142, 143
── ブロック	4, 57, 154
嗄声	41
作用機序	46
酸素投与	51
ジアゼパム	47
持続注入用留置カテーテル	6
膝窩アプローチ	57, 145, 150, 154
膝蓋骨骨折	42
膝窩静脈	150, 151, 152, 153
	154, 155, 156, 157
膝窩動脈	150, 151, 152, 153
	154, 155, 156, 157
膝窩部	150
脂肪乳剤	30, 47
斜角筋間	116
── ブロック	3, 120
尺側手根伸筋	82, 83, 84
尺側皮静脈	114, 115
尺骨神経	76
── の手背枝	77
── 背側枝	84
尺骨動脈	82, 83, 84
周波数による比較	16
手根管	74
術後持続注入カテーテル留置	40
術翌日の診療	52
踵骨骨折	42
── 徒手整復	55

161

上神経幹	117, 119
踵枝	143
焦点	29
── 深度	9
小伏在静脈	157
上腕	64
── 遠位部	94
── 筋	106, 107, 108, 109
── 筋間	92, 93, 94, 95
── 骨	88, 89, 90, 91
── 骨頚部骨折	42
── 骨骨幹部骨折	42
── 骨小頭	92, 93, 94, 95, 96, 97, 98, 99, 100, 101, 102
── 三頭筋	78, 79, 80, 81, 88, 89, 90, 91, 92, 93, 94, 95
── 静脈	64
── 深動脈	91
── 中央	78
── 中央部	95, 114
── 動静脈	88, 89, 90, 91
── 動脈	62, 63, 64, 65, 66, 67, 78, 79, 80, 81, 106, 107, 108, 109, 114, 115
── 二頭筋	106, 107, 108, 109
シリンジ	30, 51
腎機能障害	41
神経根	121
── (C5〜C7)	120, 121, 122, 123
── の高位確認	122
── ブロック	122
神経周膜	13, 66
神経上膜	13
神経束	13

神経損傷	52
神経毒性	53
人工関節置換術	42
人工骨頭置換術	42
人工膝関節置換術	5, 55
人工肘関節置換術	42
深枝	87
深指屈筋	68, 69, 70, 71, 72, 73, 74
心刺激伝導障害	41
心毒性	46
深腓骨神経	144, 156
髄内釘	42
スペックルノイズ	9
スモーク像	51
清潔覆布	30
正中神経	60, 106, 107, 108, 109
── 掌枝	73
── ブロック	66
前脛骨動脈	156
前骨間神経	16, 22, 61, 70, 71
浅枝	87
浅指屈筋	68, 69, 70, 71, 72, 73, 74
穿刺中の注意	37
穿刺針	51
穿刺部消毒用セット	30
穿刺方法	32
穿刺前の注意	36
前斜角筋	118, 120, 121, 122, 123
浅神経叢ブロック	123
浅腓骨神経	144, 156
前方移行術	42
前方コンパートメント	156
前腕	110

── 遠位部	82	大腿二頭筋	150, 151, 152, 153
── 近位部	69		154, 155, 156, 157
── 骨折治療	2	大転子	145, 146, 147, 148, 149
── 手術	3	大伏在静脈	137
── 中央部	68, 72, 82	タイムゲインコントロール	9
── 両骨骨折（骨幹部）	42	多重像	33
創外固定	127	単純除圧	42
総腓骨神経	28, 142, 144, 150, 151, 152	単枝	61, 77
	153, 154, 155, 156, 157	短橈側手根伸筋	96
足関節・足部手術	3	恥骨	140, 141
足関節手術	42	注意事項	42, 43
即時性アレルギー	53	中斜角筋	118, 120, 121, 122, 123
足部壊死	42	注射針	30
蘇生処置	51	中神経幹	117, 119
足根管	157	中枢神経毒性	46, 51
		注入時の注意	51

た

		注入量	43
ターニケットペイン	2, 57, 139	肘部管観察時の体位	82
第1肋骨	118, 119	肘部管症候群	42
第6頚椎横突起	120, 121, 122, 123	超音波ガイド下選択的知覚神経ブロック	103
体位	35, 62, 78, 82, 92, 94, 98	腸腰筋	128, 129
	106, 114, 117, 134	椎間板ヘルニア	122
大結節	148	椎骨動脈	122
大腿筋	145, 146, 147, 148, 149	手関節形成術	42
大腿筋膜張筋	130, 131	手関節疾患	42
大腿骨顆部	150	手関節部	85
大腿骨頚部骨折	42	適応	41, 42
大腿骨転子部骨折	42	殿下部アプローチ	145, 148
大腿神経	126, 127	伝達麻酔周術期看護のチェックポイント	49
── ブロック	5, 128	橈骨遠位端骨折	42
大腿切断	42	橈骨神経	86
大腿中央部	134	── 深枝	98, 99, 100, 101, 102
大腿動脈	128, 129, 134, 135, 140, 141	── 浅枝	96

橈骨頭	98, 99
橈骨動脈	96, 97
橈側皮静脈	110, 111
動脈穿通枝	24
ドーナツサイン	14, 39
ドーナツ状	56
鈍針	123

な

内在筋筋枝	77
内側上腕皮神経	112, 113
内側神経束	117
内側前腕皮神経	112, 113, 114, 115
内側足底神経	143
ナトリウムイオンチャネル遮断作用	46

は

背側枝	77
針の種類	34
反回神経麻痺	41
絆創膏	30
ハンソンピン	42
腓骨神経	23
膝関節疾患	42
膝関節内ヒアルロン酸注入	55
肘関節骨折	42
肘関節症	42
皮神経	23
—— の走行	24
腓腹筋内側頭	136, 137
腓腹神経	143, 144, 157
ヒラメ筋	136, 137

伏在神経	29, 127, 132, 133, 143
—— ブロック	4, 57, 135, 137
ぶどうの房状	15, 26, 68, 152
ブピバカイン	45, 46, 47
プレート固定	42
プレスキャン	25
プローブ	8
—— カバー	30
—— カバーの作り方	36
—— の往復	27
—— の選択	7
—— の保持	35
ブロック前の確認事項	31
平行法	32, 40
閉鎖神経	138, 139
—— ブロック	141
ペインコントロール	5
縫工筋	130, 131, 134, 135
—— 筋膜	136, 137
放散痛	52
傍仙骨アプローチ	145, 146
ポータブル超音波診断装置	8

ま

末梢静脈路確保のための物品	30
末梢神経の構造	13
ミダゾラム	30, 47

や・ら・わ

有鉤骨鉤	85
良い薬液の広がり方	56
梨状筋	147

リドカイン　2, 41, 44, 45, 46, 103, 122, 131
レイテンシ　9
レスキューブロック　93
レボブピバカイン　45, 46
ロピバカイン　31, 40, 41, 45, 46
　　　　　　56, 57, 75, 93, 103
腕神経叢　66, 116
　── ブロック　56, 81
　── 腋窩アプローチ　90
腕橈骨筋　92

B～C

Bier's block　2, 6
cannulated cancellous hip screw　42
compression hip screw　42

D～F

deep fascia　17, 19, 23, 62, 63
epifascicular epineurium　13
epineurium　13, 66
fascicular pattern　15, 26, 62, 63, 83, 90
fasciculus　13
fibrillar pattern　10

H～L

hydrodissection　39
intrafascicular epineurium　13, 15
intravenous regional anesthesia　6
IVRA　2, 6
LAST　46
lipid rescue　47, 51
lipid sink　47

local anesthetic systemic　46

P～S

paraneural sheath　13, 39
parasacral approach　145
perimyseum　17
perineurium　13
rocking　34, 40
sheath　14, 39, 66, 67, 152
skin ligament　17
superficial fascia　17, 19, 23, 113

T, W

tension band wiring　42
TGC　9
tilting　12, 28, 34
time gain control　9
wide-awake surgery　103

記号，数字

γネイル　42
3-in-1 block　129
3つ以上の組織の間の神経　19

◇監修

田中康仁（Yasuhito Tanaka）

1984 年	奈良県立医科大学　卒業
1984 年	奈良県立医科大学附属病院　臨床研修医（整形外科）
1986 年	東大阪市立中央病院　医員（整形外科）
1988 年	田北病院　医員（整形外科）
1990 年	奈良県立医科大学附属病院　医員（整形外科）
1998 年	Research Fellow at Department of Orthopaedic Surgery, West Virginia University
1999 年	奈良県立医科大学整形外科　助手
2001 年	奈良県立医科大学整形外科　学内講師
2004 年	奈良県立医科大学整形外科　講師
2009 年	奈良県立医科大学整形外科　教授
	現在に至る

◇著者

仲西康顕（Yasuaki Nakanishi）

2002 年	奈良県立医科大学　卒業
2002 年	奈良県立医科大学　整形外科学教室入局
2004 年	医局関連病院勤務（国保中央病院・県立三室病院・町立大淀病院）
2011 年	奈良県立医科大学　大学院（運動器再建医学講座）
2015 年	奈良県立医科大学　臨床研修センター　助教
	現在に至る

うまくいく！ 超音波でさがす末梢神経
100%効く四肢伝達麻酔のために

2015年10月 1 日　　第 1 版第 1 刷発行
2023年 5 月20日　　　　第10刷発行

- ■監　修　田中康仁　たなかやすひと
- ■著　者　仲西康顕　なかにしやすあき
- ■発行者　吉田富生
- ■発行所　株式会社メジカルビュー社
　〒162-0845　東京都新宿区市谷本村町2-30
　電話　03（5228）2050（代表）
　ホームページ　https://www.medicalview.co.jp/

　営業部　FAX 03（5228）2059
　　　　　E-mail　eigyo@medicalview.co.jp

　編集部　FAX 03（5228）2062
　　　　　E-mail　ed@medicalview.co.jp

- ■印刷所　シナノ印刷株式会社

ISBN978-4-7583-1364-3 C3047

©MEDICAL VIEW, 2015. Printed in Japan

- ・本書に掲載された著作物の複写・複製・転載・翻訳・データベースへの取り込みおよび送信（送信可能化権を含む）・上映・譲渡に関する許諾権は，(株)メジカルビュー社が保有しています．
- ・JCOPY〈出版者著作権管理機構　委託出版物〉
本書の無断複製は著作権法上での例外を除き禁じられています．複製される場合は，そのつど事前に，出版者著作権管理機構（電話 03-5244-5088，FAX 03-5244-5809，e-mail: info@jcopy.or.jp）の許諾を得てください．
- ・本書をコピー，スキャン，デジタルデータ化するなどの複製を無許諾で行う行為は，著作権法上での限られた例外（「私的使用のための複製」など）を除き禁じられています．大学，病院，企業などにおいて，研究活動，診察を含み業務上使用する目的で上記の行為を行うことは私的使用には該当せず違法です．また私的使用のためであっても，代行業者等の第三者に依頼して上記の行為を行うことは違法となります．